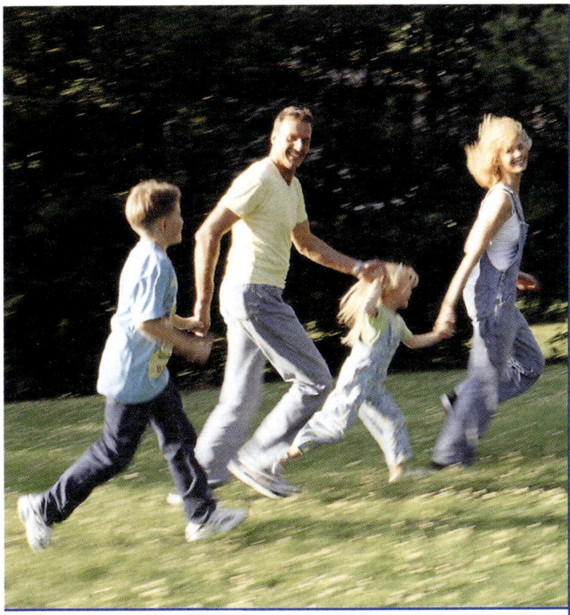

Das Kneipp-Wohlfühlbuch

OMR Dr. med. Hans Krammer
Prof. Mag. pharm. Bernd Milenkovics
Univ.-Prof. Dr. med. Michael Kunze
Univ.-Doz. Mag. Dr. Ingrid Kiefer
Prof. Hannelore Pilss-Samek
Prim. Dr. med. Michael Vitek

Für Körper, Geist und Seele

Wasser: kalt und warm

Heilkräuter: mild wirksam

Bewegung: regelmäßig

Ernährung:
frisch und vollwertig

Lebensordnung:
entspannen, auftanken

KNEIPP VERLAG
LEOBEN · WIEN

ISBN 3-902191-81-3

Autoren: OMR Dr. med. Hans Krammer
Prof. Mag. pharm. Bernd Milenkovics
Univ.-Prof. Dr. med. Michael Kunze
Univ.-Doz. Mag. Dr. Ingrid Kiefer
Prof. Hannelore Pilss-Samek
Prim. Dr. med. Michael Vitek

Fotos: Pflanzen: W. Eisl; Gymnastik: Architekt S. Pilss

Layout, Fotosatz, technische Bearbeitung: Martin Jurkowitsch, Kneipp-Verlag

Druck: Theiss GmbH, A-9431 St. Stefan

2. Auflage

Leoben, Juli 2004

Inhaltsverzeichnis

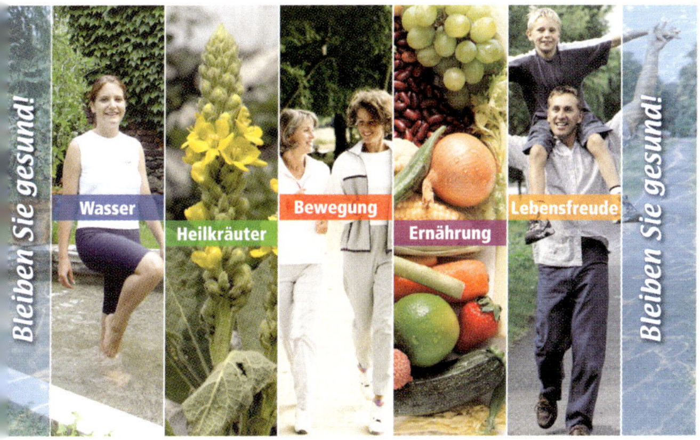

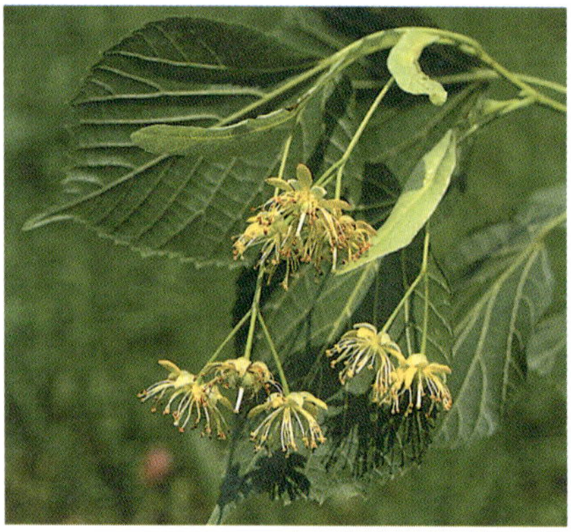

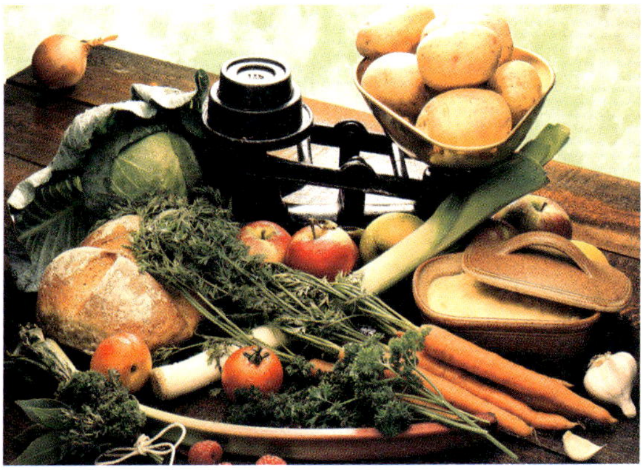

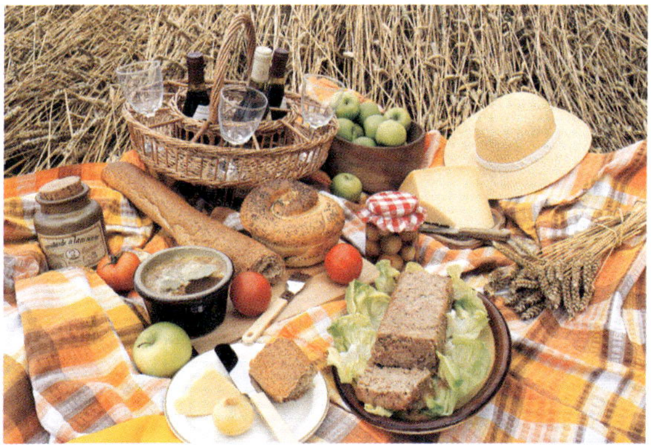

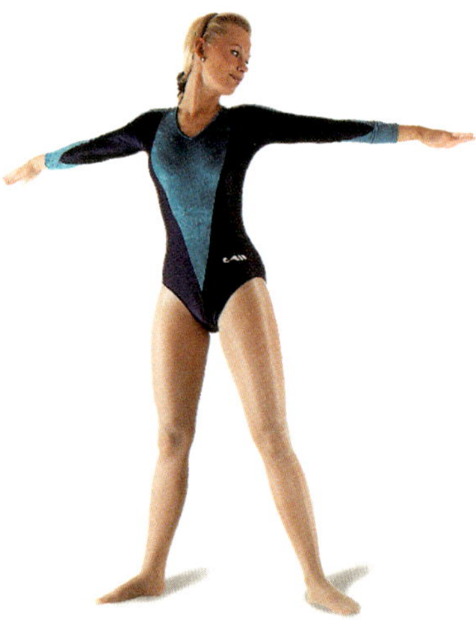

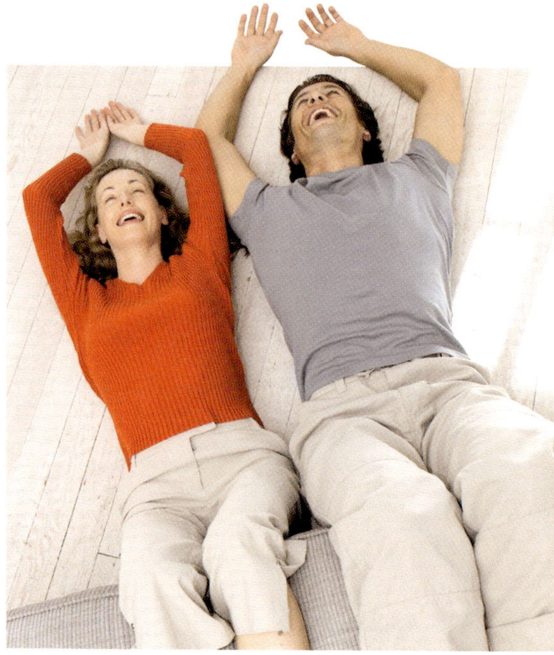

Einleitung

OMR Dr.
Hans Krammer

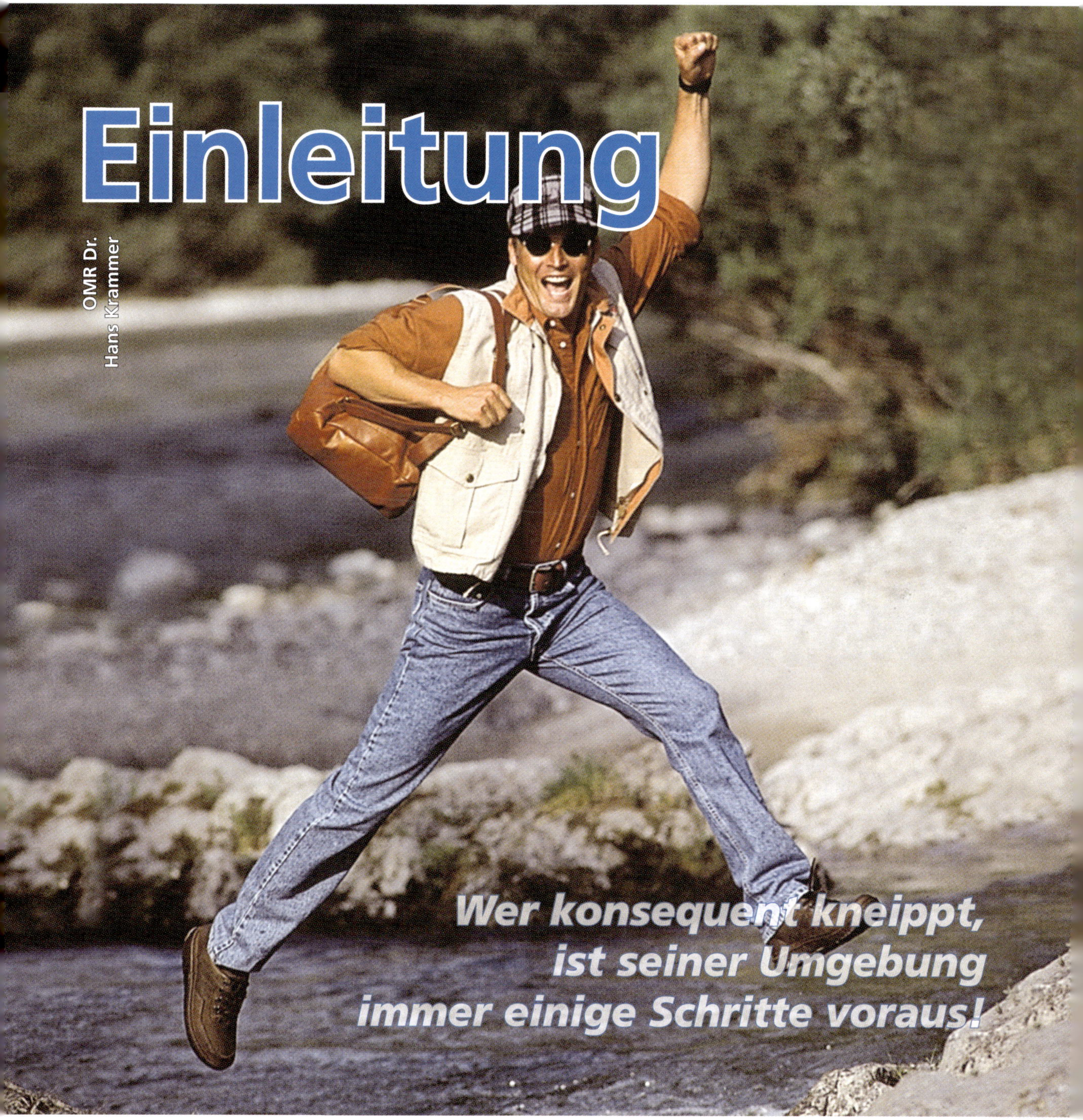

Wer konsequent kneippt, ist seiner Umgebung immer einige Schritte voraus!

Ein Vorwort zum Wohlfühlen...

Wohlfühlen ist ein Zauberwort für alle Menschen. Wenn man sich wohlfühlt, können einem die Stürme des Lebens viel weniger anhaben, man ist stark und widerstandsfähig und kann auch anderen Menschen Kraft und Halt geben.

Das Kneipp-Gesundheitsprogramm besteht aus 5 Komponenten – Wasseranwendungen, Heilkräuter, Bewegung, Ernährung und Lebensordnung – und es weist einen ganz einfachen Weg um sich rundum wohlzufühlen.

Im Kneipp-Wohlfühlbuch haben die besten Fachleute ihr Wissen und ihre Erfahrung mit dem Kneipp-Programm zu Papier gebracht: OMR Dr. Hans Krammer, Ehrenvorsitzender des österreichischen Kneippärztebundes und der internationalen Kneippbewegung hat jahrzehntelange Erfahrung als Kneipparzt, Internist und Rheumatologe – seine Erklärungen der Kneippanwendung sind ganz nachvollziehbar und jeder Leser erfährt, worauf es beim Kneippen ankommt.

Genauso prägnant sind seine ordnungstherapeutischen Empfehlungen – Stress und Hektik lassen bei vielen Menschen die innere Ordnung aus dem Lot geraten und können organische Krankheiten auslösen, wenn man nicht rechtzeitig gegensteuert.

Prof. Mag. pharm. Bernd Milenkovics widmet sich als Apotheker und Präsident des Österreichischen Kneippbundes mit großem Fachwissen den Heilkräutern: Ein guter Kräutertee zur richtigen Zeit kann Wunder wirken!

Die Bewegungstipps geben Prof. Hannelore Pilss-Samek, international anerkannte Gymnastiklehrerin, und Prim. Dr. Michael Vitek – er hat als Orthopäde bei der Sportauswahl ein Wörtchen mitzureden.

»Essen hält Leib und Seele zusammen« – die richtige und gesunde Ernährung war Pfarrer Kneipp ein besonderes Anliegen. Zu diesem wichtigen Bereich des Lebens geben der Wiener Sozialmediziner Univ.-Prof. Dr. Michael Kunze und Ernährungswissenschafterin Univ.-Doz. Mag. Dr. Ingrid Kiefer Ratschläge, auf die Sie sich verlassen können.

Pfarrer Sebastian Kneipp hatte Zeit seines Lebens vor allem die Erfahrung und sorgfältige Beobachtung zur Grundlage seiner Empfehlungen gemacht. Er war in seinem Denken und Handeln seiner Zeit weit voraus und seine Ratschläge haben gerade heute eine unglaubliche Aktualität. Überzeugen Sie sich selbst davon – viele Originalzitate Sebastian Kneipps wurden in diesem Buch verarbeitet.

Das Schönste und Wichtigste ist: Das Kneipp-Gesundheitsprogramm ist für jede Altersgruppe empfehlenswert, um Wohlbefinden und Gesundheit zu erhalten. Kinder können schon mit dem Kneippen beginnen, junge Sportler werden mit Kneippanwendungen beste Erfahrungen machen, den stressgeplagten Berufstätigen und Hausfrauen verschafft das Kneippen binnen kurzer Zeit Erleichterung und Entspannung und die Senioren können mit dem Kneipp-Gesundheitsprogramm Lebensfreude und Vitalität tanken.

Versuchen Sie es einfach – lernen Sie, sich mit dem Kneipp-Programm wohlzufühlen!

Mag. Waltraud Ruth
Verlagsleitung

Leoben, Oktober 2002

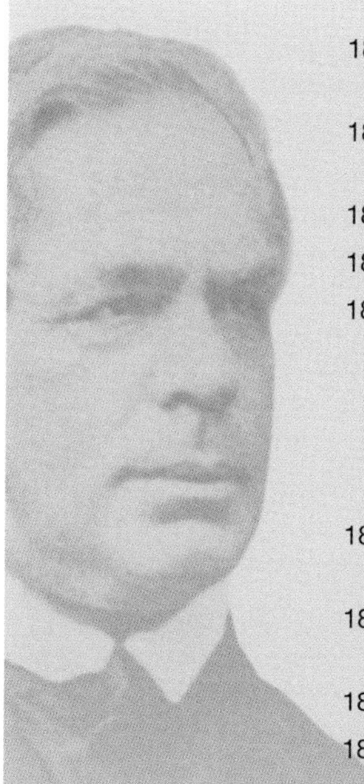

Sebastian Kneipp

17. Mai 1821 – 17. Juni 1897

1821	Sebastian Kneipp am 17. 5. in Stephansried in sehr armen Verhältnissen geboren, muss als Kind am Webstuhl arbeiten
1842	Knecht beim Bauern Stahl in Grönenbach, Lateinschüler des Pfarrers Dr. Merkle
1844	Aufnahme in das Gymnasium zu Dillingen
1846	Erkrankung an Lungentuberkulose, von den Ärzten aufgegeben
1849	Studium an der Universität München Studium in Dillingen Kneipp ist so krank, dass er nicht mehr studieren kann Lektüre des Wasserbüchleins von Joh. Siegmund Hahn Bad in der eiskalten Donau, Gesundung behandelt seine Studienkollegen heimlich
1852	Priesterweihe im Dom zu Augsburg Primiz in Ottobeuren
1854	Cholera in Boos, Kneipp wird der »Cholerakaplan«, weil er der notleidenden Bevölkerung hilft und zur Seite steht
1854 – 1866	Kneipp wird wiederholt wegen Kurpfuscherei angezeigt
1855	Beichtvater am Dominikanerinnenkloster Wörishofen
1881	Ernennung zum Ortspfarrer in Wörishofen
1886	»Meine Wasserkur« erscheint in erster Auflage, wird übersetzt und zum Welterfolg
1888	Eröffnung des Badehauses südlich des Klosters, um den ständig wachsenden Zustrom Genesung Suchender behandeln zu können
1889	»So sollt ihr leben« erscheint in erster Auflage Gründung des 1. Kneippvereins und der Kneipp-Blätter Kneipp hält regelmäßig seine »Sprechstunde«, zieht Ärzte hinzu. Über 80 Kurhäuser im In- und Ausland – sogar in Amerika – arbeiten nach Kneipps Methoden
1891	Einweihung des Sebastianeums, der 1. Stiftung Kneipps
1892	Vortragsreise führt ihn durch Österreich, es folgen Kneipp-Vereinsgründungen in Wien und Innsbruck
1893	Eröffnung der Kinderheilstätte, der 2. Stiftung Kneipps Sebastian Kneipp wird Päpstlicher Geheimkämmerer und »Monsignore« tituliert
1894	Gründung des internationalen Vereins Kneipp'scher Ärzte Romreise Kneipps mit Audienz bei Papst Leo XIII. Der heilige Vater konsultiert Sebastian Kneipp in Gesundheitsangelegenheiten und erhält von ihm eine Reihe wohltuender Anwendungen
1896	Letzte Vortragsreise Kneipps Eröffnung des Kneippianums, der 3. Stiftung Kneipps
1897	Beginn der Erkrankung Letzter öffentlicher Vortrag Kneipps Am 17. 6. um 4.30 Uhr entschlafen

Wer konsequent kneippt, ist seiner Umgebung immer einige Schritte voraus!

In unserer Leistungsgesellschaft wird dem Einzelnen ein Maximum an Belastung abverlangt. Zahllose gesundheitliche Gefahren müssen bewältigt werden und Fitness ist oberstes Gebot.

Kein Lebensalter ist ausgenommen. In der Schule, im Berufsleben, aber auch im dritten Lebensabschnitt – im Ruhestand – ist die soziale Behauptung von der Leistungsfähigkeit und damit vom Gesundheitszustand abhängig. Außerdem hören wir ständig, dass nur durch optimale Gesundheitsvorsorge alle modernen therapeutischen Möglichkeiten von der Solidargemeinschaft für alle Mitglieder getragen werden können.

Gesundheitsbewusstsein ist nicht nur persönliches Anliegen, sondern ist zur sozialen Verpflichtung geworden. Die Folge ist eine bisher unbekannte, nicht immer seriöse Gesundheitswoge in der westlichen Welt. Verschiedenste, mit exotischen Namen verschleierte »Gesundheitssysteme« werden angeboten. Die Erfolge stehen oft auf sehr wackeligen Beinen und der finanzielle Aufwand ist ungerechtfertigt hoch. Selbst für den Fachmann ist es nicht leicht, die Spreu vom Weizen zu scheiden.

Das vom Priesterarzt Sebastian Kneipp im 19. Jahrhundert erdachte System hat eine Ausnahmestellung. Die Wirkungen sind fundiert, nachvollziehbar und der finanzielle Aufwand ist bescheiden. Sebastian Kneipp war nicht der Schöpfer der Wasserbehandlung. In allen Kulturkreisen, vom Altertum bis in die Neuzeit, finden sich Hinweise, dass Wasser zu Heilzwecken verwendet wurde. Sein großes Verdienst war die völlige Neugestaltung, wodurch gezielte, kalkulierbare Effekte ermöglicht wurden.

Als spät berufener Priester hat er in Jugendjahren alle Tiefen des damaligen Lebens erfahren und geriet in schwerste gesundheitliche Not.

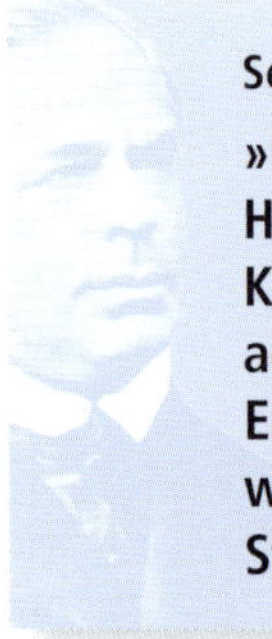

Sebastian Kneipp über Heilmethoden:

»Nach meiner Meinung ist jene Heilmethode die beste, welche den ganzen Körper unterstützt, so daß alles Schädliche aufgelöst und ausgeleitet und jede Entwickelung einer Krankheit verhindert werden kann. Dann wird auch die kranke Stelle in Bälde geheilt sein.«

Nach Versagen der ärztlichen Kunst hat er seine Gesundheit durch Selbsthilfe mit Wasser wiedererlangt. Diese eindrucksvolle Selbsterfahrung war der Ausgangspunkt seines »medizinischen« Wirkens.

Als außerordentlich feinsinniger Beobachter registrierte er die Antworten des menschlichen Körpers auf verschieden temperierte und verschieden ausgedehnte Wasserreize. Er unterschied die unmittelbare Reizantwort (Immediateffekt) vom Langzeiteffekt (Prolongateffekt), wie er durch Serienanwendungen erzielbar ist.

Bald erkannte er die sinnvolle Ergänzung des Wassers durch bestimmte Formen der Bewegung und durch die Wirkstoffe von Heilpflanzen.

Auch den Wert einer »naturbelassenen« Ernährung hat er nachhaltig unterstrichen und die Zusammenhänge zwischen Psyche/Geist und Körper ergaben sich aus seinen Tätigkeiten als Beichtvater und Gesundheitsberater. – Ein früher Ganzheitsmediziner!

Die nachfolgenden Ärztegenerationen, denen er sein Lebenswerk anvertraute, konnten nach und nach seine Beobachtungen mit naturwissenschaftlichen Methoden bestätigen.

Dieses fünfgliedrige sorgfältig und sinnvoll zusammengefügte Therapiekonzept ist maßgeschneidert für umfassende Vorbeugungsmaßnahmen. Es können alle gesundheitlichen Risikobereiche erfasst werden.

Das Gleiche gilt für die Rehabilitationsmedizin. Darüber hinaus gibt es unter Wahrung aller Sachlichkeit bei akuten und chronischen Erkrankungen sehr weite Einsatzgebiete.

Die 5 Komponenten der Kneipp-Therapie:

1. Hydrotherapie nach Kneipp

Es handelt sich um eine fein dosierbare Behandlung mit Wasser durch temperaturmäßige Abstufung von kalt bis heiß und Begrenzung auf verschieden große Körperareale. Physikalisch gesehen ist es vornehmlich eine Thermotherapie mit Steigerung der Wirkung durch Zusätze von Heilpflanzenauszügen, Mineralstoffen und anderen Wirkstoffen.

Sebastian Kneipp über das Wasser:

»Gerade das Wasser ist so recht geeignet, in verschiedener Weise auf den Körper einzuwirken.«

Sebastian Kneipp über einfache Abhärtung:

»Das natürlichste und einfachste Abhärtungsmittel besteht im Barfußgehen. Dieses kann entsprechend den verschiedenen Ständen und Lebensaltern auf die mannigfaltigste Weise geübt werden.«

Im Einzelnen rekrutiert sie sich aus folgenden Anwendungsformen:

- Güsse, wie sie von Sebastian Kneipp erdacht wurden
- Waschungen
- Teil- und Vollbäder, mit und ohne Badezusätze
- Wickel und Auflagen
- Wassertreten, Taulaufen, Schneelaufen

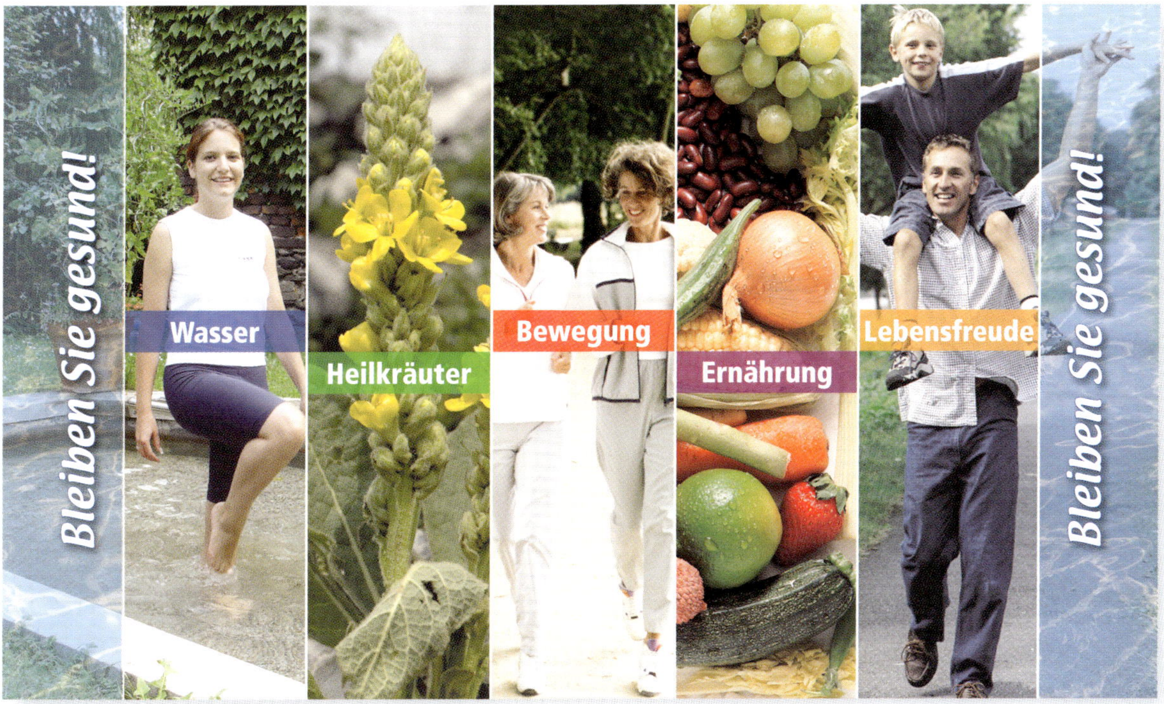

2. Bewegungstherapie nach Kneipp

Sie beinhaltet verschiedenste Formen der Bewegung als umfassendes Training für Herz, Kreislauf, Atmung, Bewegungs- und Stützapparat, unter Einschluss positiver psychischer Effekte.

Dem Ausdauer- und Koordinationstraining wird gegenüber dem Krafttraining der Vorzug gegeben.

3. Phytotherapie nach Kneipp

Darunter versteht man die Behandlung mit Heilpflanzen aus dem schwach bis mittelstark wirksamen Bereich, unter Berücksichtigung aller sachlichen Voraussetzungen, wissenschaftlichen Erkenntnisse und gegebenen Grenzen der Wirksamkeit. Sebastian Kneipp wird mit Recht als Geburtshelfer bei der Renaissance der uralten Phytotherapie bezeichnet!

Als man ausschließlich auf Chemie setzte, scheute er sich nicht, auf die heilenden Kräfte aus dem Garten der Natur zu verweisen.

Heute schätzt man die wenig gefahrenträchtige Behandlung mit Heilpflanzen als Alternative überall dort, wo sie ausreichende Wirkung bringt.

In vielen weiteren Bereichen kann sie als Ergänzung zur chemischen Therapie wertvolle Hilfe bringen.

4. Kneipp'sche Vollwerternährung

Sie beinhaltet eine ausreichende Zufuhr aller vom Körper benötigten Stoffe wie Grundnährstoffe, Vitamine, Mengenelemente, Spurenelemente, Ballaststoffe und Wasser.

Außerdem soll sie ausgeglichen bilanziert sein, das heißt, die Energiezufuhr soll dem Verbrauch entsprechen. Individuelle diätetische Erfordernisse müssen Berücksichtigung finden.

Sie ist keine asketische Ernährung und nach ernährungswissenschaftlichen Erkenntnissen ausgerichtet. Vor allem soll die Freude am Essen bewahrt werden.

Die Nahrungsaufnahme hat kultiviert zu erfolgen, da am Verdauungsvorgang auch die Augen beteiligt sind. Die Regelmäßigkeit darf nicht unterdrückt werden.

Nicht zuletzt soll sie auch zu positiven sozialen Kontakten (z. B. Essen im Familienkreis, keine spannungsgeladenen Arbeitsessen) genützt werden.

5. Kneipp'sche Ordnungstherapie

Sie dient der Bewahrung geordneter Reaktions- und Funktionsabläufe zur klaglosen Behauptung in der Umwelt im weitesten Sinne.

Gesundheitsorientierte Lebensgestaltung, Vermeiden von psychischen und physischen Über- und Unterforderungen, Bewältigung von Konfliktsituationen, Berücksichtigung biologischer Rhythmen und kompensatorische Tätigkeiten in der Freizeit, gehören zur Ordnungstherapie.

Sie reicht in alle Winkel unseres Seins und steht in engem Kontakt zur Psychologie, zur Soziologie und auch zu den religiösen Ambitionen der Menschen.

Zusammenfassung

Diese »natürlichen« Behandlungselemente Hydrotherapie, Bewegung, Ernährung, Heilpflanzen, Ordnungstherapie bilden einen in sich geschlossenen Komplex. Sie ergänzen sich sinnvoll und steigern in der Kombination ihre Wirkung.

Dem gesamten Spektrum der gesundheitlichen Gefahren wird wirkungsvoll begegnet. Die körperliche und geistige Leistungsbereitschaft wird gesteigert, die Abwehrkräfte werden mobilisiert und die Lebensqualität wird optimiert.

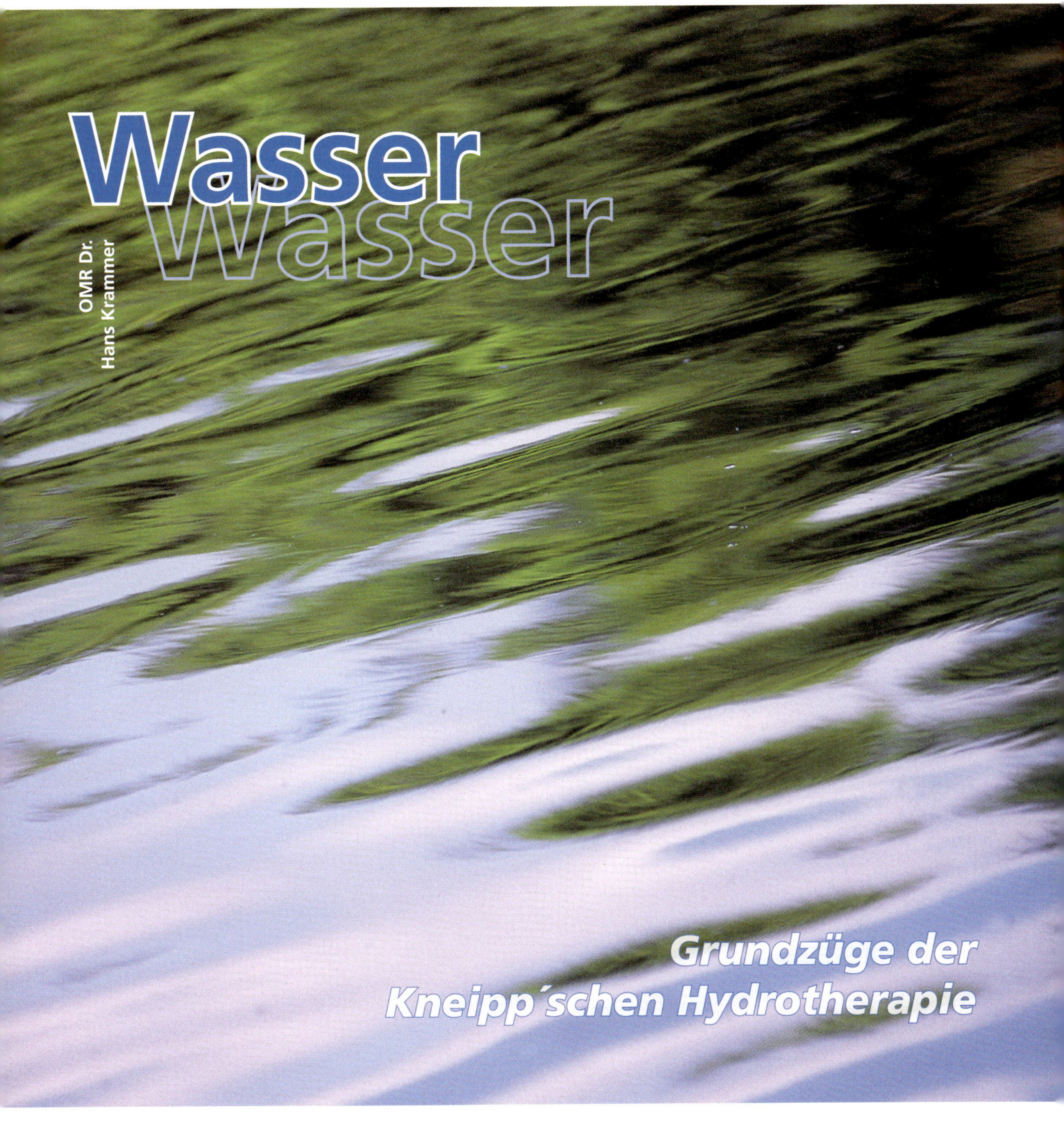

Wasser
Wasser

OMR Dr. Hans Krammer

Grundzüge der Kneipp´schen Hydrotherapie

Im Wasser ist Heil!

Das war die Erkenntnis Sebastian Kneipps im 19. Jahrhundert, die er aus seinen sorgfältigen Beobachtungen schöpfte.

Im Zeitalter der Naturwissenschaften sind mehrere Ärztegenerationen den Wirkungsmechanismen nachgegangen.

Ihre exakt erarbeiteten Ergebnisse, die daraus gezogenen Schlüsse und die geforderten Empfehlungen für die Praxis lassen sich in einer Reihe von Punkten zusammenfassen.

Die wesentlichen theoretischen Grundlagen

- Wasser ist ein ausgezeichneter Wärmeleiter, der seine Temperatur an die behandelte Körperregion rasch abgeben kann.
- Kneipp-Hydrotherapie ist vornehmlich eine Therapie, die segmental und auf das Temperaturregelsystem, dessen Zentrale im Zwischenhirn (»Hypothalamus«) gelegen ist und wo auch die Drüsen mit innerer Sekretion zugeschaltet werden können, ausgerichtet ist.
- Vom Wassermantel werden die Temperatursensoren der Haut gleichsinnig erregt und wenn die an sich konstante Körpertemperatur Gefahr läuft, gestört zu werden, werden Gegenmaßnahmen veranlasst.
- Vorerst kommt es zu Abwehrmechanismen, die sich in den betroffenen Abschnitten des Rückenmarks abspielen (»segmentale Reflexe«).
- Wenn dieser Abwehrmechanismus nicht ausreicht, wird die Regelzentrale mobilisiert, die über das vegetativ-hormonale System den Störfaktor ausgleicht.
- Durch bestimmte Hautreize können segmental auch korrespondierende innere Organe beeinflusst werden.

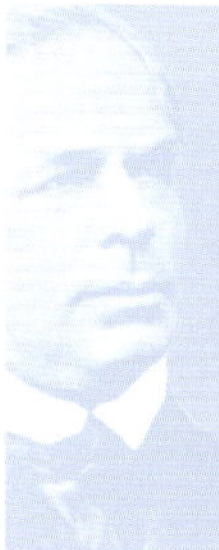

Sebastian Kneipp über Wasseranwendungen:

»Aus meinen Büchern kann man sehen, daß ich von einer Erfahrung zur anderen gekommen bin und die Wirkung des Wassers und der verschiedenen Anwendungen immer mehr kennen gelernt habe.«

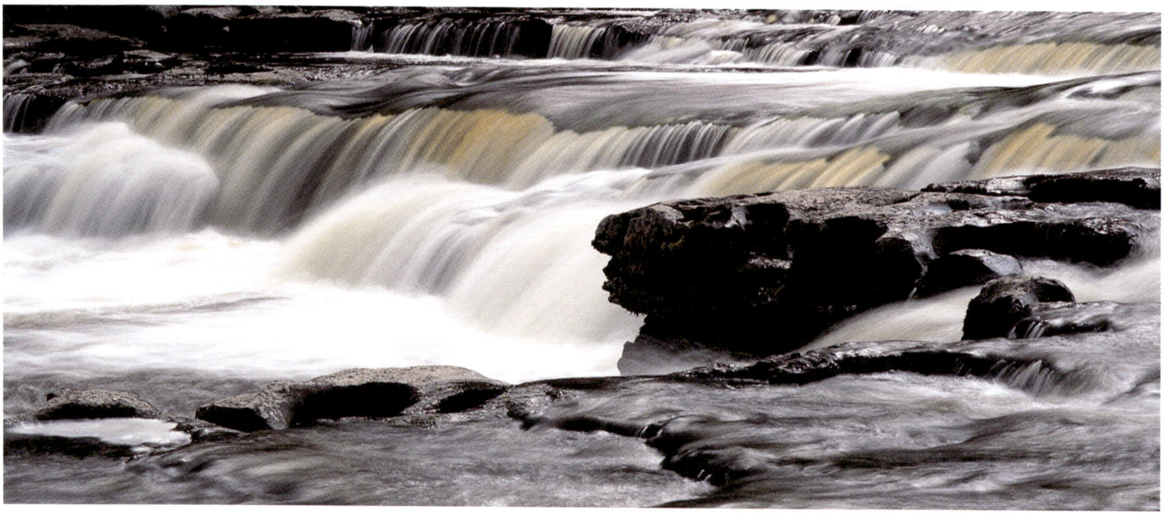

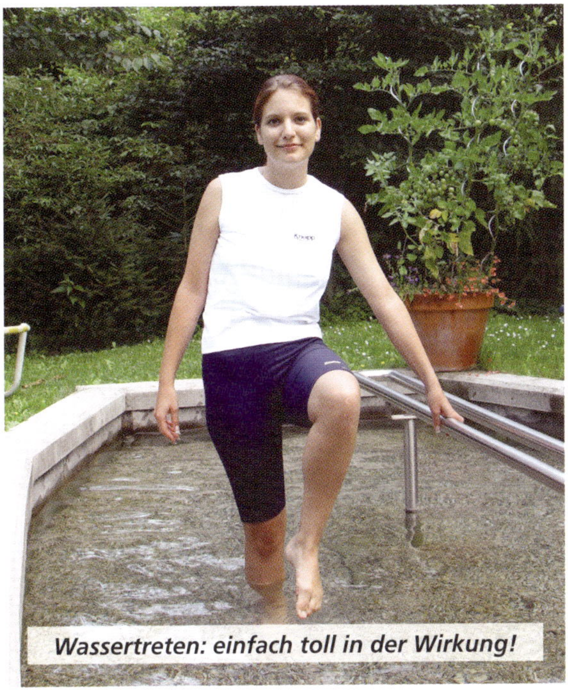

Wassertreten: einfach toll in der Wirkung!

- Die Gefäße sind die vornehmlichen Stellglieder, die von der Regelzentrale zur Reizkompensation mobilisiert werden.
  Zum Beispiel bei kaltem Guss Blässe der Haut mit verengten Gefäßen, anschließend reaktive Rötung durch Erweiterung der Hautgefäße.
- Von den Gefäßen wird daher eine Reaktionsfähigkeit erwartet. Durchblutungsstörungen verbieten Kaltreize. Sie erfordern eine stadiengerechte, ärztlich überwachte thermische Behandlung.
- Über einzelne Körperregionen können auch fernliegende Bereiche mitbeeinflusst werden (»konsensuelle Reaktion«).
- Einzelanwendungen bewirken den so genannten Immediateffekt. Er ist bei verschiedenen Erkrankungen maßgeblich.
- Reize gleicher Intensität werden bei täglicher Anwendung immer schwächer beantwortet. Der Körper gewöhnt sich daran = »physiologische Adaptation«. Daher allmähliche Reiz-Steigerung.
- Die Reizstärke wird von der Reizart – vornehmlich von der Temperatur und der Ausdehnung des Reizes – und von der individuellen Reizantwort – unter anderem abhängig von Lebensalter, vom Trainingszustand und von der Tageszeit – bestimmt.
- Serielle Reize, täglich verabreicht, mit allmählich steigender Intensität, bewirken über die Regelsysteme einen Trainingseffekt.
- Es kommt zu einer Normalisierung gestörter Regelmechanismen und zu einer Harmonisierung.
- Nicht nur die Temperaturregelung wird mobilisiert, sondern es können auch andere Regelsysteme wie das der Blutdruckregulationen oder der Herztätigkeit usw. zur Norm geführt werden. Mit der Kneipptherapie hat man Zugang zum autonomen, vegetativen System.
- Serielle Kneipptherapie kann daher der Regulationstherapie zugeordnet werden.
- Die regulierenden und ordnenden Effekte der Hydrotherapie werden durch die anderen Komponenten sinngemäß ergänzt und in ihrer Wirkung gesteigert.

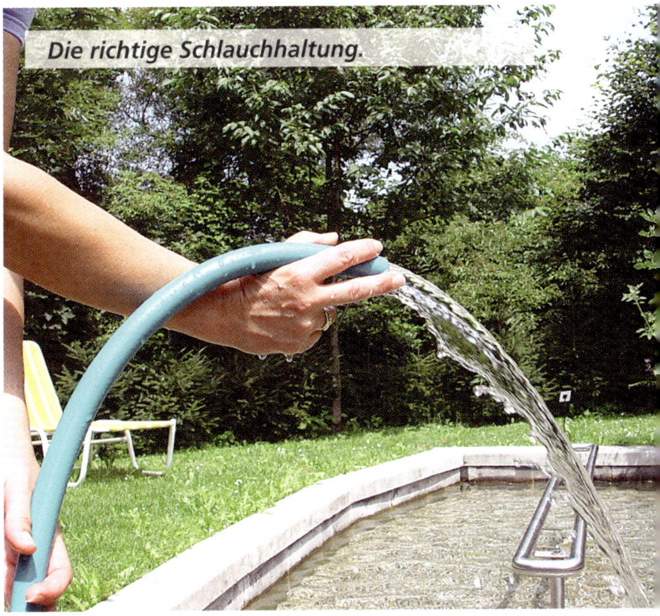

Die richtige Schlauchhaltung.

Der praktische Ablauf

- Bei bestehenden Beschwerden vor Beginn immer diagnostische (ärztliche) Abklärung. Auch scheinbar unbedeutende Störungen können Vorboten ernster Erkrankungen sein.
- Im Zweifelsfall auch im Verlauf immer den fachkundigen Arzt zu Rate ziehen.
- Der Tagestemperaturgang des Körperkernes mit tiefster Temperatur um ca. 3.00 Uhr morgens und höchster um 15.00 Uhr muss berücksichtigt werden. Kaltreize wirken vormittags stärker, Warmreize am Nachmittag und abends.
- Heimanwendungen in gut temperierten Räumen ausführen.
- Keine Zugluft.
- Für Güsse soll das Wasser nur mit sehr geringem Druck aus dem Schlauch fließen und die Region mantelförmig umschließen. Die normale Brause lässt am Körper keinen idealen Wassermantel entstehen.
- Entkleidet werden, vor allem bei kalten Anwendungen, nur die behandelten Körperregionen.
- Kaltanwendungen nur auf warme Körperregionen! Erforderlichenfalls vorher durch Bewegung erwärmen. Bei unzureichender Wärme keine Kaltanwendungen.
- Nach Kaltanwendungen Wasser abstreifen und eventuell durch Bewegung für Wiedererwärmung sorgen, dann ankleiden oder ins Bett.
- Bei schlechter Wiedererwärmung wird warm abgeschlossen.
- Nach Warmanwendungen abtrocknen und ankleiden oder ins Bett.

Sebastian Kneipp übers Gießen:

»Wer das Gießen versteht, ist ein Künstler in der Heilkunde. Wer es nicht glaubt oder verachtet, der geht von dannen und weiß dem Kranken nicht zu helfen.«

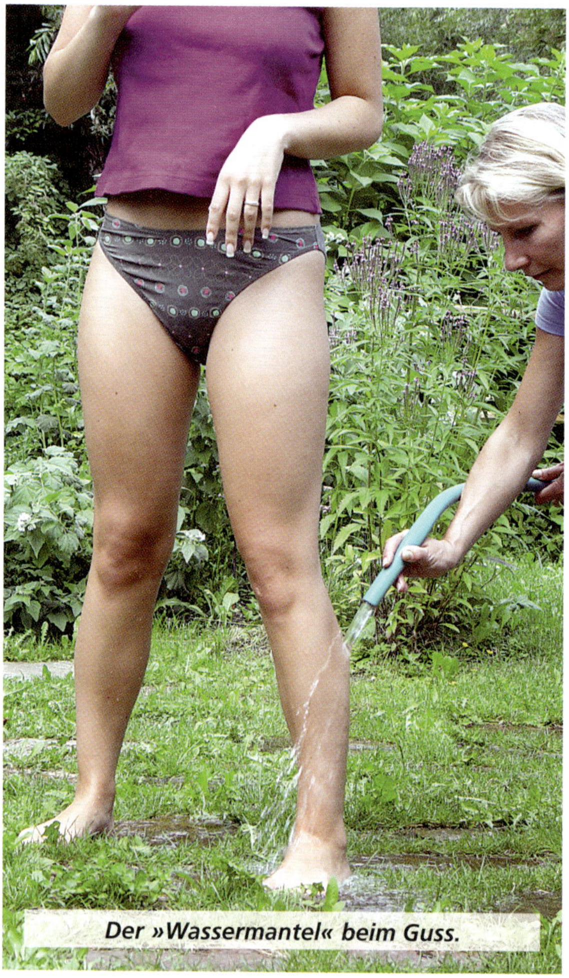

Der »Wassermantel« beim Guss.

- Wechselanwendungen verstärken den Reiz. Der Temperatursprung von warm auf kalt bestimmt die Stärke. Wechsel 2- bis 4-mal.
- Serielle Behandlungen sollen täglich erfolgen. Eine Anwendung am Morgen und eine nachmittags oder abends sind in der Regel zur Vorbeugung ausreichend.
- Durch Wasserbehandlungen wird im Körper ein Rhythmus ausgelöst, der erst nach etwa zwei Stunden abklingt. Daher nicht zwei oder mehrere Anwendungen hintereinander durchführen. Sie haben sonst eher eine negative Wirkung.

Die Kneipp-Wasseranwendungen

Die Kneipp-Güsse

werden mit einem Gießschlauch, aus dem das Wasser nahezu drucklos entweicht, verabreicht. Der gebundene Wasserstrahl umschließt gleichmäßig die begossenen Stellen wie ein Mantel. Dadurch wird ein thermischer Reiz gesetzt, der, wenn er von der Hauttemperatur abweicht, eine Gefäßveränderung und eine Blutverschiebung zur Folge hat. Im Badezimmer kann die Brause abgeschraubt oder ein im Handel befindliches Gießrohr verwendet werden. Notfalls kann man einen Waschlappen über den Brausekopf stülpen, um den Wasserstrahl zu bündeln.

Sebastian Kneipp über den Knieguss:

»Wer häufig kalte Füße hat, soll den Knieguß **öfters nehmen, meinetwegen in der Woche zwei bis dreimal; wer seine Natur recht verweichlicht hat, kann durch den Kniegu**ß **ebenfalls stärkend auf den ganzen Körper wirken.«**

Der kalte Knieguss

Man stellt sich in der Badewanne oder Duschtasse am besten auf einen Rost, damit das Wasser gut ablaufen kann und man während des Gusses nicht im Wasser steht. Die Handbrause oder (so vorhanden) der Schlauch wird in die rechte Hand genommen. Man beginnt an der rechten kleinen Zehe, geht langsam an der Außenseite des Beines bis rückwärts über die Kniekehle, führt den Strahl dreimal über die Kniekehle hin und her, führt ihn dann handbreit über dem Knie wieder dreimal hin und her und geht an der Innenseite des Beines hinab. Das Gleiche führt man am linken Bein durch und wiederholt die ganze Anwendung.

Zuletzt werden noch beide Fußsohlen begossen. Voraussetzung ist, wie bei jeder Kaltanwendung, dass man warme Füße hat.

Die Beine werden nach dem Guss abgestreift und nur zwischen den Zehen gut abgetrocknet (Fußpilz!).

Bewegung zur Wiedererwärmung durchführen und eventuell Socken anziehen.

Anzuwenden (Indikationen)

- zur kräftigen lokalen Zirkulationsanregung,
- Abhärtung im Rachenraum (konsensuelle Reaktion),
- bei Blutdruckregulationsstörungen,
- bei gefäßbedingten Kopfschmerzen,
- Hitzegefühl,
- Venenbeschwerden,
- Muskelkater,
- stumpfen Verletzungen.

Nicht geeignet bei (Gegenindikationen)

- ✖ arteriellen Durchblutungsstörungen der Beine,
- ✖ Menstruation,
- ✖ Ischiasnervenschmerzen,
- ✖ Harnwegsinfekt (Nieren- und Blasenleiden),
- ✖ frischen, offenen Verletzungen.

Wirkung:

- ! blutdruckregulierend
- ! entstauend
- ! reaktiv erweiternd auf Arterien, daher durchblutungsfördernd
- ! tonisierend (kräftigend) auf Venen
- ! vegetativ beruhigend, schlaffördernd
- ! Förderung der Durchblutung der Rachenschleimhaut

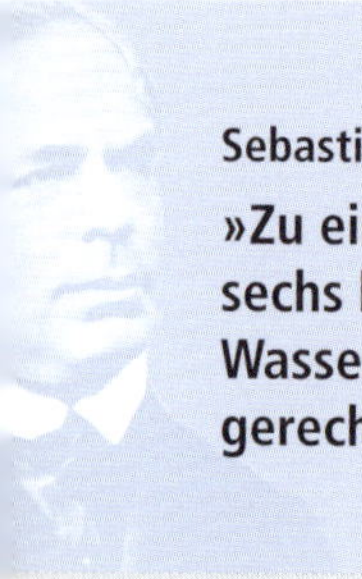

Sebastian Kneipp über den Schenkelguss:

»Zu einem Schenkelguß nimmt man einen bis sechs bis acht und wohl auch zehn Gießer voll Wasser, den Gießer zu zwölf bis fünfzehn Liter gerechnet.«

Der kalte Schenkelguss

Man beginnt wie beim Knieguss, geht aber höher hinauf, also von der rechten kleinen Zehe an der Außenseite hoch bis rückwärts über die Hüfte und den Darmbeinbogen. Über diese Fläche gießt man 3- bis 4-mal und wechselt dann nach vorne, gießt in der Leistenbeuge ebenfalls 3- bis 4-mal und geht langsam nach unten ab.

Am linken Bein wird das Gleiche durchgeführt und dann der ganze Guss wiederholt. Zum Schluss werden noch die Fußsohlen begossen. Nur zwischen den Zehen abtrocknen, die Wassertropfen von den Beinen abstreifen, eventuell warme Socken anziehen und Bewegung machen.

Anzuwenden (Indikationen)

- wie kalter Knieguss unter Berücksichtigung der gesteigerten Intensität,
- für Reizsteigerung bei Langzeitbehandlungen bestens geeignet.

Nicht geeignet bei (Gegenindikationen)

- arteriellen Durchblutungsstörungen der Beine,
- Neigung zu Entzündungen bzw. Funktionsstörungen der Organe des kleinen Beckens bei Frauen und Männern,
- Menstruation,
- Ischiasnervenschmerzen,
- Harnwegsinfekten,
- frischen, offenen Verletzungen.

Wirkung:

- blutdruckregulierend
- entstauend
- reaktiv erweiternd auf Arterien, daher durchblutungsfördernd
- tonisierend (kräftigend) auf Venen
- vegetativ beruhigend, schlaffördernd
- Durchblutungsförderung der Rachenschleimhaut

Der kalte Armguss

Über die Badewanne gebeugt hängt der rechte Arm in die Badewanne. Man nimmt den Schlauch bzw. die Handbrause mit gebundenem Strahl in die linke Hand und führt das Wasser vom kleinen Finger langsam aufwärts bis zur Schulter, dreimal über die Armkugel hin und her und geht an der Innenseite des Armes wieder hinab.

Ebenso begießt man den linken Arm, dann wird die ganze Anwendung wiederholt. Die Wassertropfen werden von den Armen abgestreift, die Kleidung über die nassen Arme angezogen und leichte Bewegung gemacht, bis man wieder trocken ist.

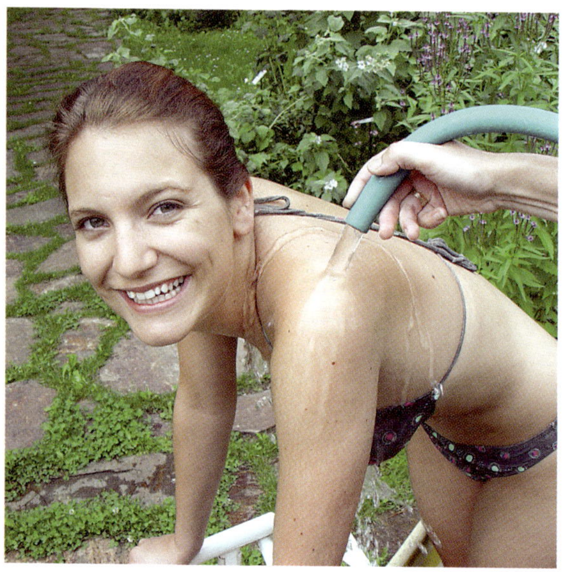

Anzuwenden bei (Indikationen)

- Abgeschlagenheit,
- Abgespanntheit,
- Konzentrationsschwierigkeiten,
- Hypotonie.
- Als Einstieg bei Serienbehandlungen (wie der Knieguss) geeignet.

Nicht geeignet bei (Gegenindikationen)

- ✖ chronisch rheumatischen Beschwerden,
- ✖ lokalen Nervenirritationen,
- ✖ Durchblutungsstörungen der Arme,
- ✖ organischen Herzerkrankungen, z. B. coronarer Herzkrankheit,
- ✖ Atemwegserkrankungen mit eitrigem Auswurf und/oder hohem Fieber.

Wirkung:

- ! kreislaufanregend
- ! erfrischende, belebende Wirkung bei körperlicher, aber auch geistiger Überforderung
- ! rascher Abtransport von Schlackenstoffen aus dem Bewegungsapparat

Der Brustguss

wird mit einem Armguss, der vorher beschrieben wurde, eingeleitet. Anschließend wird bei überhängendem Oberkörper auch die Brust begossen. Dabei ist zu beachten, dass das Wasser nicht über den Bauch abrinnt. Ein dickes Handtuch, über die Mitte geschlungen, hilft dabei. Der Brustguss kann, wie jeder andere Guss, warm, kalt oder wechselwarm verabreicht werden.

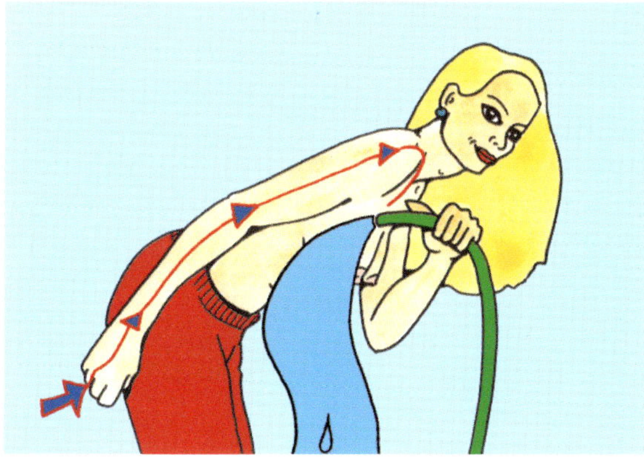

Kalt anzuwenden (Indikationen)

- als serieller Reiz zur Prophylaxe oder Abhärtung.

Warm anzuwenden bei (Indikationen)

- subakuten und chronischen Entzündungen der Atemwege.

Nicht geeignet bei (Gegenindikationen)

- ✖ organischen Herzerkrankungen, z. B. coronarer Herzkrankheit,
- ✖ akuten fieberhaften Erkrankungen der Atemwege,
- ✖ Bronchialasthma,
- ✖ hohem Blutdruck.

Wirkung:

- ! kräftiger Reiz im Rahmen serieller Reizsteigerung
- ! entmüdend
- ! Anregung der Atmung

Sebastian Kneipp über den Brustguss:

»Der Brustguß wirkt stärkend, auflösend, leitet Schleim aus der Brust und macht diese recht leicht, erwirkt mehr als das Drei- und Vierfache der Waschung. Es muß aber beim Brustguß das Herz in der Ordnung sein, d. h. man darf keinen Herzfehler haben.«

Der kalte Gesichtsguss

Der »Schönheitsguss« in der Kneipp-Therapie. Man beginnt an der rechten Schläfenseite und kreist langsam 2- bis 3-mal um das Gesicht unter Einschluss der Schläfen herum. Nach einer kleinen Atempause führt man den Strahl in einigen Längsstrichen rechts und links über die Gesichtshälften auf und ab. Wieder einatmen (ausatmen während des Gießens) und zum Schluss nochmals umkreisen, leicht abtrocknen. Das Wasser soll anfangs nicht zu kalt sein (ca. 18 – 20 °C).

Anzuwenden bei (Indikationen)

- ► schlaffer, schlecht durchbluteter Gesichtshaut (gegen Faltenbildung zur Schönheitspflege),
- ► Abgeschlagenheit,
- ► geistiger und körperlicher Ermüdung,
- ► Spannungskopfschmerzen, Migräne (nur in der Anfangsphase, sonst ansteigendes Armbad).

Nicht geeignet bei (Gegenindikationen)

- ✖ Augenleiden (grüner Star, chron. Entzündungen),
- ✖ akuten Nebenhöhlenerkrankungen (Stirn-, Nasennebenhöhlen),
- ✖ Gesichtsnervenstörungen (Trigeminusneuralgie).

Wirkung:

- ! Durchblutungsförderung, gegen Feuchtigkeitsverlust, gegen Verlust von elastischen Fasern
- ! hautstraffend
- ! beruhigend
- ! erfrischend
- ! ausgezeichnetes Kosmetikum gegen Faltenbildung

Der warme Wirbelsäulenguss

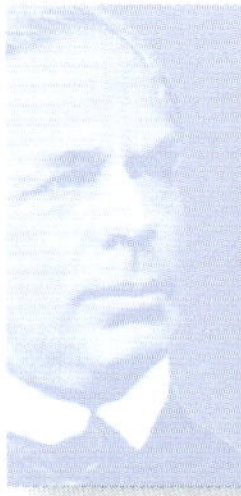

Sebastian Kneipp über den Rückenguss:

»Die Wirkungen des Rückengusses sind ganz vorzüglich, kaum gibt es eine Gießung, die so allgemein stärkend wirkt wie der Rückenguß.«

Der Patient sitzt völlig entkleidet auf einem Hocker in der Badewanne oder Duschtasse, leicht nach vorne gebeugt und entspannt. Selbstverständlich muss er gut durchwärmt und muss auch der Raum angenehm temperiert sein. Der Helfer lässt nun warmes Wasser (ca. 33 bis 35 °C, es muss angenehm warm sein) von der Halswirbelsäule über die gesamte Wirbelsäule abwärts rinnen, so dass ein Wassermantel über dem ganzen Rücken entsteht. Die Dauer beträgt 1 bis 2 Minuten. Danach wird abgetrocknet und unbedingt eine Bettruhe von einer halben Stunde eingehalten.

Anzuwenden bei (Indikationen)

- ► Verspannungen der Rückenmuskulatur,
- ► psychischen Belastungen.

Kaum Gegenindikationen, Vorsicht bei akuten Entzündungen im behandelten Bereich.

Wirkung:

- ! entspannend/entkrampfend auf die Muskulatur

Weitere ausgedehnte Gussformen müssen der Verabreichung durch Fachpersonal vorbehalten bleiben und sind für den »Hausgebrauch« auch verzichtbar.

Der Blitzguss (Druckstrahlguss)

Diese Sonderform, bei der zum Temperaturreiz eine mechanische Wirkung hinzukommt, sei nur kurz erwähnt. Er erfordert entsprechende Einrichtungen, die nur in Kuranstalten vorhanden sind.

Fachgerechte Durchführung und Überwachung sind erforderlich!

Das Wasser entweicht dabei mit einem Druck von 2 bis 3 atü aus einem üblich dimensionierten Schlauch, der an der Austrittsstelle mit einer Druckdüse versehen ist. Der Patient steht in einer Entfernung von 3 bis 4 Metern vom Bademeister.

Folgende Blitzgüsse werden am häufigsten verabreicht:

Schenkelblitz: Vom Fuß bis zum Gesäß reichend.

Rückenblitz: Ausdehnung wie beim gewöhnlichen Rückenguss.

Vollblitz: Gesamter Körper ohne Kopf und Aussparung der vorderen Körperbereiche.

Blitzguss-Massagebad: Kombination von Blitzgüssen mit einem Kräuterbad.

Waschungen

Sie stellen eine milde Form der hydrotherapeutischen Reize dar und eignen sich besonders als Heimanwendung. Man verwendet dazu einen gut saugenden Waschlappen oder ein grobporöses Leinen, das man vierfach faltet.

Die Anwendung erfolgt vornehmlich kalt und so benötigt man einen kleinen Eimer mit kaltem Wasser, in dem man den Lappen jeweils nachtränken kann.

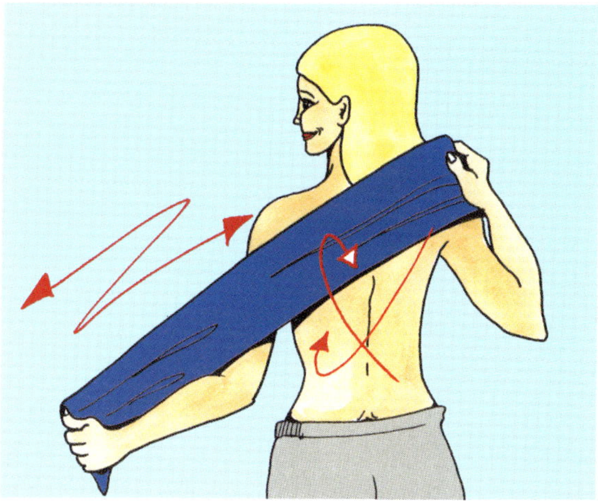

Sie wird in der Regel am Morgen aus der Bettruhe heraus gemacht. Eimer und Lappen sollten schon am Abend bereit gestellt werden. Die Waschung kann dann am bettwarmen Körper erfolgen.

Bei der Waschung wird in raschen Zügen ein Wasserfilm auf die Haut gebracht, nicht abgetrocknet und sofort wieder zugedeckt zum Nachdunsten.

Nachher noch 1/2 – 1 Stunde nachruhen. Die Waschungen sollten im warmen Bett durchgeführt werden, um ein Auskühlen zu vermeiden. Man kann sie leicht selbst machen.

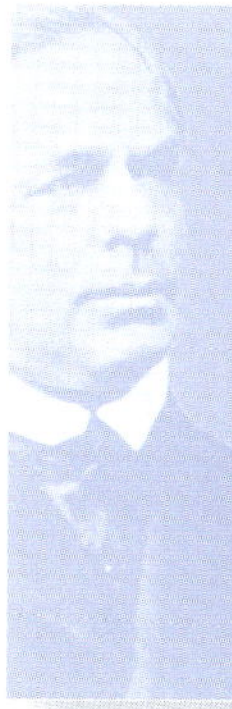

Sebastian Kneipp über die Ganzwaschung:

»Auch die Ganzwaschung wäre in der Morgenfrühe gleich beim Aufstehen vortrefflich angebracht. Da ist die Naturwärme, weil durch die Bettwärme gesteigert, am stärksten; die Waschung wäre eine angenehme Abkühlung, Auffrischung, die sofort den Halbschlaf vertreiben und frisch machen würde.«

Anzuwenden (Indikationen)

- zur Kreislaufanregung bei morgendlichen Anlaufschwierigkeiten (Orthostasesyndrom),
- bei krankheits- oder unfallbedingten Kreislaufschwierigkeiten und
- u. a. bei bettlägrigen Patienten (nur kleine Teilwaschungen).

Kaum Gegenindikationen bei entsprechender Dosierung.

Wirkung:

- kreislaufanregend
- »erfrischend« bei daniederliegenden Patienten
- in serielle Behandlungen gut einzugliedern

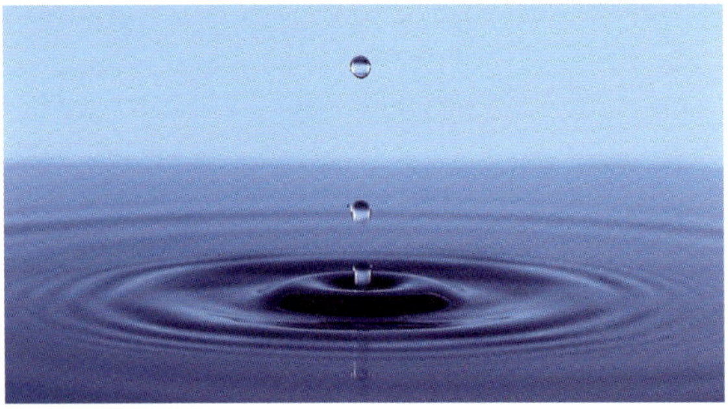

Serienwaschungen

sind eine besondere Form der Waschungen. Darunter versteht man eine regelmäßige Folge von Waschungen mit kaltem Wasser, die dazu führen sollen, einen Schweißausbruch zu fördern (Wirkung analog dem schweißtreibenden Wickel, der weniger Aufwand erfordert).

Um den Schweißausbruch noch zu unterstützen, kann man vorher eine Tasse Lindenblüten- oder Holundertee verabreichen und eventuell zu den Füßen eine Wärmeflasche legen.

Anzuwenden bei (Indikationen)

- Atemwegserkrankungen, die durch Antibiotika empfindliche Erreger ausgelöst werden, als Zusatzbehandlung neben Antibiotika,
- hartnäckigen Stirnhöhlenentzündungen mit Neigung chronisch zu werden, eventuell in Verbindung mit Antibiotika,
- durch Viren ausgelösten katarralischen Infekten.

Nicht geeignet bei (Gegenindikationen)

- ✖ schweren Herz-Kreislauf-Erkrankungen,
- ✖ hohem Blutdruck,
- ✖ bösartigen Tumoren.

Wirkung:

- ! Förderung der körpereigenen Abwehrkräfte (positive Immunmodulation)

Die Bäder

Drei Komponenten bestimmen ihre Wirkung:

- die krankheitsbezogene Wahl der Temperatur
- die im Wasser eventuell gelösten oder aufgeschwemmten Inhaltsstoffe (Zusätze)
- der hydrostatische Druck und der Auftrieb

Eine Abstufung ist möglich durch:

- Temperatur
- die Ausdehnung der behandelten Region
  Fußbäder
  Armbäder
  Sitzbäder
  Halbbäder
  Dreiviertelbäder und
  Vollbäder
- die Zeitdauer der Einwirkung

Als Zusätze können Heilpflanzenzubereitungen, Zusammenstellungen bekannter pflanzlicher Wirkstoffe oder anorganische Stoffe Verwendung finden.

Kräuterzusätze in Form von Konzentraten gibt es im Fachhandel.

Zusätze werden zum Teil durch die Haut, zum Teil, soweit sie flüchtig sind, durch die Atmung aufgenommen. Die ihnen eigene Wirkung bestimmt die Gesamtwirkung des Bades.

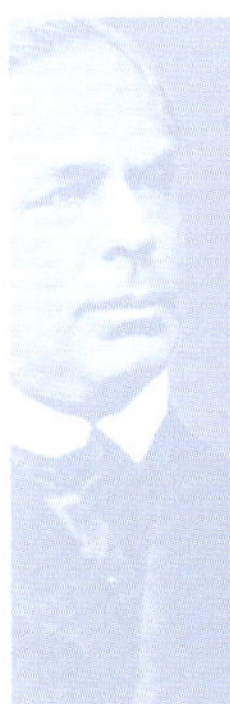

Sebastian Kneipp über die Heilung von Kranken:

»Einen Beweis, daß das Wasser und die Kräuter ausreichen, geben die Tausende von Kranken, welche hier, von aller Medizin verlassen, zum größten Theile Erleichterung oder vollständige Heilung gefunden haben und noch finden. Für den Tod ist allerdings noch kein Kräutlein erfunden worden, und auch das Wasser hat da kein Privilegium.«

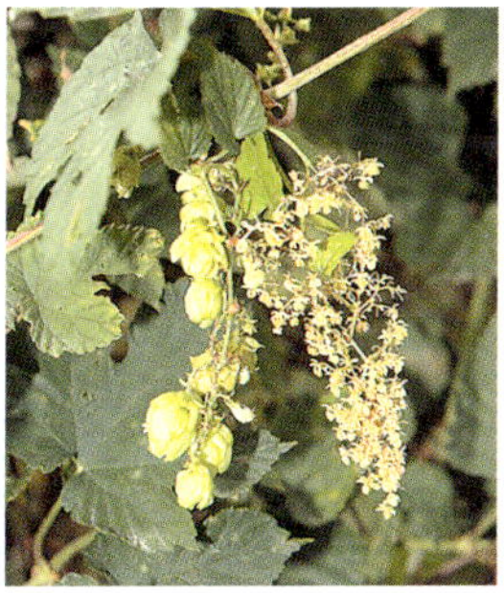

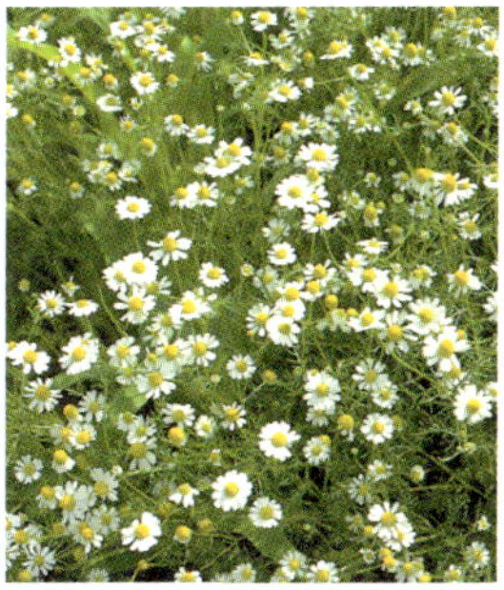

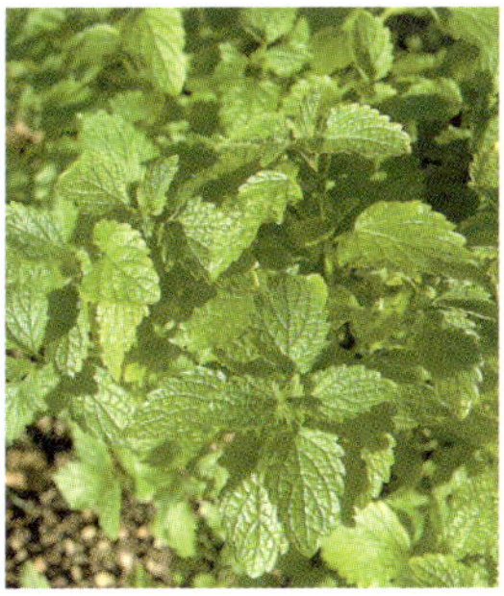

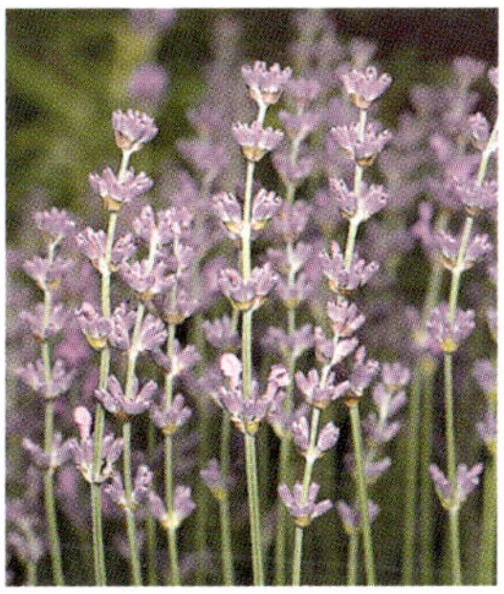

Beruhigende Zusätze:

Baldrian, Hopfen, Melisse, Lavendel und Kamille. Bei allen diesen Zusätzen, bei denen meist auch die Förderung des Schlafes wünschenswert ist, kann das Bad am Abend genommen werden. Die Wassertemperatur soll nicht über 36 °C liegen. Zweckmäßig ist eine Temperatur zwischen 34 und 36 °C, um den Körper nicht auskühlen zu lassen, aber auch nicht aufzuheizen.

Anregende Zusätze:

Rosmarin und Fichtennadel bieten sich zur Anregung des Kreislaufes an. Auf die Atemorgane bei Erkältungen wirken Eukalyptus und Latschenkiefer durch den reichlichen Gehalt an ätherischen Ölen. Sie wirken auch kreislaufanregend.

Heublumen können für anregende, aber auch für beruhigende Bäder genommen werden, da sie ausgleichend wirken.

Besonders gut wirkt ein Heublumenbad nach sportlicher Betätigung, wenn ein Muskelkater droht.

Ansteigende Teilbäder

werden auf Grund ausgezeichneter Organwirkungen zunehmend verwendet. In der Regel sind es Arm- oder Fußbäder, die mit 32 °C begonnen werden. Pro Minute um 1 °C steigernd, wird auf 40 bis 42 °C erhöht und bei dieser Temperatur noch etwa 5 Minuten verweilt.

Damit können nicht nur die Gefäße der Arme oder Beine, sondern auch die Gefäße innerer Organe, z. B. die des Herzens oder des Gehirns, beeinflusst werden.

Ansteigende Fußbäder helfen außerdem, eine beginnende Erkältung abzuwehren.

Kalte Teilbäder

sind in ihrer Dauer auf maximal 40 Sekunden beschränkt. Sie bewirken einen kurzen kalten Hautreiz, der vom Körper durch reaktive Wärmezufuhr an die betreffende Stelle beantwortet wird. Reflektorisch und konsensuell können aber auch andere Regionen und Organe beeinflusst werden.

Armbäder

zählen zu den einfachen Kneipp-Anwendungen und können, wie alle Bäder kalt, warm, wechselwarm oder temperaturansteigend gegeben werden.

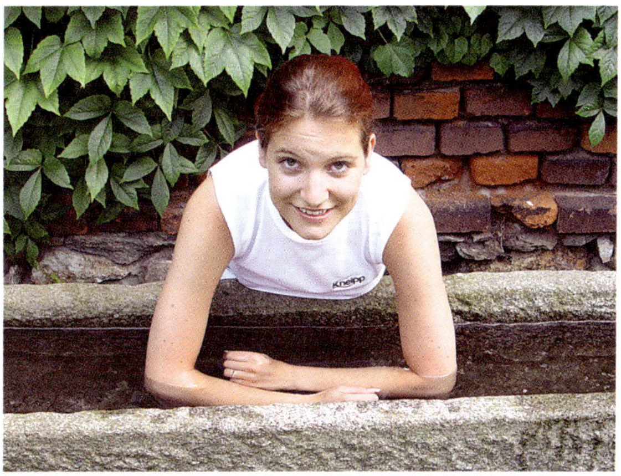

Das ansteigende Armbad

geht weit über die lokale Wirkung hinaus und wirkt auch auf die das Herz und das Gehirn versorgenden Gefäße. Man setzt sich zum gefüllten Waschbecken (das Wasser soll zu Beginn ca. 32 °C haben) und legt die Arme bis über die Ellebogengelenke hinein. Im Laufe einer viertel Stunde lässt man langsam heißes Wasser nachrinnen, bis eine Temperatur von 40 bis 42 °C erreicht ist. 5 Minuten bei der höchsten Temperatur verweilen. Nachher die Arme sofort gut abtrocknen und eine 1/2 Stunde Ruhe einhalten.

Anzuwenden bei (Indikationen)

- stabiler Angina pectoris,
- gefäßbedingten Kopfschmerzen, vor allem bei beginnenden Migräneattacken,
- leichter Blutdruckerhöhung,
- beginnenden Entzündungen im Nasen-Rachen-Raum,
- örtlichen, nicht akut entzündlichen rheumatischen Beschwerden.

Nicht geeignet bei (Gegenindikationen)

- ✖ instabiler Angina pectoris,
- ✖ nicht beherrschtem Bluthochdruck,
- ✖ akut entzündlichen Veränderungen,
- ✖ nervalen Störungen,
- ✖ Venenleiden der Arme.

Wirkung:

- ! reflektorische Gefäßerweiterung, dadurch zentrale Kreislaufentlastung
- ! Beeinflussung und Verbesserung der Herzdurchblutung auf reflektorischem Wege
- ! Regulierung der Gehirndurchblutung
- ! Abbau chronisch entzündlicher Veränderungen
- ! Verbesserung der Beweglichkeit bei degenerativen rheumatischen Erkrankungen

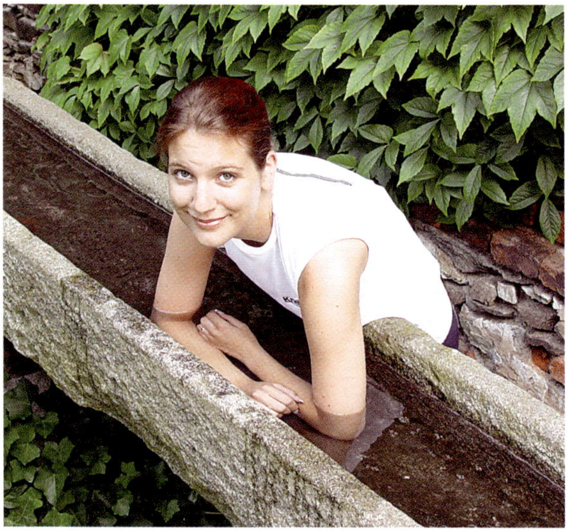

Das kalte Armbad

Ein Waschbecken mit kaltem Wasser füllen. Erst den rechten, dann den linken Arm so weit wie möglich eintauchen und unter leichter Bewegung 20 bis maximal 40 Sekunden im Wasser lassen. Dabei laut zählen »21, 22, 23« usw., damit auf das Ausatmen nicht vergessen wird. Danach Arme aus dem Wasser, Wasser nur abstreifen, nicht abtrocknen und Arme kräftig bewegen, bis ein Wärmegefühl eintritt.

Zeitpunkt der Anwendung: zwischendurch, wenn sich vormittags oder nachmittags ein Leistungsabfall ankündigt.

Anzuwenden bei (Indikationen)

- Abgeschlagenheit, Müdigkeit, Abgespanntheit,
- körperlichem und geistigem Leistungsabfall,
- nervösem Herzjagen und bei verschiedenen Herzirritationen ohne organische Herzkrankheit,
- lokalen akuten Entzündungen oder stumpfen Verletzung zur Entzündungshemmung und zur Schmerzdämpfung,
- u. a. bei intensiver Hitzebelastung im Sommer, bei Bergwanderungen etc.

Nicht geeignet bei (Gegenindikationen)

- organischen Herzkrankheiten,
- erhöhtem Blutdruck,
- chronischen entzündlichen oder degenerativen rheumatischen Veränderungen.

Wirkung:

- Herz: schlagfrequenzsenkend, beruhigend
- psychovegetativ: erfrischend, regt an, ohne aufzuregen

Das Wechselarmbad

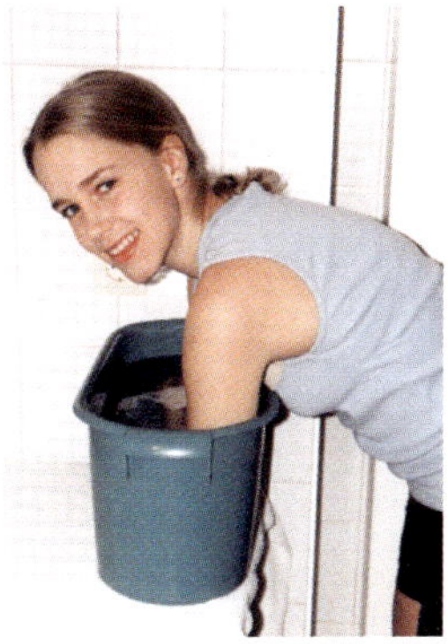

Ein Waschbecken (im Doppelwaschbecken, in einer Doppelabwäsche oder in zwei »Armkneippern«) wird mit warmem (36 bis 38 °C) und ein Becken mit kaltem (je kälter, umso stärker der Reiz) Wasser gefüllt. Man setzt sich dazu, verweilt 5 Minuten im warmen Becken, dann 10 bis 20 Sekunden im kalten und wiederholt das Ganze. Nach kaltem Abschluss die Arme abstreifen, nicht abtrocknen und etwas Bewegung machen. Anfangs wird 2-mal gewechselt und später kann auf 3- bis 4-mal gesteigert werden. Bei schlechter Wiedererwärmung kann auch warm abgeschlossen werden.

Anzuwenden bei (Indikationen)

- chronisch kalten Händen,
- »Einschlafen« der Arme (vorbeugend),
- Durchblutungsstörungen der Arme (frühe Stadien) und Beine (fortgeschrittene Stadien), wenn die Beine nicht mehr behandelt werden können,
- Erschöpfungszuständen,
- chronischem Lungenemphysem, Reizhusten.

Nicht geeignet bei (Gegenindikationen)

- Angina pectoris,
- Gefäßkrämpfen.
- Bei Schwierigkeiten von Herz, Kreislauf, Atemapparat immer Arzt konsultieren!

Wirkung:

- Gefäßtraining
- durchblutungsfördernd
- vegetativ stabilisierend

Das ansteigende Fußbad

Eine Fußbadewanne in die Badewanne oder Duschtasse stellen und mit lauwarmem Wasser (ca. 32 °C) füllen.

Setzen Sie sich bequem dazu und geben Sie beide Beine bis handbreit unter das Kniegelenk hinein.

Im Laufe einer viertel Stunde langsam heißes Wasser zulaufen lassen (die Fußbadewanne wird überlaufen), bis ca. 40 bis 42 °C erreicht sind.

5 Minuten in dem sehr warmen Wasser bleiben, anschließend abtrocknen, warm einpacken und eine halbe Stunde Ruhe einhalten.

Bei Krampfadern ist diese Anwendung strengstens verboten!

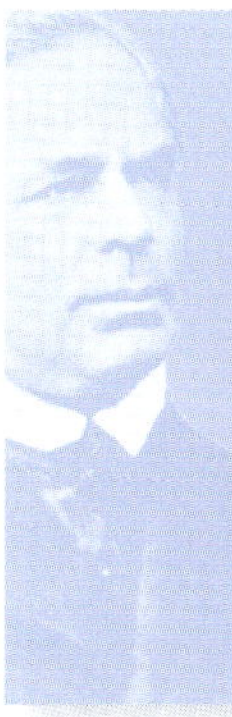

Sebastian Kneipp übers Fußbad:

Ich diente bei einem Bauern, dessen Knecht sehr oft am Abend, während er die Pferde fütterte, beide Füße einige Minuten lang in's Wasser streckte und nebenbei wusch, worauf er gewöhnlich ausrief: »So ein Fußbad thut Einem ungemein gut.«

Anzuwenden bei (Indikationen)

- Erkältungskrankheiten im Anfangsstadium (Niesen, Halskitzeln, Frösteln, Unwohlsein),
- Frostschäden Stadium I und II,
- akuten und chronischen Harnwegsinfekten mit Harndrang,
- Störungen im Wärmehaushalt (chronischer Kaltfuß),
- örtlichen chronisch-entzündlichen und degenerativen rheumatischen Beschwerden,
- arteriellen Durchblutungsstörungen der Beine (Stadium I, II und z. T. III – nach Fontaine),
- einseitiger Durchblutungsstörung am gesunden Bein bis Stadium IV der anderen Seite,
- leichter Blutdruckerhöhung zur Unterstützung medikamentöser Behandlung.

Nicht geeignet bei (Gegenindikationen)

- ✖ Krampfadern,
- ✖ Venenentzündungen und durchgemachten Venenthrombosen,
- ✖ schweren arteriellen Durchblutungsstörungen,
- ✖ organischen Herzerkrankungen.
- ✖ Im Zweifelsfall Arzt konsultieren.

Wirkung:

- ! durch Mehrdurchblutung sofortige örtliche Überwärmung
- ! reflektorische Wirkung auf die Unterleibsorgane (Urogenitaltrakt)
- ! Verbesserung der Durchblutung der Schleimhäute im Nasen-Rachen-Raum

Das Wechselfußbad

Wenn zwei Fußbadewannen oder große Eimer vorhanden sind, einen mit warmem (37 bis 38 °C) und einen mit kaltem Wasser füllen. Die Temperaturdifferenz ergibt die Stärke der Anwendung. Mild beginnen, z. B. 35 und 15 °C und dann die Spanne erweitern. (Wenn nur eine Fußbadewanne oder ein Eimer vorhanden ist, nach der Warmanwendung kalt abgießen.) Mit beiden Beinen zuerst 5 Minuten im warmen Wasser (das Wasser soll bis handbreit unter die Knie reichen) verweilen, dann die Füße 10 Sekunden ins kalte Wasser tauchen und das Ganze wiederholen. Anfangs 2-mal wechseln und steigern bis maximal 4-mal. Nach kaltem Abschluss die Beine abstreifen, zwischen den Zehen abtrocknen und warme Socken anziehen. Bei schlechter Wiedererwärmung warm abschließen, abtrocknen und Socken anziehen.

Anzuwenden bei (Indikationen)

- chronisch kalten Füßen,
- beginnender arterieller Durchblutungsstörung,
- niederem Blutdruck (Hypotonie),
- beginnendem katarralischem Infekt,
- Neigung zu chronischen Erkältungskrankheiten (Infektanfälligkeit)
- chronischen Nasennebenhöhlen-Erkrankungen,
- Kopfschmerzen, Blutandrang im Kopf,
- Schlafstörungen.
- Wertvoller Bestandteil serieller Behandlung, kräftiges Gefäßtraining für die Arterien der Beine.

Nicht geeignet bei (Gegenindikationen)

- ✖ deutlicher arterieller Durchblutungsstörung der Beine (Raucherbein oder Schaufensterkrankheit Stadium II – IV nach Fontaine),
- ✖ Krampfadern, Venenbeschwerden.
- ✖ Bei Herz- und Gefäßerkrankungen Arzt konsultieren!

Wirkung:

- Gefäßtraining
- wärmeregulierend
- abhärtend
- vegetativ stabilisierend
- kreislaufstabilsierend
- schleimhautdurchblutend im Nasen-Rachen-Raum

Das Vollbad

Wie der Name schon sagt, ist der ganze Körper bis zum Hals im Wasser und nur der Kopf bleibt frei. Das bedeutet eine sehr ausgedehnte thermische Reizeinwirkung und außerdem kommt noch der hydrostatische Druck des Wassers hinzu. Eine nicht unbeträchtliche Belastung vor allem für Herz und Kreislauf und auch für die Atmung (durch den Wasserdruck kann sich der Brustkorb bei der Einatmung nicht voll dehnen).

Das Vollbad wird kaum als Kaltbad eingesetzt. Auch bei seriellen Behandlungen, mit Steigerung der Belastungsintensität, kann man darauf verzichten. Es kann durch »große« Güsse ersetzt werden.

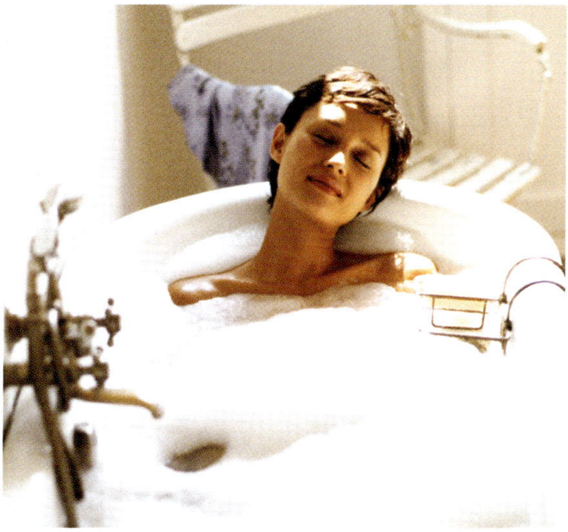

Haupteinsatzgebiet ist das »Kräuterbad«. Im Wasser werden die krankheitsbezogenen Zusatzstoffe gelöst und der Aufnahme durch die Haut zugeführt.

Die Haut als Aufnahmeorgan vermag wohl keine großen Quantitäten an Wirkstoffen aufzunehmen, aber das erreichte »Grundsystem nach Pischinger« vermag offenbar die Wirkung zu potenzieren. Außerdem werden flüchtige Stoffe auch über die Atemwege aufgenommen und auch die psychosomatische Wirkung darf nicht außer Acht gelassen werden.

Als Temperaturbereich wählt man 36 bis 38 °C. Als Zusatz kann man aus Heilpflanzen selbst bereitete Abkochungen, Auszüge usw., oder die im Handel erhältlichen Extrakte, verwenden. Die in den Kneipp-Publikationen angebotenen Präparate sind qualitativ einwandfrei.

Gelegentlich werden auch andere organische oder anorganische Zusätze (Moor, Molke usw.) angeboten.

Dauer des Bades: 15 bis 20 Minuten.

Anzuwenden je nach gewähltem Zusatz:

Kreislaufanregend:

- Kreislaufschwierigkeiten am Morgen und bei raschem Lagewechsel in Folge niedrigen Blutdrucks
- vegetativ bedingte Kreislaufregulationsstörungen
- Schwäche nach schweren Krankheiten oder Operationen mit verzögerter Rekonvaleszenz

Beruhigend:

- Unruhegefühl mit verschiedenen, wechselnden Beschwerden
- Neigung zu Blutdrucksteigerungen
- Herzbeschwerden ohne organische Herzveränderungen
- Einschlafstörungen

Antirheumatisch:

- chronisch entzündliche Veränderungen an den Gelenken, Schleimbeuteln, Sehnenscheiden usw.
- Bewegungsbehinderungen nach Entzündungen und Verletzungen
- deformierende Veränderungen (»Abnützungen«) am gesamten Bewegungs- und Stützapparat

Nicht geeignet bei (Gegenindikationen)

- ✖ organischen Herzerkrankungen – die Entscheidung liegt beim Arzt,
- ✖ daniederliegendem Allgemeinzustand,
- ✖ akut entzündlichen Veränderungen,
- ✖ Tumorerkrankungen.
- ✖ Bei psychischen Erkrankungen nur nach Anweisung des Arztes!

Wirkung:

- ! von der Temperatur her entspannend
- ! ansonsten abhängig vom Zusatz (siehe oben)

Das Halbbad

verfolgt die gleichen Ziele wie das Vollbad und wird zur Belastungsminderung bei Herz-Kreislauf-Geschädigten, für die Vollbäder zu belastend sind, eingesetzt. Der Badende sitzt in der halb gefüllten Badewanne. Das Wasser soll bis zur Gürtellinie gehen, der Oberkörper bleibt zur Entlastung der Atmung und des Herzens frei. Ein dickes Handtuch über die Schultern legen, damit der Oberkörper nicht auskühlt.

Anzuwenden als warme Halbbäder (36 bis 39 °C)

- zur Wärmezufuhr bei längerer Unterkühlung mit Absinken der Körperkerntemperatur,
- ansonsten die Heilanzeigen nach verwendeten Badezusätzen.

Nicht geeignet bei (Gegenindikationen)

- ✖ stärkeren Krampfadern, besonders bei durchgemachten Thrombosen,
- ✖ instabiler Angina pectoris und sonstigen organischen Herzkrankheiten,
- ✖ hohem Blutdruck.
- ✖ Die Entscheidung liegt beim Arzt.

Wickel und Auflagen

Wickel und Auflagen werden grundsätzlich in drei Schichten angelegt: Die innerste Schicht besteht aus einem grobporösen Leinen, das ausreichend Wasser aufnehmen kann. Dieses den eigentlichen Reiz vermittelnde Wickelleinen muss gut an den Körper anmodelliert werden, so dass keine Luftschicht dazwischen ist.

Als zweite Schicht folgt das isolierende Zwischenleinen und darüber kommt eine Decke. Plastikfolien zum Schutz gegen die Feuchtigkeit dürfen nicht verwendet werden, denn der Wickel soll »atmen« können und verfehlt sonst seinen Zweck.

Die Kneipp-Wickel werden alle im so genannten Zug- und Gegenzugverfahren angelegt, das heißt, das unter dem Körper liegende Tuch wird mit einer Hand in Richtung Helfer herangezogen und mit der anderen schiebt er den von oben über den Körper geschlagenen Teil mit der Handkante darunter hinein. Dies geschieht mit allen drei Tüchern. Der übrig bleibende Tuchrest wird leicht übergeschlagen. Die Größe der Wickeltücher richtet sich nach dem zu wickelnden Körperteil.

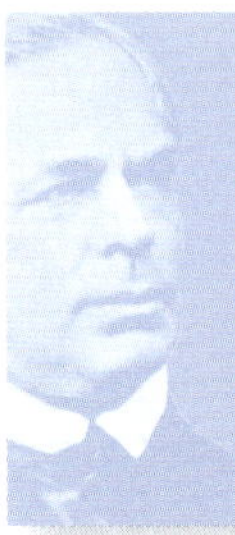

Sebastian Kneipp über den Wickel:

»Große Sorgfalt muß man darauf verwenden, dass die Wickel, wie auch die Auflagen, recht gemacht werden; denn sonst bewirken sie das Gegentheil von dem, was man durch sie bezwecken will.«

Auf alle Fälle soll der nasse Teil immer das kleinste und das Zwischentuch das größte Ausmaß haben.

Nach der Temperatur unterscheidet man:

- Kalte Wickel – wärmeentziehend und bei längerer Verweildauer und genügender Ausdehnung schweißtreibend (»reaktive Erwärmung«).
- Warme Wickel – wärmezuführend und bei längerer Verweildauer und genügender Ausdehnung schweißtreibend.
- Heiße Wickel – wie warme Wickel, nur reizintensiver.

Nach der Ausdehnung unterscheidet man:

- Fuß- und Handwickel
- Wadenwickel
- Armwickel
- Brustwickel
- Lendenwickel
- Kurzwickel
- Halswickel
- **Auflagen:** Bedecken bestimmte Körperregionen, z. B. die Herzkompresse. Sie bestehen, wie die Wickel, aus drei Schichten.
- Ganzwickel

Dem Wickel/Auflagen-Wasser können krankheitsorientiert Zusätze beigefügt werden:
z. B. Lehm, Essig, Kochsalz, Heublumen, Zinnkraut, Eichenrinde.

Der kalte Wadenwickel

ist zur Fiebersenkung gut wirksam. Der einfache Wadenwickel lässt sich mit zwei Handtüchern (ein dünnes und ein Frotteetuch) gut durchführen. Das dünne wird zur Hälfte in kaltes Wasser eingetaucht, um eine Wade gelegt und die andere Hälfte als Zwischentuch darüber. Mit dem dicken Frotteehandtuch oder einem Wollschal wird die ganze Wade im Zug- und Gegenzugverfahren eingepackt. Jedes Bein wird extra gewickelt. Bei Kindern können auch Wollstrümpfe dazu verwendet werden.

Anzuwenden bei (Indikationen)

- Fieber,
- örtlichen Entzündungen: Venenentzündung, Blutergüssen, Prellungen,
- Neigung zu hohem Blutdruck,
- Überanstrengung nach langem Stehen und Gehen,
- Einschlafstörungen,
- nervöser Übererregbarkeit,
- vegetativer Labilität,
- Schlafstörungen, durch nächtliche Wadenkrämpfe bei Krampfadern.

Nicht geeignet bei (Gegenindikationen)

- Durchblutungsstörungen der Beine,
- chronischem Kaltfuß,
- rezidivierenden, akuten Harnwegsinfekten,
- rheumatischen Gelenk- und Nervenschmerzen.

Wirkung:

- wärmeentziehend
- entzündungshemmend
- gewebestraffend (entquellend bei Krampfadern)
- schlaffördernd
- Vorbeugung und Lösung von Muskelkrämpfen
- vegetativ stabilisierend
- mild blutdrucksenkend
- herzentlastend
- beruhigend

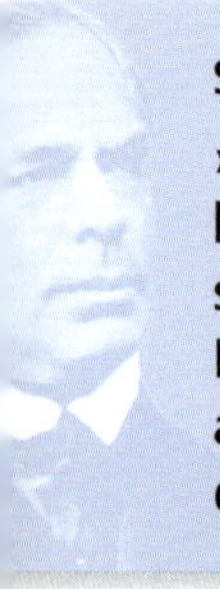

Sebastian Kneipp über den Halswickel:

»Ganz besonders muß beim Halswickel bemerkt werden, daß der Kranke im Bette sich vollständig ruhig verhält; denn bei jeder Bewegung dringt Luft ein. Die Wickel werden aber nur dann gut wirken, wenn sie gut auf der Haut anliegen.«

Der Halswickel

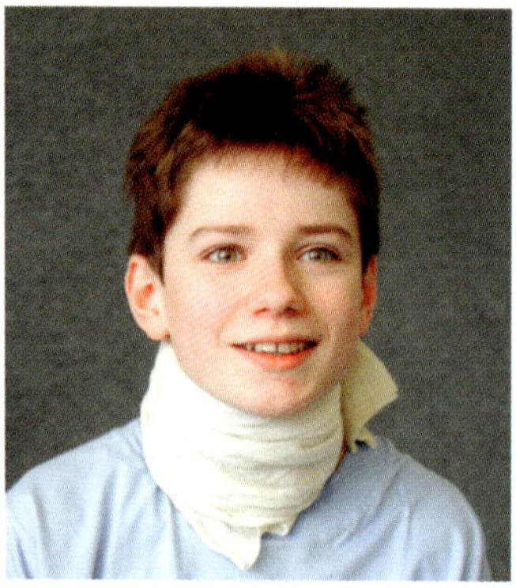

Als Wickeltuch verwendet man am besten ein dünnes Handtuch, dessen eine Hälfte in die jeweilige Flüssigkeit (kaltes Wasser, heißer Heublumenabsud) eingetaucht wird. Die andere Hälfte kann als Zwischentuch weiter umgelegt werden. Dann legt man einen warmen Wollschal um den Hals oder zieht einen Rollkragenpullover darüber. Schon bei leichtem Halskratzen oder rauem Hals sollte man einen kalten Halswickel anlegen. Am besten am Abend vor dem Schlafengehen. Meist ist am nächsten Morgen das Kratzen weg. Der Wickel kann abgenommen werden, wenn er warm ist. Es schadet aber nicht, damit einzuschlafen.

Anzuwenden (Indikationen)

- kalt bei akuten Entzündungen im Mundhöhlen-Rachen-Bereich und in den Nebenhöhlen;
- warm bei subakuten bis chronischen Entzündungen.

Nicht geeignet bei (Gegenindikationen)

- ✖ zirkulationsbehindernden Abnützungen an den das Gehirn versorgenden Halsarterien.

Wirkung:

- ! wärmeentziehend
- ! entzündungshemmend
- ! schleimhautberuhigend im Hals-Rachen-Bereich

Der Lendenwickel

Wolldecke und Zwischentuch werden am besten gleich ins Bett gelegt und der Patient sollte schon eine Weile zugedeckt darauf liegen, ehe man mit dem nassen Tuch oder der Auflage kommt. Der Patient muss gut durchwärmt sein. Das nasse Tuch wird rasch unter dem Gesäß durchgezogen und der Wickel im Zug- und Gegenzugverfahren angelegt. Er reicht von der Mitte Oberschenkel bis über den Nabel.

Er wird seltener als kalter Wickel verwendet, da man sich bei diesen Heilanzeigen eher auf kalte Kompressen oder Kryotherapie beschränkt, wenn dann bleiben als Indikationen akute Entzündungen im kleinen Becken. Der warme Lendenwickel wird in gleicher Weise mit einer Temperatur von 36 bis 37 °C meist mit pflanzlichen Zusätzen verwendet.

Anzuwenden bei (Indikationen)

- chronischer Stuhlverstopfung auf Grund von Darmverkrampfungen,
- Krämpfen im Magen-Darm-Bereich (nach ärztlicher Empfehlung),
- Krämpfen im Bereich des kleinen Beckens (nach ärztlicher Empfehlung).

Nicht geeignet bei (Gegenindikationen)

- ✖ »trägem« Darm.

Wirkung:

- ! entkrampfend auf die darunter liegenden Organe
- ! Normalisierung des Bewegungsablaufes der Hohlorgane
- ! schmerzlindernd

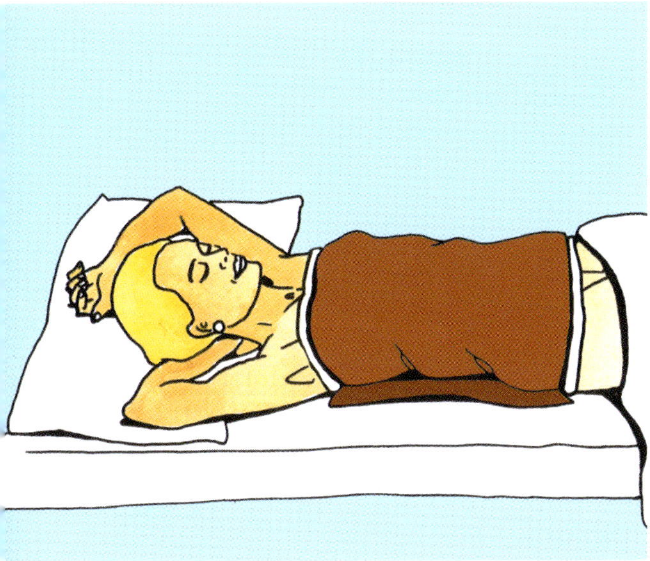

Der Brustwickel

Die Technik ist die gleiche wie beim Lendenwickel, nur reicht er von den Achselhöhlen bis zur Gürtellinie. Kalt angelegt, eventuell mit kaltem Topfen, kann er Fieber senken. Allerdings bedient man sich dazu kreislaufschonenderer kalter Wadenwickel oder bei Kindern »feuchter Socken«. Das zweite Ziel, das der Mobilisierung des Immunsystems, wird mit einem hitzestauenden Kurzwickel (siehe nebenstehend) besser erreicht. Eine Entzündungshemmung durch die Kälte bei Lungenentzündung oder Rippenfellentzündung kommt kaum zum Tragen, da die Kaltwirkung nicht bis an den Entzündungsherd herankommt.

Als warmer Brustwickel mit Zusatz von schleimlösenden ätherischen Ölen wird er bei Kindern in der trockenen Phase katarralischer Entzündungen der Atemwege mit gutem Effekt eingesetzt.

Anzuwenden (Indikationen)

- kalt: nur in Ausnahmefällen über Rat des Arztes;
- warm: mit Zusatz von ätherischen Ölen in der trockenen Phase katarrhalischer Entzündungen der Atemwege.

Nicht geeignet bei (Gegenindikationen)

- Erkrankungen des Herzens und des Kreislaufs, die Entscheidung hat der Arzt zu treffen.

Wirkung (warm):

- sekretlösend, vor allem durch die beigefügten ätherischen Öle
- schmerzlindernd

Der Kurzwickel

Die Technik folgt Lenden- und Brustwickel. Er reicht von den Achselhöhlen bis über die Hüften und wird in der Regel kalt angelegt und bis zum reaktiven Hitzestau belassen.

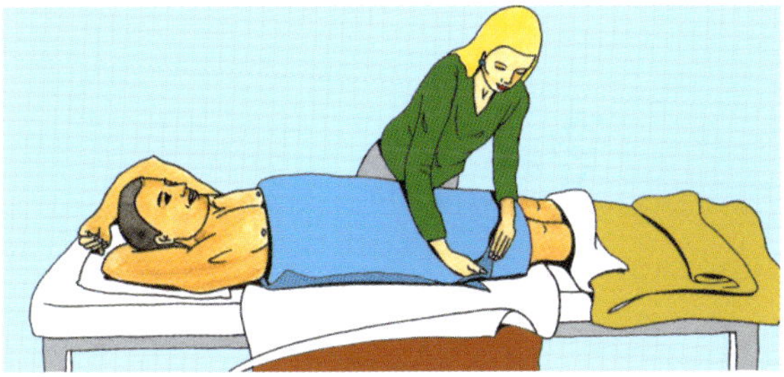

Der Patient wird mit der umhüllenden Decke zur Gänze eingepackt und noch zusätzlich zugedeckt. Auch der Kopf wird mit einem Frotteetuch umhüllt und nur das Gesicht bleibt frei.

Nach etwa 1 Stunde kommt es allmählich zum Schweißausbruch und das soll noch etwa 20 bis 30 Minuten durchgestanden werden.

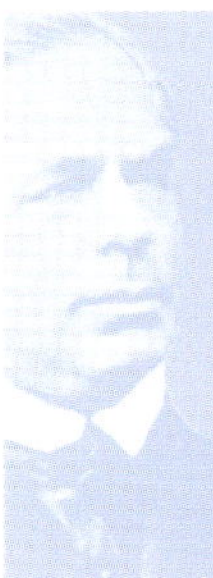

Sebastian Kneipp über den Kurzwickel:

»Kommt das Tuch kalt auf den Unterleib, so bringt es zuerst Frost, welcher aber bald vorüber geht. Dann entsteht in Bälde eine behagliche Wärme.«

Nach dieser Zeit wird der Wickel abgenommen, der Körper abfrottiert und der Patient ruht mindestens eine Stunde nach, soferne er nicht an sich wegen einer bestehenden Erkrankung Bettruhe einhält.

Anzuwenden bei (Indikationen)

- fieberhaften Infekten,
- zur Unterstützung der allopathischen Therapie bei Lungen- und Rippenfellentzündung mit Zustimmung des Arztes.

Nicht geeignet bei (Gegenindikationen)

- ✖ organischen Herz-Kreislauf-Erkrankungen,
- ✖ nicht beherrschtem Bluthochdruck,
- ✖ bösartigen Tumoren.

Wirkung:

- ! fiebersenkend
- ! Mobilisierung des Immunsystems
- ! Hebung des Allgemeinzustandes
- ! Verkürzung der Krankheitsdauer

Der Heusack

Eine häufig verwendete Sonderform der Auflagen ist der Heusack. In einen grobporösen Sack gefüllte Heublumen (vom getrockneten Gras auf der Tenne abgefallene Blütenblätter und kleine Blätter) werden über Wasser gedämpft und auf die zu behandelnde Körperstelle aufgebracht.

Neben der feuchten Wärme wirken hier die ätherischen Öle aus den Heublumen. Eine sehr hilfreiche Anwendung bei krampfartigen Schmerzen innerer Organe und chronischen rheumatischen Erkrankungen.

Der Heusack – auf die Brust gelegt – hilft bei Husten und Bronchitis.

Vorbeugend bei Leber-Gallen-Beschwerden ist ein Heublumensack vor dem Essen.

Anzuwenden (Indikationen)

- vorwiegend bei degenerativen Veränderungen an den Gelenken,
- bei chronisch entzündlichen Veränderungen am Bewegungs- und Stützapparat,
- zur Lösung von Krämpfen innerer Organe.

Nicht geeignet bei (Gegenindikationen)

- ✖ akuten Entzündungen,
- ✖ schwereren Herz-Kreislauf-Erkrankungen.

Wirkung:

- ! entkrampfend/entspannend
- ! beruhigend
- ! schmerzlindernd
- ! durchblutungsfördernd
- ! stoffwechselanregend

Kryotherapie (Behandlung mit Kälte)

Sebastian Kneipp hat sich anfangs, wie seine Vorbilder, intensiv mit Kaltreizen auseinandergesetzt. Empirisch hat er die dafür zuständigen Krankheitsbilder gefunden. Nach ihm konnten die Wirkungsmechanismen wissenschaftlich exakt geklärt und die Effekte begründet werden. Als Immediateffekt konnte vor allem die entzündungshemmende Wirkung belegt werden. Die vier, die Entzündung auszeichnenden Symptome – nämlich Schwellung (Tumor), Rötung (Rubor), lokale Wärme (Calor) und der Schmerz (Dolor) — sind bei oberflächlich liegenden Herden sehr wirksam zu bekämpfen.

Als typisches Beispiel sei das bekanntermaßen sehr schmerzhafte Gichtgelenk (meist ein Großzehengrundgelenk) erwähnt. Kaum ein schmerzstillendes Mittel wirkt so prompt und nachhaltig wie Kälte.

Auch für diese Form der Kaltbehandlung gilt das über die Reizintensität Gesagte. Je weiter der Reiz temperaturmäßig vom Indifferenzpunkt der Haut entfernt ist, umso stärker wirkt er. Daher war es nahe liegend nach kälteren Applikationsformen, als sie durch das Leitungswasser gegeben waren, zu suchen. Der Wirkungsmechanismus sollte nicht verändert, aber graduell verbessert werden.

Derzeit werden verwendet:

Eiswasserkompressen

Dem Wasser zum Tränken der Kompressen werden reichlich Eiswürfel zugesetzt, Temperatur um 0 °C.

Eisrollen

Im Tiefkühlfach wird in einem 1/4 l Plastikbecher Wasser gefroren (mit einer Holzspatel in der Mitte als Haltegriff), Temperatur um 0 °C, gut geeignet für Streichmassagen.

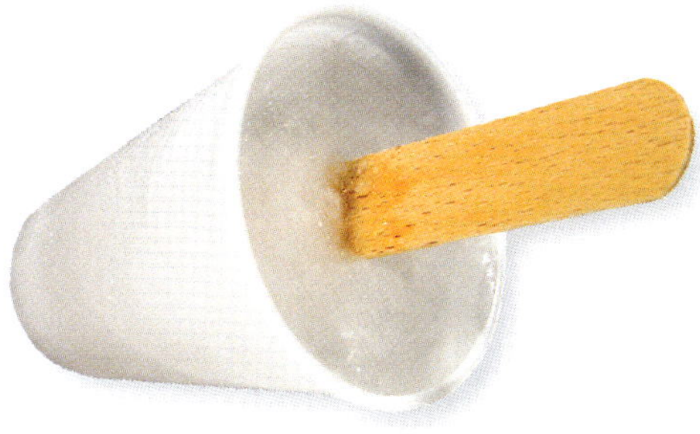

Plastikbeutel mit Silikon und Frigolitkügelchen gefüllt

Durch den niedrigen Schmelzpunkt im Kühlfach auf -6 bis -8 °C abkühlbar (gut anmodellierbar und ausreichend lang anhaltende Kältewirkung).

Plastikbeutel zur Sofortanwendung

Zwei Beutel ineinander mit zwei Chemikalien. Durch Zerdrücken des einen entsteht beim chemischen Vorgang Kälte, die sofort zur Verfügung steht. Der äußere Beutel kann durch Abkühlen im Gefrierfach wieder verwendet werden. Temperatur -8 bis -10 °C.

Sprühdosen mit rasch flüchtiger Flüssigkeit

Wie sie früher zum "Vereisen« verwendet wurden. Durch die Verdunstung wird dem besprühten Gewebe Wärme entzogen. Temperatur dosierbar.

Vernebelter flüssiger Stickstoff

Flüssiger Stickstoff mit -157 °C wird in einem Gerät vernebelt und dieser Nebelstrahl wird über die zu behandelnde Stelle geführt. Einwirkung dieser sehr tiefen Temperatur etwa 15 bis 30 Sekunden, je nach Größe der zu behandelnden Region.

Anzuwenden bei (Indikationen)

- lokalen, oberflächlichen, akuten Entzündungen des Bewegungs- und Stützapparates (an den Gelenken, an den Schleimbeuteln, an den Sehnenscheiden und auch an den Sehnen und Muskeln),
- frischen, vor allem stumpfen Verletzungen,
- muskulären Verspannungen, z. B. bei akuter Lumbago (Hexenschuss),
- umschriebenen, akuten Entzündungen der Haut und ihren Anhangsgebilden.

Nicht geeignet bei (Gegenindikationen)

- ✖ chronischen Entzündungen,
- ✖ schweren Allgemeinerkrankungen mit Fieber und Reduktion des Allgemeinzustandes.

Wirkung:

- ! entzündungshemmend durch Blockierung der Stoffe, die die Entzündung auslösen und aufrecht erhalten (Entzündungsmediatoren)
- ! die Entzündung abbauend
- ! Drosselung der übermäßigen Blutzufuhr im entzündlichen Gewebe (Rubor!)
- ! Verminderung der Absonderung von Flüssigkeit in das Gewebe (Tumor!)
- ! rasche und nachhaltige Schmerzminderung durch Hemmung bis zur Blockade der Schmerzbahnen zum Gehirn (Dolor!)
- ! Entspannung der verkrampften Muskulatur
- ! Unterbrechung der Schmerz-Krampf-Spirale
- ! bei Verletzungen Drosselung des »inneren« Blutverlustes (Hämatombildung), Eingrenzung der Schwellung durch Flüssigkeitsaustritt in das Gewebe, Verhinderung von stärkerer Entzündung

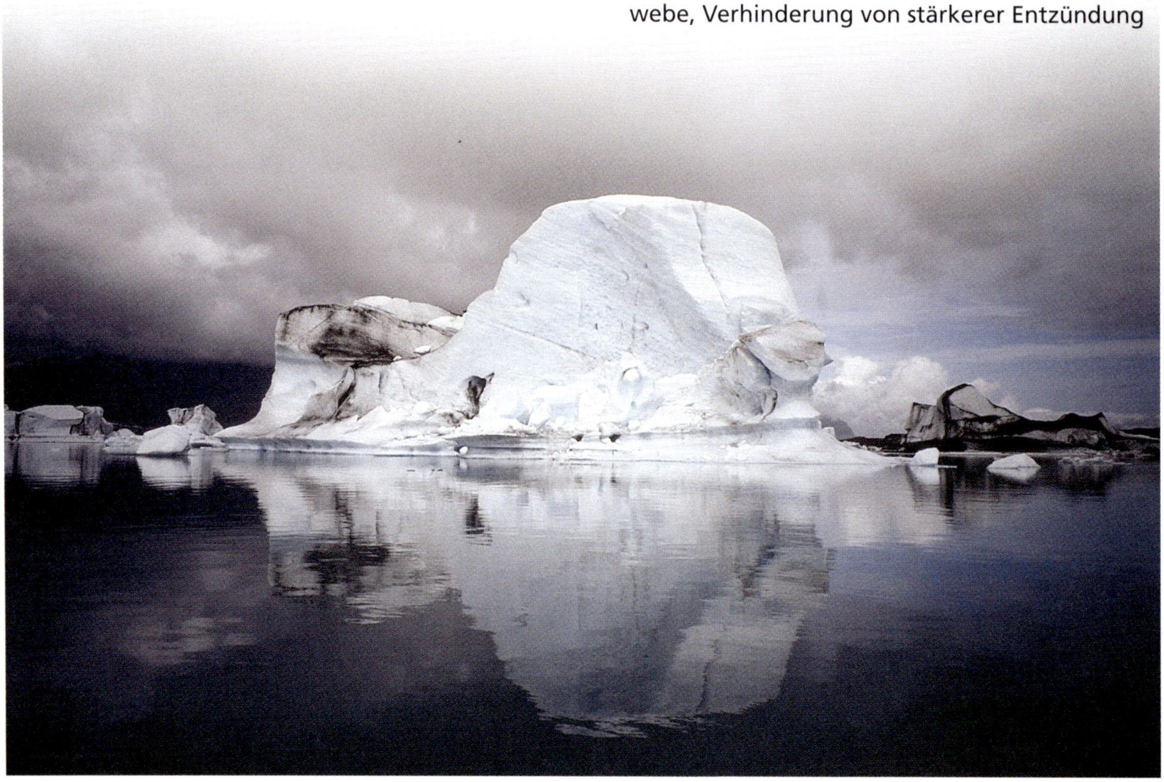

Wassertreten, Taulaufen, Schneelaufen

Das Wassertreten kann in speziellen Tretbecken, in jeder beliebigen Badewanne oder in freien Gewässern, mit einer Tiefe bis etwa handbreit unter dem Knie, gemacht werden. Die warmen Beine werden entblößt, der übrige Körper bleibt bekleidet. Dann folgen 30 bis 40 Schritte im Storchengang. Bei jedem Schritt wird das Bein zur Gänze aus dem Wasser gezogen und dann wieder hineingestellt. Danach wird das Wasser abgestreift und die Beine werden im Trockenen warm gelaufen. Eine kräftige Rötung der Waden signalisiert ein gut reagierendes Gefäßsystem. Bei sachgerechter Anwendung wirkt dies am Abend schlaffördernd. Regelmäßig durchgeführt, wird die Abwehrbereitschaft des Körpers gegen Krankheitserreger gesteigert, Herz und Kreislauf werden stabilisiert.

Beim Taulaufen wird nicht zu niedriges, taufrisches Gras als Reizträger verwendet. Man läuft einfach mit warmen Beinen durch den Garten und verfährt anschließend wie beim Wassertreten.

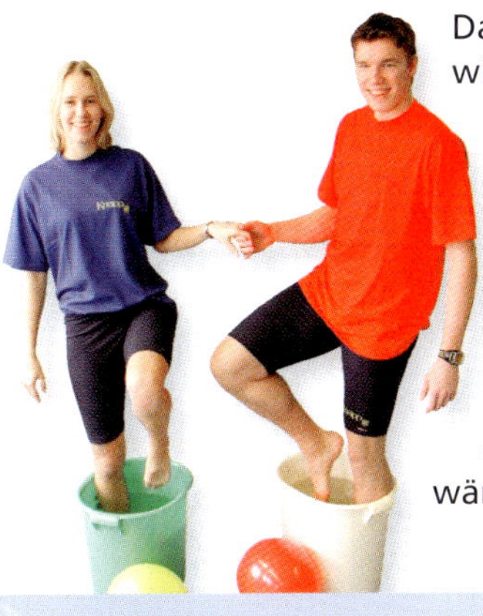

Das Schneelaufen im Winter wird gleich gehandhabt.

Bei diesen drei Anwendungen ist die Kneipp'sche Grundregel, dass nur eine gut durchwärmte Körperregion kalt behandelt werden darf und anschließend für ausreichende Wiedererwärmung gesorgt werden muss, besonders wichtig. Daher dürfen sie bei fortgeschrittenen Durchblutungsstörungen nicht angewendet werden.

Sebastian Kneipp übers Barfußlaufen:

»Eine besondere, überaus wirksame Art des Barfußgehens ist das Gehen im nassen Grase, gleichviel, ob dieses durch Tau, Regen oder Wasseraufguß genässt sei.«

Anzuwenden bei (Indikationen)

- ganz allgemein »müden Beinen«,
- Wadenkrämpfen (bei längerer Ruhe, vor allem nachts),
- Muskelkater,
- gefäßbedingten Kopfschmerzen,
- Wetterfühligkeit,
- Einschlafstörungen,
- Verminderung der Leistungsfähigkeit,
- depressiver Verstimmung.

Nicht geeignet bei (Gegenindikationen)

- Durchblutungsstörungen der Beine,
- frischen Thrombosen,
- akuten fieberhaften Erkrankungen (hier werden kalte Wadenwickel angewandt),
- Kaltfuß,
- Menstruation,
- Neigung zu Harnwegsinfekten, Blasen- und Nierenkrankheiten,
- Unterleibsinfektionen der Frau.

Wirkung:

- durchblutungsfördernd
- kreislaufanregend
- venenkräftigend, den venösen Rückstrom fördernd
- entstauend
- beruhigend (Wassertreten am Abend)
- erfrischend (tagsüber)
- bei regelmäßiger abendlicher Anwendung beste Vorbeugung gegen Infektanfälligkeit

Kneippanwendungen für Kinder

Zitat Sebastian Kneipp: »Meine Lehre ist für alle da!« – also auch für Kinder, die ihm ja ganz besonders am Herzen lagen. Wie sollen wir zu gesunden Menschen kommen, wenn wir nicht die Kinder bedacht und spielerisch zur Gesundheitsvorsorge heranführen.

Wir müssen dem Kind die Möglichkeit geben, in einen gesunden Lebensstil hineinzuwachsen und seine Abwehrkräfte zu stärken. Natürlich muss dabei dem zarteren Organismus des Kindes Rechnung getragen werden.

Kinder reagieren auf Kalt- und auch auf Warmreize wesentlich lebhafter als Erwachsene.

Es haben sich folgende Regeln gut bewährt: Je kleiner und jünger das Kind, umso kürzer sollen die Wasseranwendungen dauern.

Die Temperaturdifferenz zur Körpertemperatur muss geringer sein als beim Erwachsenen – also kein brunnenkaltes Wasser. Die Zahl der Anwendungen soll mit dem zunehmenden Alter gesteigert werden.

Bei warmen Anwendungen muss auf die gesteigerte Wärmeempfindlichkeit der Kinder Rücksicht genommen werden.

Um Kindern auch in Krankheitszeiten mit Kneippanwendungen (Wickeln, Bädern und dergleichen) helfen zu können, sollte man die Kinder spielerisch dazu hinführen.

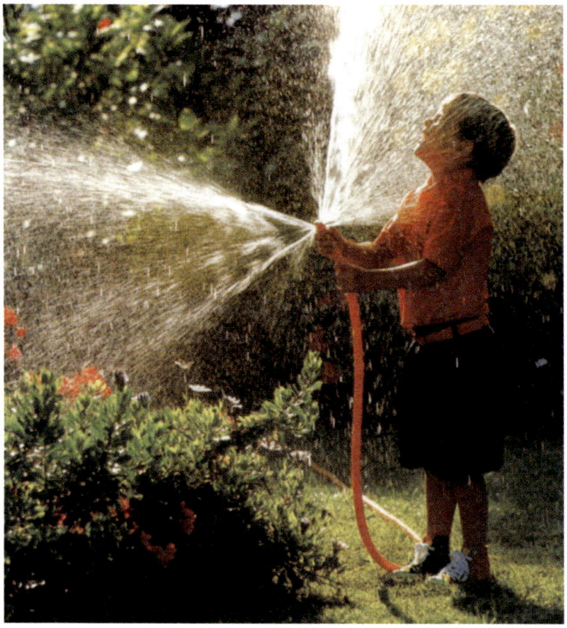

Zum frühkindlichen Einstieg hat sich das Wassertreten sehr bewährt. Gemeinsam mit den Eltern sind auch Dreijährige schon dazu bereit.

Weiters lohnt der Versuch schon beim Kleinkind regelmäßig nach dem Bad eine kühle bzw. temperierte Abwaschung vorzunehmen und dann sofort trockenzureiben. Drei- bis Vierjährige vertragen durchaus schon zwei- bis dreimal in der Woche einen kleinen Guss.

Ab 5 Jahren sollte es zur Gewohnheit werden, nach jedem Bad oder Duschen einen kühlen Abguss zu machen. Die Kinder dürfen dabei herzhaft herausschreien, damit sie gut durchatmen.

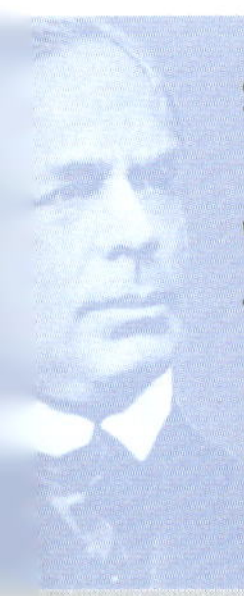

Sebastian Kneipp über Kinder:

»Man lasse nur die Kinder im Freien ihrer Willkür folgen, so wird man recht bald finden, falls Gelegenheit sich bietet, wie sie im Wasser plätschern, im Wasser gehen usw.; es tut ihnen so wohl, sie fühlen sich so behaglich und können sich nur schwer vom Wasser trennen.«

Kneippkuren – Kneipp-Heimbehandlungen

Bei Befindensstörungen und psychosomatischen Erkrankungen, die vorwiegend durch Konfliktsituationen in der Umwelt verursacht werden, ist eine kurmäßige Behandlung zweckmäßig. Im Milieu der

Kuranstalt sind psychische Störfaktoren ausgeschaltet und der Betroffene ist für durchschnittlich drei Wochen von seinen Problemen distanziert.

Außerdem wird der Kurplan – die Behandlungsfolge – nach ärztlicher Untersuchung exakt individuell erstellt und die Durchführung obliegt einem speziell ausgebildeten Personal. Neben der Hydrotherapie werden auch die vier weiteren Komponenten der Kneipptherapie gepflegt.

Auf diese Weise wird der Patient optimal behandelt und lernt die Methode für alle Heimanwendungen kennen. Grundsätzlich wäre jedem besonders gehetzten Zeitgenossen alljährlich eine dreiwöchige Kneippkur zu empfehlen.

Im Erholungsmilieu können Beschwerden behandelt und Kraft und Leistungsfähigkeit optimal gesteigert werden. Ein Einsatz, der sich lohnt, wenn er auch Zeit und Geld erfordert.

Kneipptherapie ist auch für aktive Gesundheitspflege im häuslichen Milieu bestens geeignet. Das setzt allerdings gewisse Kenntnisse voraus und bestehende Beschwerden müssen vorher ärztlich abgeklärt werden. Zusätzlich empfiehlt es sich, in Seminaren und bei ärztlichen Vorträgen in den Kneipp-Aktiv-Clubs die Praxis zu erlernen.

Das gilt für alle fünf Komponenten der Kneipptherapie. Kneippen ohne probate Ausführung kann nur Enttäuschung bringen!

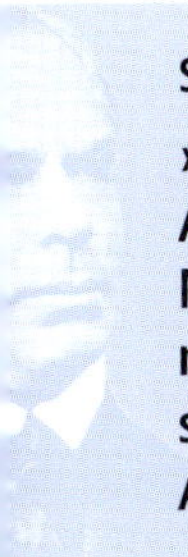

Sebastian Kneipp über Kuranstalten:

»Gegenwärtig bestehen bereits über hundert Anstalten, in welchen die Kranken nach meiner Methode behandelt werden. Wenn zwar auch noch viele Gebrechen nicht geheilt worden sind, so darf man nicht vergessen, daß aller Anfang schwer ist.«

Indikationen der Kneipptherapie

Die folgenden Tabellen wollen keinesfalls Vollständigkeit für sich in Anspruch nehmen, aber einen Überblick über die wichtigsten Einsatzgebiete geben.

Zur Erstellung der Diagnose und für eine differenziertere Therapie sollte immer der erfahrene Arzt zu Rate gezogen werden.

Hilfestellung darf von den Funktionären der Kneipp-Aktiv-Clubs erwartet werden. – Wenden Sie sich auch an:

Deutscher Kneippbund e. V.,

D-86825 Bad Wörishofen, Adolf-Scholz-Allee 6 – 8,

Telefon (0 82 47) 30 02-0

Österreichischer Kneippbund,

A-8700 Leoben, Kunigundenweg 10,

Telefon (0 38 42) 2 17 18

Schweizer Kneippbund,

CH-3007 Bern, Weissensteinstraße 35,

Telefon (0 31) 3 72 45 43.

Vorbeugemedizin

	Hydrotherapie	Bewegungstherapie
Allgemeine Vorbeugung für Wohlbefinden und Leistungsbereitschaft	kalte Waschungen, Wassertreten, Güsse und Teilbäder (1 bis 2 Anwendungen tgl., bei guter Verträglichkeit kalt), einmal wöchentlich Sauna	regelmäßiges Ausdauertraining, mindestens 3-mal wöchentlich
Gegen Kreislauferkrankungen, vorzeitige Alterung	wie oben	wie oben
Gegen beginnende (latente) rheumatische Erkrankungen	Kräuterbäder, 2- bis 3-mal wöchentlich, Hautbürstungen	regelmäßiges Bewegungstraining ohne schwerere Belastung der Wirbelsäule und der großen Gelenke
Zur Stärkung der Infektabwehr	tgl. morgens und abends eine Kaltanwendung und 1-mal wöchentlich Sauna	regelmäßiges Ausdauertraining, mindestens 3-mal wöchentlich
Gegen Schlafstörungen	abends Wassertreten, Kräuterbäder, kalte Wadenwickel beim Zubettgehen	regelmäßige körperliche Forderung, zügiger Abendspaziergang oder sonstiges Ausdauertraining, abends kein Kampfsport
Gegen Osteoporose, Krankheitsstadium beachten bzw. Knochenfestigkeit (Osteodensitometrie) abklären	wechselweise Teilgüsse und Teilbäder, Unterwassergymnastik, Hautbürstungen, Kräuterbäder, 1-mal wöchentlich Sauna	Wirbelsäulengymnastik, viel Bewegung ohne Belastung, keine Tätigkeiten in gebückter Haltung, keine Überforderungen, nicht springen
Gegen vegetative Fehlsteuerungen, Befindensstörungen	täglich 2 Wasseranwendungen, Güsse oder Teilbäder, 2- bis 3-mal wöchentlich Kräuterbäder, Sauna	systematisch ausgebautes körperliches Training mit psychischem Gewinn
Einschlafen der Arme und/oder Beine	Im Wechsel kalte Teilbäder und Güsse, 1 bis 2 Anwendungen täglich, morgens Oberkörperwaschung, Hautbürstungen, Kräuterbäder	regelmäßiges, systematisch aufgebautes Ausdauertraining, mindestens 3-mal wöchentlich

Ernährung	Phytotherapie	Ordnungstherapie
ausgeglichen bilanzierte Vollwerternährung	Früchtetee, für ältere Menschen Weißdorntropfen	gesundheitsorientierte Verhaltensweisen, optimale Freizeitnutzung, Beachtung biologischer Rhythmen
wie oben, Berücksichtigung von Stoffwechselstörungen (Zucker, Fett usw.), Wohlfühlgewicht anstreben	Rosmarin, Weißdorn	Konfliktbereinigung, Vermeidung von Disstress und Inaktivität, autogenes Training, Beachtung biologischer Rhythmen
ausgeglichen bilanzierte Vollwerternährung, Übergewicht reduzieren, keine Eiweißüberlastung	Heublumen, Fichtennadel, Wacholder als Badezusätze; Brennnessel, Löwenzahn, Birkenblätter als Tee	auf richtige Haltung in Ruhe und bei den täglichen Verrichtungen achten, Über- und Unterbeanspruchung vermeiden
vitaminbetonte Vollwerternährung	Früchtetee, Echinacea, Thuija	keine physische und keine psychische Über-, aber auch keine Unterforderung
Vollwerternährung, kleine und frühzeitige Abendmahlzeit mit wenig Eiweiß	Baldrian, Melisse, Hopfen, Johanniskraut, Lavendel	Konfliktbereinigung, entspannende Abendbeschäftigung, besser ein entspannendes Buch als Fernsehen, keine belastenden Diskussionen, autogenes Training
Vollwerternährung, reichlich fettarme Milchprodukte, Normalgewicht anstreben	Fichtennadel, Heublumen	ausgeglichene Lebensführung, keine körperlichen Überforderungen
vitaminbetonte Vollwerternährung, geregelte, kultivierte Nahrungsaufnahme	Baldrian, Kamille, Rosmarin, Fichte	Stressreduktion, Stressbewältigung, optimale Freizeitnützung, Berücksichtigung biologischer Rhythmen, Konfliktbereinigung
bedarfsgerechte Vollwerternährung	Rosmarin, Fichtennadel, Rosskastanie	Abbau von Disstress, optimale Freizeitnützung, Vermeidung von Genussgiften, Berücksichtigung biologischer Rhythmen

Akutmedizin: Jegliche Anwendungen – mit Ausnahme bei harmlosen, banale

	Hydrotherapie	Bewegungstherapie
Akute katarralische Infekte	schweißtreibende Kurzwickel, Halswickel, Inhalationen mit Heilpflanzen, zur Fiebersenkung auch kalte Teilwaschungen, feuchte Strümpfe, kalte Wadenwickel	bei Fieber strenge Ruhe, später allmähliche Belastung
Akute Störungen im Magen-Darm-Bereich, Erbrechen – Durchfall	Heublumenauflagen zur Krampflösung	Ruhe, später allmähliche Belastung
Akute Magenverstimmungen	Heublumenauflagen zur Krampflösung	möglichst Ruhe
Akute Gelenkentzündungen	kalte Kompressen oder Kryo-(Kälte-) therapie im Entzündungsbereich	strenge Ruhe, jede schmerzhafte Bewegung vermeiden, später allmähliche Mobilisierung
Akuter Weichteilrheumatismus	kalte Kompressen oder Kryotherapie im Entzündungsbereich, bei schlechter Verträglichkeit ev. milde Warmanwendungen, Kräuterbäder (warm)	wie oben
Herzrhythmusstörungen ohne schwere Organveränderungen, funktionelle Beschleunigung der Herzaktion, funktioneller Herzschmerz	kalte Kompressen mit Essigwasser in der Herzgegend, kalte Armbäder im Intervall	ausgeglichene, regelmäßige Bewegung ohne Eile und ohne Zwang, mit allmählicher Steigerung der Belastung
Stabile Angina pectoris	bei auftretenden Beschwerden und vor Belastungen ansteigende Armbäder	Ausdauertraining nur mit ärztlicher Zustimmung und systematischem Aufbau, laufende Ergometerkontrollen
Kollaps und Kollapsneigung	morgendliche Oberkörperwaschung, nachmittags kalte Arm- oder Fußbäder, abends Wassertreten, Kräuterbäder 3-mal wöchentlich, Sauna	Morgengymnastik aus dem Liegen heraus, systematisch aufgebautes körperliches Training, Hautbürstungen (trocken und im Wasser)

nfekten – nur mit Zustimmung des Arztes!

Ernährung	Phytotherapie	Ordnungstherapie
vitaminbetonte Vollwerternährung, eher kalorienreduziert, ausreichend Flüssigkeit	Anis, Fenchel, Kamille, Thymian, Echinacea, Thuija	keine psychischen und physischen Überforderungen
Haferschleim, Reisschleim, zerdrückte Bananen, ausreichende Flüssigkeitszufuhr in kleinen Portionen, später Nahrungsaufbau	Kamille, Pfefferminze, Melisse, Gänsefingerkraut	keine physischen und psychischen Überforderungen
Nahrungskarenz, später allmählicher Nahrungsaufbau, schluckweise Kamillentee	Kamille, Pfefferminze, Melisse, Gänsefingerkraut	keine psychischen und physischen Überforderungen
Vollwerternährung, keine Eiweißüberlastung, Berücksichtigung von Stoffwechselstörungen	Brennnessel, Löwenzahn, Birkenblätter	keine psychischen und physischen Überforderungen
wie oben	Heublumen, Haferstroh, Schachtelhalm, Brennnessel, Löwenzahn, Birke	wie oben
Vollwerternährung, blähende Stoffe vermeiden, mehrere kleine Mahlzeiten, Stoffwechselstörungen und Übergewicht berücksichtigen	Adonisröschen, Besenginster, Weißdorn, Baldrian, Hopfen, Johanniskraut	Stressreduktion, Stressbewältigung, Kompensation durch optimale Freizeitnützung, Beachtung biologischer Rhythmen, autogenes Training
kalorienreduzierte Vollwerternährung, keine blähenden Stoffe, Berücksichtigung von Stoffwechselstörungen, Abbau von Übergewicht	nur zusätzlich zur allopathischen Therapie Weißdorn und Melisse	Vermeidung psychischer und physischer Überforderung, dosierte Belastung, Beachtung biologischer Rhythmen, Entspannungstechniken (autogenes Training)
vitaminbetonte Vollwerternährung, geregelte Nahrungsaufnahme	Rosmarin, Fichte, Arnika, Herzgespann, Ginseng	wie oben

Bei einer Reihe akuter Erkrankungen können mit den fünf Komponenten der Kneipptherapie andere erforderliche Maßnahmen sinnvoll ergänzt oder in ihrer Wirkung gesteigert werden. Der zielgerichtete Einsatz muss allerdings dem erfahrenen Arzt vorbehalten bleiben.

Chronische Erkrankungen

	Hydrotherapie	**Bewegungstherapie**
Chronische Störungen des Magen-Darm-Traktes	bei Schmerzen Heublumenauflagen, Kräuterbäder	systematisch aufgebautes Ausdauertraining mit gleichförmigen Bewegungen
Chronische Atemwegserkrankungen	kalte Teilwaschungen, ansteigende Armbäder, Kräuterbäder, ansteigende Fußbäder, Hautbürstungen, feuchte Inhalationen, wenn möglich, einmal wöchentlich Sauna	Atemgymnastik, ausgeglichene, nicht überfordernde Bewegung, Wanderung in guter Luft
Bluthochdruck (bei mäßiger Erhöhung alleinige Therapie, sonst als Zusatz)	Oberkörperwaschung, regelmäßig kalte Teilbäder oder Teilgüsse (im Wechsel), Wassertreten, Kräuterbäder, einmal wöchentlich Sauna (wenn Blutdruck nicht über 200 mm Hg)	regelmäßiges Ausdauertraining, Wanderungen
Blutniederdruck	morgendliche Oberkörperwaschung, tgl. 2 Kaltanwendungen, 3-mal wöchentlich Kräuterbäder, Bürstenmassagen, 1-mal wöchentlich Sauna, eventuell zwischendurch kalte Armbäder	Morgengymnastik aus der Ruhe heraus, regelmäßiges Ausdauertraining mit allmählicher Steigerung
Arthrosen der großen Gelenke	Heublumenpackungen, bei akuten Schüben kalte Packungen, Bewegung im warmen Wasser, warme Kräuterbäder	reichlich Bewegung mit möglichst geringer Belastung
Chronische Wirbelsäulenerkrankungen, Weichteilrheumatismus	Heublumenauflagen, bei akuten Verspannungen kalte Kompressen oder Eis, Bewegung im warmen Wasser, warme Bäder	reichlich Bewegung ohne Belastung, gezielte Wirbelsäulengymnastik
Arthrosen der Fingergelenke	Bewegung im warmen Wasser, Vermeidung von Unterkühlung, feuchte Hände sofort trocknen, Kräuterbäder, Hautbürsten	reichlich Bewegung ohne Belastung und ohne Durchblutungsdrosselung
Chronische Entzündungen der Unterleibsorgane der Frau	Heublumenauflagen, warme Sitzbäder, ansteigende Fußbäder	übermäßige Bewegung meiden

Ernährung	Phytotherapie	Ordnungstherapie
regelmäßige, kultivierte Nahrungsaufnahme, mehrere eher kleine Mahlzeiten, Vollwerternährung nach Verträglichkeit, würzen mit Kräutern, genügend Flüssigkeit als Kamillentee	Kamille, Melisse, Tausendguldenkraut, Anis, Fenchel	Eustress, aber kein Disstress, Beachtung biologischer Rhythmen, Entspannungstechniken
vitaminbetonte, ausgeglichen bilanzierte Vollwerternährung	Eibisch, Malve, Spitzwegerich, isländisches Moos, Schlüsselblume, Lungenkraut, Thymian	strenge Nikotinabstinenz, ausgeglichene Lebensführung, stets sauerstoffreiche Umgebung suchen, Krankheitsbewältigung, eventuell Biofeedback
kalorienreduzierte Vollwerternährung, keine Genussmittel (Kaffee, Alkohol), kultivierte Nahrungsaufnahme, Abbau von Übergewicht	Mistel, Olivenblätter, Baldrian, Melisse, Hopfen, Johanniskraut	ausgeglichene Lebensführung, optimale Entspannung in der Freizeit, autogenes Training, Yoga oder dergleichen, Beachtung biologischer Rhythmen, Krankheitsbewältigung
vitaminbetonte Vollwerternährung	Rosmarin, Fichte, Arnika, Herzgespann, Ginseng	keine psychische Über-, aber auch keine Unterforderung, optimale Freizeitnützung, Beachtung biologischer Rhythmen
kalorienreduzierte Vollwerternährung, Gewichtsreduktion	Heublumen, Schachtelhalm, Haferstroh, eventuell Kombination mit antirheumatischen Medikamenten und orthopädischen Maßnahmen	krankheitsgerechte Verhaltensweisen, keine physischen Überforderungen, Krankheitsbewältigung
wie oben	Heublumen, Schachtelhalm, Haferstroh, Kombination wie oben	wie oben
Vollwerternährung	wie oben, Kombination wie oben	wie oben
Vollwerternährung	Gänsefingerkraut, weiße Taubnessel, Frauenmantel, Schachtelhalm	sexuelle Kontakte nach ärztlicher Empfehlung

Chronische Erkrankungen

	Hydrotherapie	Bewegungstherapie
Wechselbeschwerden (auch beim männlichen Wechsel)	tgl. 1 bis 2 kalte Güsse oder Teilbäder, Kräuterbäder bei Unterleibsbeschwerden, Heublumenauflagen	systematisch aufgebautes körperliches Training
Periphere Durchblutungsstörungen, nur Stadium I und II nach Fontaine ohne ärztliche Kontrolle, Stadium III und IV nach Fontaine nur mit ärztlicher Überwachung	Stad. I: Wechselbäder der Beine, ansteigende Bäder, Bürstenmassage, warme Bäder mit Kräuterzusätzen Stad. II: ansteigende Bäder, Bürstenmassage, warme Bäder mit Kräuterzusätzen, Unterkühlung vermeiden	Beingymnastik, Bewegungsübungen mit Vorfüßen, Wanderungen mit stadiumgerechter Belastung
Zentrale Durchblutungsstörungen	ansteigende Armbäder, Kräuterbäder, Bürstenmassagen, kalte Teilwaschungen	vorsichtig aufbauende Gymnastik, unter Ausschluss von Übungen, die Schwindel oder sonstige Beschwerden verursachen
Venenbeschwerden	kalte Knie- und Schenkelgüsse, abends kalte Wadenwickel, Wärme meiden	Beingymnastik, Bewegungsübungen mit den Vorfüßen, reichlich Bewegung allgemein

Rehabilitationsmedizin

	Hydrotherapie	Bewegungstherapie
Nach schweren Erkrankungen und Operationen	beginnend mit Waschungen, milden kleinen Güssen und allmählicher Ausdehnung und Intensitätssteigerung, Bürstenmassagen, anregende Kräuterbäder, Sauna mit Zustimmung des Arztes	Trainingsaufbau anfangs mit kurzzeitigen körperlichen Belastungen, mehrmals tgl. und Steigerung nach Verträglichkeit, Überforderung streng vermeiden
Bei coronarer Herzkrankheit – Anwendung nach Belastbarkeit – ärztliche Überwachung unbedingt erforderlich	in beschwerdefreien Phasen kühle Armbäder, Armgüsse, milde Wechselarmbäder, ansteigende Armbäder, kreislaufanregende Kräuterhalbbäder	sehr vorsichtiger, verträglichkeitsabhängiger Trainingsaufbau mit laufenden ergometrischen Kontrollen
Bei Bewegungsstörungen (rheumatisch bedingt, nach Unfällen und zentral bedingt)	Waschungen, Bürstenmassagen, Güsse vor allem an den gesunden Extremitäten, Kräuterbäder	aktive und passive Bewegungsübungen im Trockenen und im warmen Wasser (um 35 °C), Training der erhaltenen Funktionen zur Kompensation nicht behebbarer Ausfälle

Ernährung	Phytotherapie	Ordnungstherapie
vitaminbetonte, bedarfsgerechte Vollwerternährung	Mönchspfeffer, Schlangenwurzel oder Wanzenkraut, Rhabarber, Kamille, Heublumen	Konfliktbereinigung, gesundheitsbewusste Lebensführung, sorgfältige Pflege der sozialen Kontakte, geistiges Training, Berücksichtigung biologischer Rhythmen
fettmodifizierte, bedarfsgerechte Vollwerternährung, Berücksichtigung von Stoffwechselstörungen	Ginkgo, Fichtennadel, Rosmarin	gesundheitsbewusste Lebensführung, Nikotinabstinenz
fettmodifizierte, bedarfsgerechte Vollwerternährung, kleine Mahlzeiten, Berücksichtigung von Stoffwechselstörungen	Ginkgo, Fichtennadel, Rosmarin (nur bei Normal- oder Niederdruck)	keine soziale Ausgliederung, Training von Kritik und Merkfähigkeit, Nikotinabstinenz
bei Übergewicht Kalorienreduktion, Vollwerternährung	Rosskastanie, Raute, Honigklee, Weinlaub	gesundheitsorientierte Lebensführung
vitaminbetonte Vollwerternährung, kultivierte Nahrungsaufnahme, mehrere Mahlzeiten	Arnika, Rosmarin, Ginseng, neben allenfalls notwendigen Medikamenten	Vermeidung psychischer Überforderung, autogenes Training, Training geistiger Aktivität, soziale Wiedereingliederung
nur kleine Mahlzeiten, gepflegte Nahrungsaufnahme, Vermeidung blähender Speisen, unmittelbar nach der Nahrungsaufnahme keine körperliche Belastung	Weißdorn, Herzgespann, neben allenfalls notwendigen Medikamenten	Ordnungstherapie im weitesten Sinne, autogenes Training, eventuell Psychotherapie, soziale Wiedereingliederung
vitaminbetonte Vollwerternährung, kultivierte Nahrungsaufnahme, Abbau von Übergewicht	Heublumen, Haferstroh, Fichtennadel	Situationsbewältigung, Ordnungstherapie im weitesten Sinne, ev. psychotherapeutische Hilfe, Vermeidung sozialer Ausgliederung

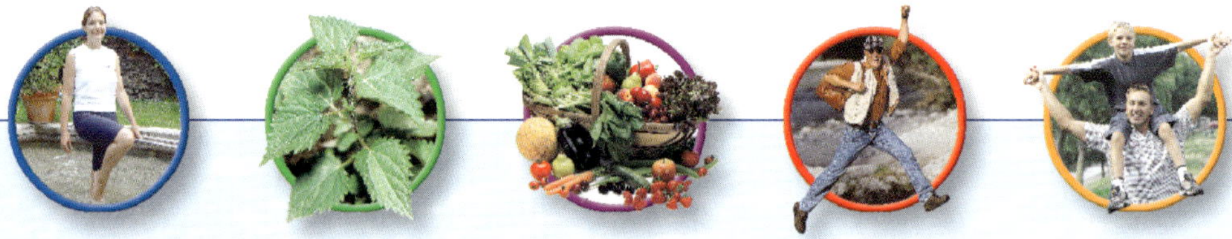

Heilkräuter

Heilkräuter

Prof. Mag. pharm.
Bernd Milenkovics

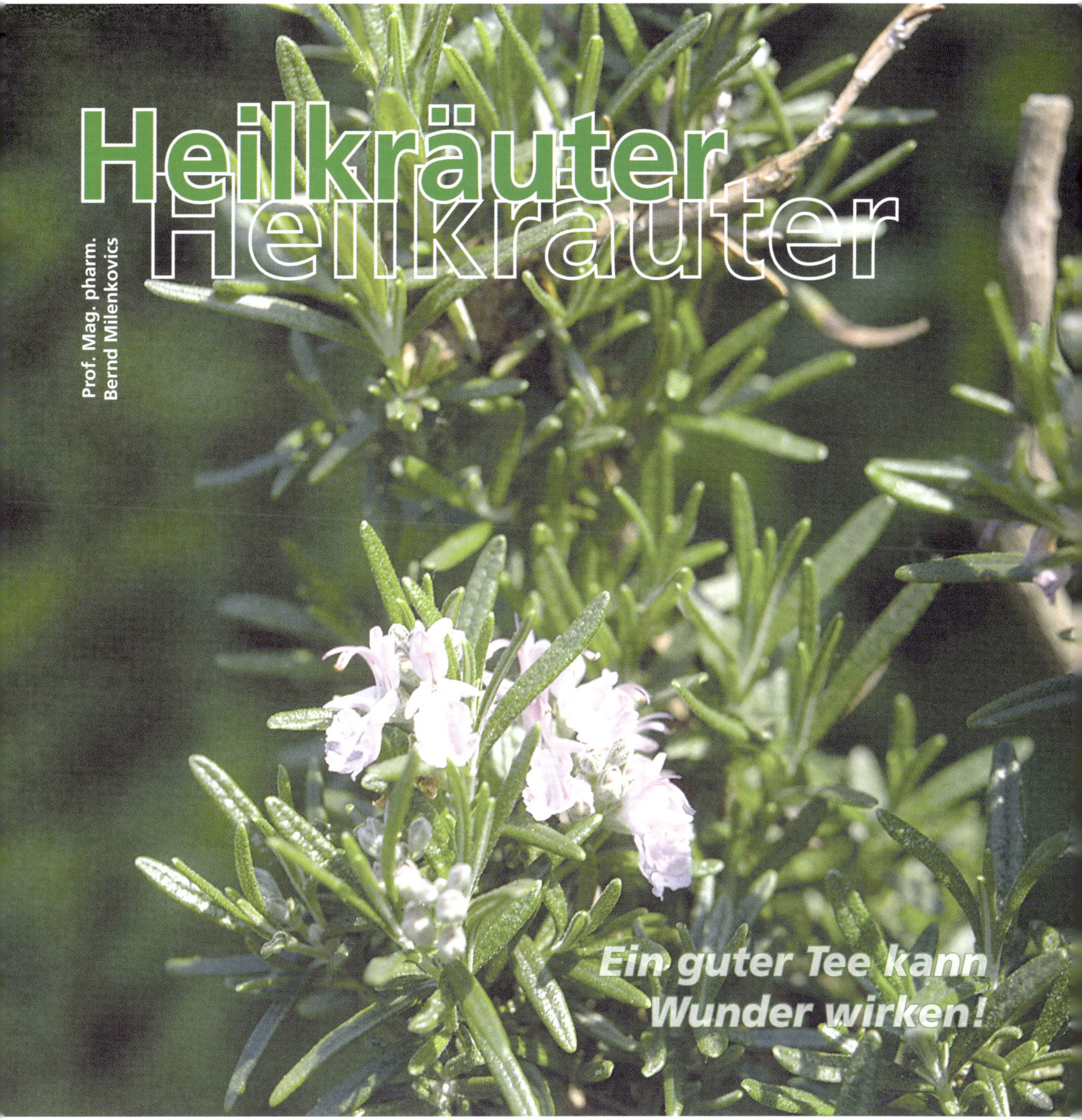

Ein guter Tee kann Wunder wirken!

Die Geschichte der Heilkräuter ist so alt wie die Geschichte der Menschheit. Am Anfang stand der Instinkt, so wie er auch heute noch Tiere leitet, bei Unpässlichkeiten bestimmten Pflanzen den Vorzug zu geben.

Der Mensch konnte dank seiner geistigen Fähigkeiten dieses Grundwissen ausbauen und verfeinern. Von Generation zu Generation wurden auf allen Kontinenten über Jahrhunderte Erfahrungen gesammelt und weitergegeben – die Pflanzenheilkunde florierte. Wurzeln, Rinden, Blätter, Blüten, Früchte, Samen – man experimentierte und erprobte, um die wirksamsten Teile auf effizienteste Art zu nützen.

Dem zunehmenden Umweltbewusstsein verdankt die Pflanzenheilkunde heutzutage eine Renaissance. Man vertraut wieder auf die seit Jahrhunderten erprobten Heilkräfte der Natur.

Pflanzliche Wirkstoffe vermögen viel – man muss sie nur richtig einsetzen.

Inhaltsstoffe

Pflanzen als Vitaminspender sind jedermann geläufig. Sie liefern aber auch Spurenelemente (Zink, Eisen, Kobalt, Kupfer, Mangan, Lithium, Nickel usw.) und Mineralstoffe (Kalium, Kalzium, Natrium, Phosphor etc.), Glykoside (Saponine, Flavonoide, Blausäure-, Phenol-, Cumaringlykoside u. a.), Alkaloide, ätherische Öle, Bitter-, Schleim- und Gerbstoffe (Tannine).

Natürlich ist diese Aufzählung pflanzlicher Wirkstoffe unvollständig, doch repräsentiert sie die charakteristischen Inhaltsstoffe, auf die es bei Heilerfolgen ankommt.

Selbstverständlich wirkt nicht eine Komponente allein; das harmonische Zusammenspiel verschiedener Bestandteile macht den besonderen gesundheitlichen Nutzen der Heilpflanzen aus – die Drogenkeule des isolierten, konzentrierten Wirkstoffes wird vermieden.

Glykoside ist der »Familienname« unterschiedlicher Stoffe, die alle Pflanzen auf ein und dieselbe Art herstellen. Dazu gehören das Digitalis des Fingerhutes (für das Herz), das Querzetin im Blatt der Stieleiche oder das Cumarin im Honigklee, der auf Venen wirkt und bei Krampfadern und Hämorrhoiden eingesetzt wird.

Alkaloide sind eigentlich giftig, aber – wie so oft im Leben – hängt »gut« oder »böse« von der Dosis ab. Es gibt tausend verschiedene Alkaloide; so finden sich allein in der Milch unreifer Schlafmohnkapseln 25 verschiedene Sorten. Tabakpflanzen (Nikotin), Kaffeestrauch, Chinarindenbaum, Tollkirsche (Atropin) sind die bekanntesten – man schätzt, dass etwa 15 Prozent aller Blütenpflanzen über Alkaloide in unterschiedlicher Konzentration verfügen. Vor allem die pharmazeutische Industrie ist auf Alkaloide angewiesen.

Für den Hausgebrauch kommen nur Heilpflanzen mit geringer Dosis in Frage, dort unterstützen sie die Heilwirkung der Pflanze, ohne selbst wesentlich hervorzutreten.

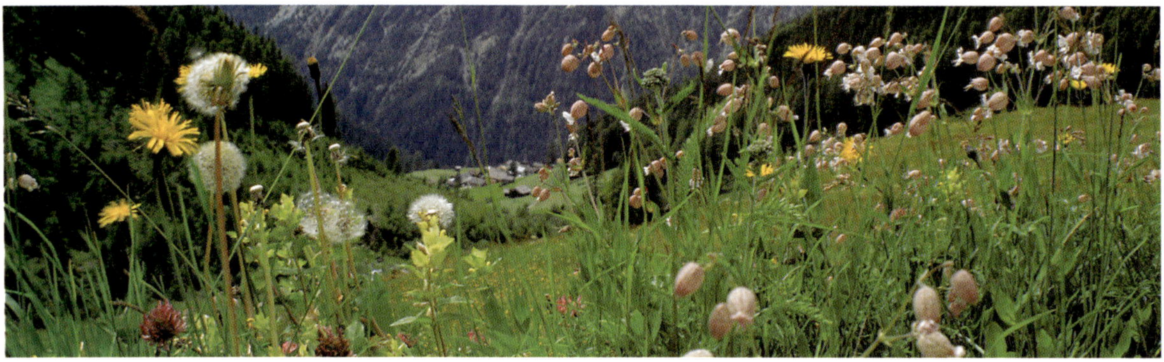

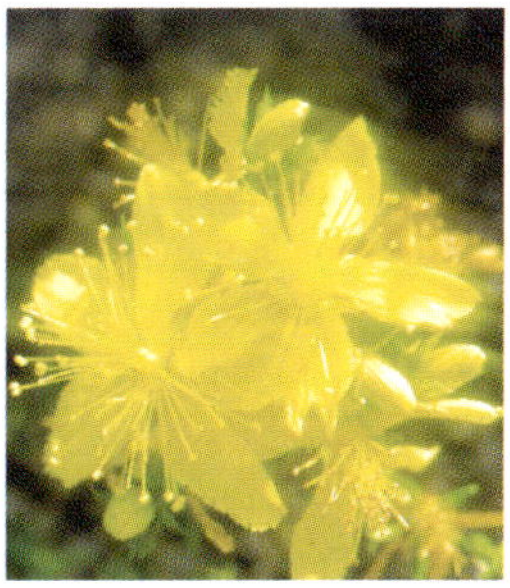

Ätherische Öle machen sich vor allem für die Nase bemerkbar – in den meisten Fällen angenehm. Es gibt fast keine Pflanze ohne Duft, also ohne ätherisches Öl, aber für die Hausapotheke sind nur Gewächse mit besonders viel Öl interessant.

An der Gesundheitsfront sind diese Öle harntreibend im Einsatz, stärkend für die Verdauungsorgane, krampflösend und desinfizierend.

Es sind die ätherischen Öle, die das Abhusten erleichtern und Viren, Bakterien sowie Pilze bekämpfen. Salbei zum Beispiel hat viel ätherisches Öl und ist dementsprechend vielseitig anwendbar.

Weitere wichtige Bestandteile des Salbeis sind seine Gerb- und Bitterstoffe. Viele Pflanzen schmecken bitter, die einheimischen meist aromatisch-bitter. Wermut, Schafgarbe, Engelwurz, Kalmus, Tausendguldenkraut und Enzian gehören zu den bekanntesten Vertretern.

Bitterstoffe locken die Magensäfte hervor und wirken allgemein kräftigend. Eine Kur mit Tausendguldenkraut beispielsweise bringt Rekonvaleszente sowie nervös erschöpfte oder blutarme Menschen wieder auf die Beine.

Gerbstoffe können Eiweißstoffe in Haut und Schleimhaut binden. Diese Fähigkeit ist zur Bakterienbekämpfung wichtig. Gurgeln, Umschläge, Teilbäder sind die typischen Verabreichungsformen für Eichenrinde und Blutwurz. Als Notbremse bei Durchfall sind gerbstoffhaltige Pflanzen Spitze, zum Beispiel Mäuseklee und getrocknete Heidelbeeren.

Der Vollständigkeit halber müssen auch noch die pflanzlichen Schleimstoffe genannt werden, die vor allem bei Schleimhautentzündungen (Atemwege, Verdauungstrakt) helfen. Sie bilden einen schützenden Film über den erkrankten Stellen, darunter kann der Heilungsprozess ungestört erfolgen. Eibisch ist ein nützlicher Schleimlieferant, ebenso Leinsamen.

Wie schon erwähnt, hat natürlich keine der Heilpflanzen lediglich einen einzigen der wirkungsvollen Bestandteile. Es gibt immer mehrere Wirkstoffgruppen in einem Gewächs. Das »Kraut gegen alles« ist noch nicht entdeckt, aber sehr wohl sind etliche Kräuter bekannt, die gegen mehrere Störungen gleichzeitig helfen. Diese Vielseitigkeit ermöglicht auch, für jeden Menschen sozusagen eine maßgeschneiderte Kräuterauswahl zu treffen.

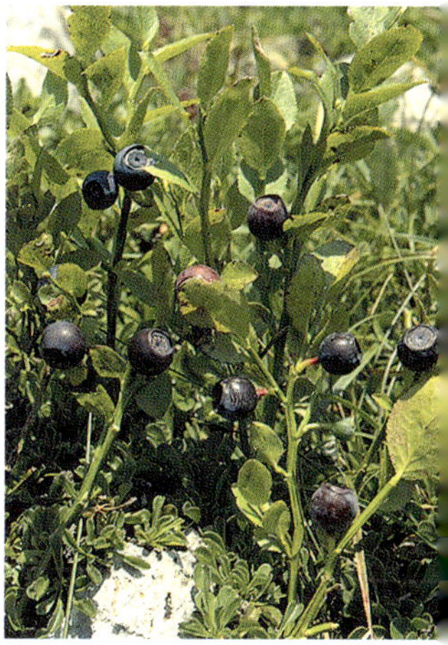

Ein Beispiel ist die Heidelbeere: In frischem Zustand wirkt sie abführend, getrocknet bremst sie Durchfall, getrocknet als Tee zum Gurgeln und Spülen abgekocht, bekämpft sie Zungenentzündung und Entzündungen der Mundschleimhaut. Und schließlich verwendete man früher die Blätter der Heidelbeerpflanze als Diabetesmittel. Davon ist heute abzuraten, weil bei Dauergebrauch eine Hydrochinonvergiftung auftreten kann.

Zubereitungen

Eines gleich vorweg: Aufgüsse und Abkochungen sind ausschließlich frisch zu verwenden. Schon nach ein paar Stunden sind sie wirkungslos bis schädlich und müssen weggeschüttet werden. Sirup darf einige Tage »alt« sein.

Beim Absud und bei der Abkochung werden die Pflanzenteile mit kaltem Wasser zugestellt und dem Rezept entsprechend kürzer oder länger gekocht. Holzige Wurzeln und Rinden müssen oft 30 Minuten lang kochen. Das Zudecken des Gefäßes ist wichtig, damit sich die Wirkstoffe nicht verflüchtigen.

Der Aufguss ist die bekannteste Art – die meisten Tees werden auf diese Art zubereitet: Siedendes Wasser über die Pflanzenteile schütten und dann – meist zugedeckt – vor dem Abseihen einige Zeit (nach Vorschrift) stehen lassen.

Dämpfe müssen in den meisten Fällen eingeatmet (inhaliert) werden oder sollen auf die Gesichtshaut einwirken. Das Wasser mit den Kräutern oder Extrakten muss in einem weiten, offenen Gefäß nahe am Siedepunkt gehalten werden.

Zum Elixier gehören Alkohol und Zucker, worin Pflanzen oder deren Extrakte bestimmte Zeiten ziehen müssen.

Extrakte haben meist getrocknete Pflanzen als Ausgangsbasis. Sie werden in Wasser, Alkohol oder auch Äther aufgelöst, ein Teil der Flüssigkeit wird anschließend verdampft. Über die Konzentration entscheidet die Verdampfungsmenge. Flüssige Extrakte haben eine starke Konzentration der Wirkstoffe.

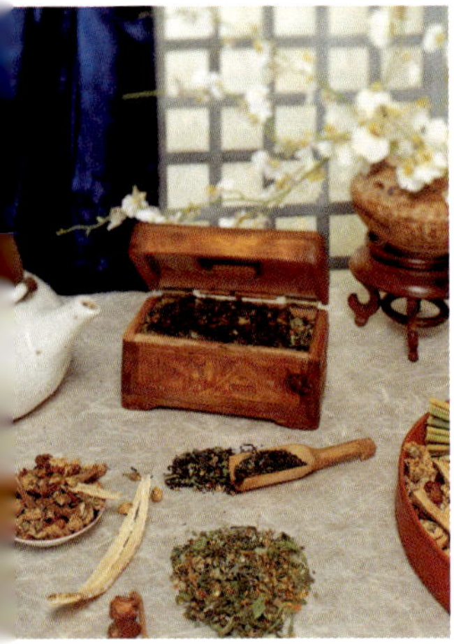

Ein Kaltauszug verzichtet auf Hitzebehandlung, die manche Wirkstoffe nicht vertragen. Die Pflanze wird über Stunden, oft auch Tage oder Wochen, in kalter Flüssigkeit (Wasser, aber auch Öl, Wein oder reinem Alkohol) angesetzt und an einen kühlen Ort (aber nicht in den Eiskasten) gestellt.

Als Saft wird jene pure Flüssigkeit bezeichnet, die durch Auspressen von Pflanzen, Wurzeln oder Früchten gewonnen wird.

Sirup ist sozusagen »veredelter« Aufguss oder Absud: Zucker oder andere Süßstoffe sind zugesetzt.

Die Tinktur hat in den meisten Fällen eine alkoholische Basis: Die Wirkstoffe werden in Alkohol aufgelöst, wobei das Mischungsverhältnis ein Teil Pflanzensubstanz und fünf Teile Alkohol ist. Äther, Wein oder Essig werden seltener für Tinkturen verwendet.

Das Tonikum ist ein kräftigendes Mittel, dient zur Stärkung nach Erschöpfungszuständen und Krankheiten und enthält meist Vitamine, Spurenelemente, Kräuterextrakte, Lecithin und Ähnliches.

Eine Urtinktur lässt sich auf zwei Arten herstellen. Entweder fügt man dem durch Auspressen der Pflanzen gewonnenen Saft die gleiche Gewichtsmenge 90%igen Alkohol hinzu und lässt das Gemisch vor dem Filtern einige Tage stehen, oder man lässt die frischen Pflanzen (oder deren wirksame Teile) in der gleichen Gewichtsmenge 95%igen Alkohol 8 Tage ziehen, bevor man filtert.

Wein wird zur speziellen Medizin, wenn man Blätter, Rinde oder Wurzeln der Heil- und Gewürzpflanzen darin ziehen lässt.

Anwendungsmöglichkeiten

Das entsprechende Bad vermittelt bei vielerlei gesundheitlichen Störungen Erleichterung. Neben Vollbädern werden oft auch Sitzbäder, Arm- und Fußbäder empfohlen.

Beim Kräuterbad nimmt man im Allgemeinen 500 g Trockenkräuter auf 2 – 3 Liter Wasser. Auch wässrige Extrakte oder emulgierte ätherische Öle finden Verwendung.

Die Einpinselung ist – anders als das Gurgeln – ausschließlich für Zahnfleisch und Zunge bestimmt und wird mittels weichem Pinsel aufgetragen.

Mit Gurgeln bekämpft man von alters her Probleme im Bereich von Mund, Hals, Rachen, Mandeln und Schleimhaut. Gurgelwasser soll nicht geschluckt werden.

Inhalationen wirken nicht nur bei Atemwegserkrankungen und verstopfter Nase – über die Lunge können auch Wirkstoffe für »fernere« Organe vom Körper aufgenommen werden.

Die »klassische« Inhalation – Kopf unter einem Tuch über dem dampfenden Topf mit dem heilenden Wirkstoff – wird zunehmend von handlichen Inhalationsgeräten abgelöst.

Das Klistier, der Einlauf, war früher ein beliebtes Mittel bei »Bauchweh«.

Mittels Einlaufgerät oder Klistierbirne wird entsprechende Flüssigkeit in den Dickdarm eingeführt, um entweder erweichende oder zusammenziehende Wirkung zu erzielen.

Kompressen sind bei vielen Gelegenheiten hilfreich. Diese Umschläge, meist ein Tuch entsprechender Größe, werden mit lindernder Flüssigkeit getränkt und längere Zeit auf der erkrankten Körperstelle belassen. Warme Umschläge bleiben nur kurze Zeit auf der Haut.

Bei der Packung werden die – meist gekochten – Pflanzenteile in ein Tuch eingeschlagen und aufgelegt.

Unter Spülung versteht man (neben dem Klistier) das Einführen von Flüssigkeit – meist abgekühlter Aufguss oder Absud – in Körperöffnungen wie Nase, Ohren, Scheide.

Auf den folgenden Seiten finden Sie die wichtigsten Einsatzgebiete der Heilpflanzen.

Verdauung

Die Verdauungsorgane sind am ehesten »beleidigt«. Mittel für Magen, Darm, Leber, Galle, Blase und Niere nehmen daher in der Kräuter-Hausapotheke meist den größten Platz ein.

Verstopfung

Faulbaum (Schwarzerle), Frangula alnus Mill.

Der bis zu sechs Meter hohe Strauch, der in feuchten Laubwäldern zu finden ist, gehört zu den Kreuzdorngewächsen. Verwendet wird die Rinde, allerdings erst nach einjähriger Trockenzeit, denn frisch genossen erzeugt sie Brechreiz.

Zubereitung: Einen Teelöffel geschnittene Rinde mit 1/4 l kaltem Wasser kurz aufkochen und abseihen. Eine andere Möglichkeit: Die Rinde 12 Stunden lang in kaltem Wasser unter mehrmaligem Umrühren ausziehen lassen und dann abseihen.

Anwendung: Beide Teeversionen werden lauwarm vor dem Schlafengehen getrunken.

Zu beachten: Da Faulbaumrinde, Sennesblätter und -früchte sowie Aloe und Rhabarber auf den Dickdarm wirken (für Schwangere und Stillende sind alle nicht erlaubt), sollen diese – wie alle Abführmittel – nur als »Nothelfer« und nicht ständig verwendet werden. Bei hartnäckiger Verstopfung ist Leinsamen zu empfehlen.

Sonstiges: Für Frühjahrs- und Herbstkur-Teemischungen sollte man auf Zusätze von anthrachinonhaltigen Kräutern verzichten, da diese Kuren länger als drei Wochen dauern und dann die nachteiligen Folgen auch im Gemisch schon spürbar sind.

Lein (Flachs), Linum usitatissimum L.

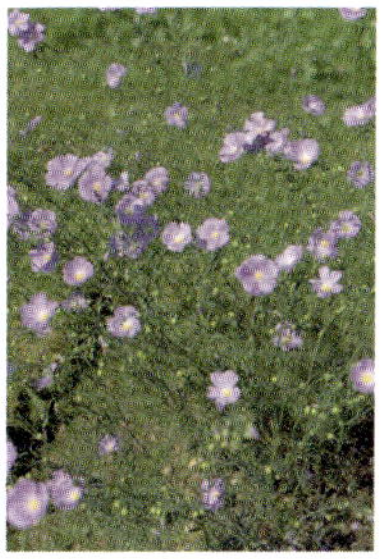

Schon in der Steinzeit wurde Lein als Nutzpflanze angebaut und in der Folge vielseitig verwendet. Als Mittel gegen chronische Verstopfung sind die öl- und schleimhaltigen Samen mit ihrem großen Quellvermögen interessant. Leinsamen vermehrt das Volumen des Darmes, der dadurch ausgelöste Dehnungsreiz animiert die Peristaltik (Eigenbewegung des Darmes) und Stockendes gerät wieder in Gang. Allerdings: Geduld ist nötig!

Zubereitung: Leinsamen zerquetschen oder grob mahlen, aber nicht einweichen – er soll erst im Darm quellen. Mit Fruchtmus oder Honig vermischt (auch mit Milchzucker 1:1) ist die Wirkung noch nachhaltiger.

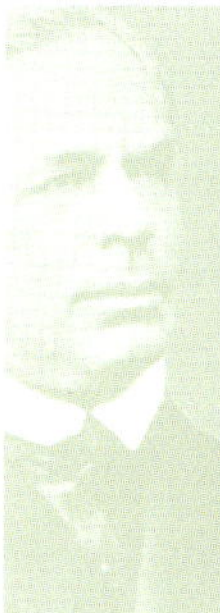

Sebastian Kneipp über den Leinsamen:

»Die Leinsamenumschläge oder Aufleger sind allbekannt und allgemein in Übung. Mit denselben erzielt man ähnliche Wirkungen, wie mit Foenum graecum, dem Pulver vom Bockshornkleesamen: Nach innen als Thee zubereitet, kühlend bei hitzigen Fiebern, bei Halsleiden als gutes Gurgelwasser.«

Anwendung: Morgens und abends jeweils mindestens zwei Esslöffel voll. Dazu 1/2 Liter Flüssigkeit trinken. Und wie gesagt: Nicht die Geduld verlieren. Sanfte Wirkung braucht ihre Zeit...

Sonstiges: Leinsamenaufguss (mit siedendem Wasser überbrühen) hilft bei Entzündungen in Mund und Rachen (gurgeln) sowie bei Reizhusten, Heiserkeit und Magenschleimhautentzündung (lauwarm trinken). Leinsamen als Breiumschlag ist schmerzlindernd.

Sennesblätter und Sennesfrüchte, Cassia senna L.

Verwendet werden die getrockneten Fiederblättchen (Blätter), bzw. die reifen getrockneten Früchte.

Zubereitung: Abhängig von Größe und Gewicht des Patienten verwendet man zwischen einem halben bis zu einem gehäuften Teelöffel der getrockneten Blätter bzw. Früchte auf 1/4 Liter Wasser für den Kaltansatz. Der Tee wird am besten morgens angesetzt und am Abend getrunken. Nach etwa 8 – 10 Stunden setzt die erwünschte Wirkung ein.

Gegen die Verwendung von anthrachinonhaltigen Kräutern tauchen in letzter Zeit mehr und mehr Bedenken auf.

Geht es darum, eine akute Stuhlverstopfung zu beseitigen oder ist auf Grund ärztlicher Empfehlung der Stuhl kurzfristig weich zu halten, dann sind Sennesblätter- und früchte wirksame Arzneimittel, die man individuell dosieren kann, aber nur kurzfristig bei akuter Darmverstopfung anwenden soll.

Ein anderer Vorschlag: Für Schwangere und für langfristige Einnahme kann folgendes Rezept empfohlen werden, das unter dem Namen »Lactokorn« erhältlich ist:

Leinsamen, zerstoßen; Milchzucker; Weizenkleie; Flohsamen zu gleichen Teilen.

Einnahme: Ein- bis zweimal täglich 2 – 4 Esslöffel in Kompott, Apfelmus oder Jogurt einrühren und einnehmen.

Magenprobleme

Der Magen kann das Wohlbefinden entscheidend beeinträchtigen. Übersäuerung, Völlegefühl, Aufstoßen, Brechreiz, Krämpfe oder Schmerzen machen vielen Menschen zu schaffen.

Das bekannteste Magen-Heilkraut ist die Kamille, aber auch Pfefferminze und Melisse gehören zur »Feuerwehr« bei akuten Schmerzzuständen, Übelkeit und Krämpfen.

Kamille, Matricaria chamomilla L.

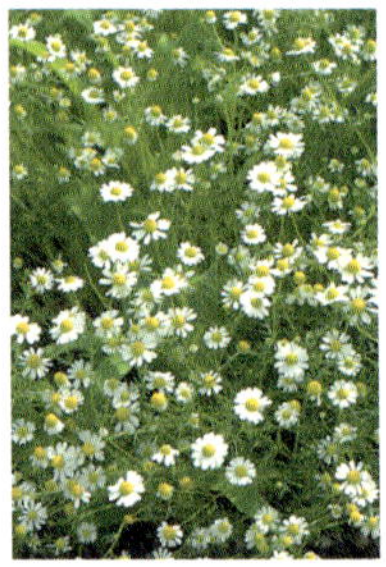

Die anspruchslose Pflanze, deren getrocknete Blüten verwendet werden, hat als Hauptwirkstoff ein sehr kompliziert zusammengesetztes Öl, das durch Glykoside, Cumarine und andere Bestandteile ergänzt wird.

Für den Magen wird Kamille als Tee eingesetzt.

Zubereitung: Ein bis zwei gehäufte Teelöffel Kamillenblüten mit einer Tasse heißem Wasser übergießen, 10 Minuten zugedeckt ziehen lassen.

Anwendung: Gut warm, aber nicht heiß trinken. Kurmäßig dreimal täglich jeweils vor dem Essen eine Tasse.

Sebastian Kneipp über die Kamille:

»Kamillentee wird bei Erkältungen, besonders wenn diese fiebrige Zustände begleiten, bei Grimmen (heftigem Leibweh), Krämpfen, starken Congestionen (Blutwallungen) usw. verwendet; die Kamillensäckchen sodann, die trefflichen Wärmer bei verschiedenen Zuständen, sind in jedem Hause so liebe Bekannte, dass es überflüssig erscheint, darüber ein Weiteres zu sagen.«

Bei Magenschleimhautentzündung lindert die Rollkur: In der Früh vor dem Aufstehen eine Tasse warmen Kamillentee schluckweise trinken, dann jeweils fünf Minuten entspannte Rückenlage, Seitenlage rechts, Bauchlage und Seitenlage links. Übrigens: Nur ungesüßt entwickelt Kamillentee seine Kräfte!

Sonstiges: Die entzündungshemmende Eigenschaft der Kamille wird auch erfolgreich äußerlich bei schlecht heilenden Wunden (Bäder oder feuchte Umschläge) genutzt, ebenso bei chronischem Schnupfen, Schleimhautentzündungen im Nasen-Rachen-Raum und Entzündungen der Nebenhöhlen (Dampfbäder).

Achtung: Kamillentee, täglich über lange Zeit (Jahre) getrunken, kann unter Umständen zu Schwindel, Bindehautentzündungen und nervöser Unruhe führen!

Pfefferminze, Mentha piperita L.

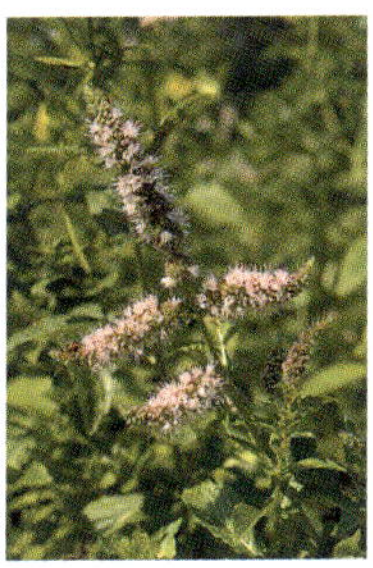

Jene Pfefferminzpflanzen, die als Heilmittel taugen, sind gezüchtete Formen. Wild vorkommende Arten haben zu wenig von den wirksamsten Bestandteilen, dem ätherischen Öl Menthol, den Gerb- und Bitterstoffen. Pfefferminze – die Blätter werden verwendet – hilft vor allem bei Übelkeit und Brechreiz hervorragend: Meist schafft schon die erste Tasse Tee Erleichterung!

Zubereitung: Einen gehäuften Esslöffel Pfefferminze mit 1/4 l kochendem Wasser übergießen und 10 Minuten zugedeckt ziehen lassen.

Anwendung: Ungesüßt, gleich nach den ersten Anzeichen der Übelkeit trinken. Bei Magen- und Darmbeschwerden mit Blähungen, Krämpfen und übel riechenden Stühlen dreimal täglich eine Tasse.

Sonstiges: Eine besonders erfolgreiche Teemischung besteht aus Pfefferminze und Kamille zu gleichen Teilen. Pfefferminztee hilft übrigens auch bei Periodenschmerzen.

Sebastian Kneipp über die Pfefferminze:

»Die Minze zählt zu den Hauptmitteln, welche den Magen stärken und die Verdauung befördern. Schon der würzige Geruch zeigt an, dass dieses Kräutchen bezüglich seiner Heilkraft einen vornehmen Platz einnehmen müsse.«

Achtung: Pfefferminztee ist nichts für Säuglinge und Kleinkinder – auf das Menthol können sie mit Erstickungserscheinungen reagieren! Auch bei Magengeschwüren sollte man von Pfefferminztee Abstand nehmen.

Melisse (Zitronenmelisse), Melissa officinalis L.

Eigentlich ist sie im östlichen Mittelmeer zu Hause, aber auf einem warmen Platz mit etwas Pflege gedeiht sie auch bei uns im Garten. Die Blätter mit dem Melissenöl müssen vor der Blüte geerntet und schonend getrocknet werden. Das Öl wird vor allem zur Beruhigung eingesetzt – ein nervöses Herz lässt sich damit ebenso günstig beeinflussen wie ein nervöser oder verkrampfter Magen.

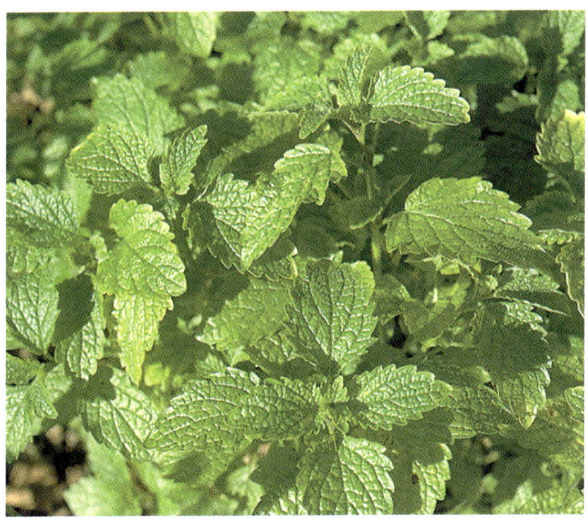

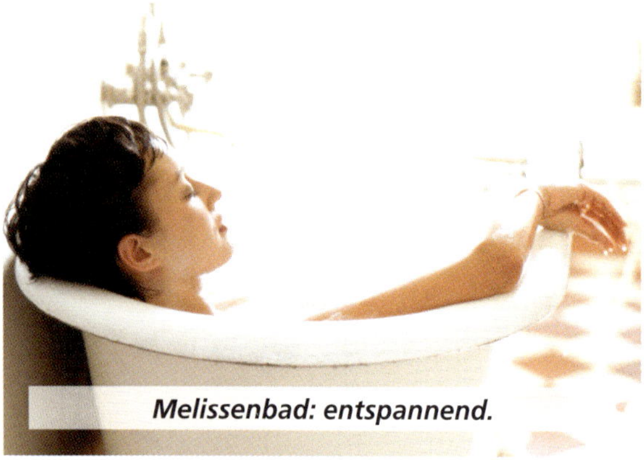

Melissenbad: entspannend.

Zubereitung: Zwei Teelöffel Melissenblätter (geschnitten) mit 1/4 l kochendem Wasser übergießen und 10 Minuten zugedeckt ziehen lassen.

Anwendung: Drei Tassen, über den Tag verteilt.

Sonstiges: Mit Honig gesüßt, wirkt Melissentee als mildes Schlafmittel, auch ein Melissen-Vollbad entspannt ungemein.

Eine bewährte Teemischung

Diese Mischung hat sich bei krampfartigen Magen- und Darmstörungen sowie nervösen Herz- und Magenbeschwerden bewährt. Auch Beschwerden wie Völlegefühl und Blähungen werden beseitigt:

Baldrianwurzel 25,0 g; Kümmelfrüchte, zerstoßen 25,0 g; Pfefferminzblätter 25,0 g; Kamillenblüten 25,0 g.

Bei allen akuten Magenerkrankungen, wie verdorbenem und gereiztem Magen, einhergehend mit Übelkeit und Erbrechen ist dieses Teegemisch besonders angezeigt:

Kamillenblüten 30,0 g; Pfefferminzblätter 25,0 g; Schafgarbenkraut 20,0 g; Melissenblätter 10,0 g; Malvenblätter10,0 g; Ringelblumenblüten 5,0 g.

Zubereitung: Etwa zwei Esslöffel Tee werden mit siedendem Wasser (ca. 150 ml) übergossen, bedeckt ca. 10 Minuten ziehen gelassen. Es können bei Bedarf mehrere Tassen frisch zubereiteten Tees über den Tag verteilt getrunken werden.

Appetitlosigkeit

Wenn der Magen schlapp macht, Appetitlosigkeit und mangelnde Magensäfte ärgern, wenn die Magenentleerung gestört ist, helfen vor allem Bitterstoffe. Heilpflanzen, die sich ausschließlich darauf spezialisiert haben, sind beispielsweise das Tausendguldenkraut, der Gelbe Enzian und der Wermut.

Tausendguldenkraut, Centaurium erythraea

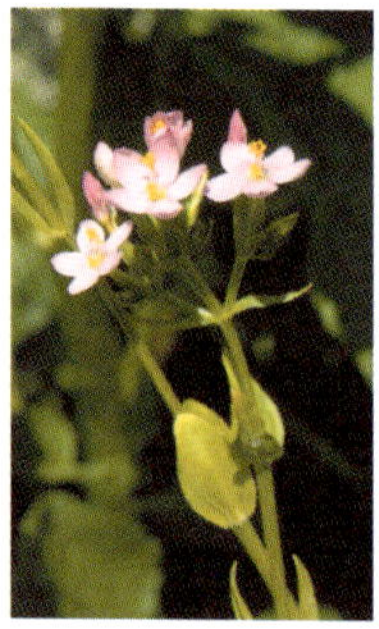

Blüten und Stängel dieses heimischen, eher versteckt wachsenden Krautes lagern besonders viele Bitterstoffe ein.

Zubereitung: Einen gehäuften Teelöffel geschnittenen Krautes mit 1/4 l kaltem Wasser übergießen und ca. 10 Stunden stehen lassen. Abseihen und auf Trinktemperatur erwärmen.

Anwendung: Jeweils vor dem Essen eine Tasse ungesüßt trinken.

Sonstiges: Jungen Mädchen, die aus psychologischen Gründen nicht essen wollen, kann mit diesem Tee relativ oft geholfen werden. Die Wirkstoffe des Tausendguldenkrautes leisten auch bei nervöser Erschöpfung gute Dienste, ebenso profitieren Menschen mit Gallensteinen: Der Tee beugt Koliken vor.

Sebastian Kneipp über das Tausendguldenkraut:

»Welch merkwürdige Namen unsere Voreltern manchem Kräutchen beilegten, sie kannten eben doch ihren Wert! Unser Kraut muss bei ihnen in hoher Geltung und Schätzung gestanden sein. Seine Verwendung kündigt schon der sehr bittere Geschmack an, der es begleitet. Der Name lautet auf eine sehr hohe Summe; die Hilfe spendet das Kräutchen einem jeden umsonst.«

Enzian (Gelber Enzian), Gentiana lutea L.

Obwohl viele Pflanzen aus der Enzian-Familie dieselbe Heilwirkung haben, ist es der Gelbe Enzian, dessen Wurzel von jeher als Heilmittel verwendet wurde – und wird (man denke an das »Stamperl Enzian«).

Die etwa einen Meter hohe Pflanze, einst ein Unkraut, steht jetzt unter Naturschutz. Sie wächst nur langsam, blüht in Abständen von vier bis acht Jahren und kann bis zu 60 Jahren alt werden.

Beim Enzian sind es ebenfalls in erster Linie die Bitterstoffe, die auch im Tee als Verdauungshilfe wirken.

Sebastian Kneipp über den Enzian:

»Auf größeren Reisen, wenn man tagelang oft schlecht isst, noch schlechter trinkt und todmüde und halbkrank am Ziele ankommt, leistet ein winziges Fläschchen Enziantinktur, tropfenweise auf Zucker zu Rate gezogen, treffliche, unbezahlbare Dienste.«

Zubereitung: Einen Teelöffel geschnittene Wurzeln mit 1/4 l kaltem Wasser rund 10 Stunden ziehen lassen. Wer Gerbstoffe verträgt, kann die zerschnittenen Wurzeln auch 5 Minuten kochen.

Anwendung: Vor den Hauptmahlzeiten ungesüßt lauwarm trinken.

Sonstiges: Enzian regt den Kreislauf an, früher wurde er auch gegen Rheuma und Gicht eingesetzt.

Achtung: Menschen mit sehr hohem Blutdruck und schwangere Frauen vertragen Enzian nicht besonders gut.

Wermut, Artemisia absinthium L.

Der Wermut liebt warme, sonnige Plätze im Flachland und die Blüten und Blätter dieser Pflanze haben die appetitanregenden und verdauungsfördernden Wirkstoffe in sich gespeichert.

Zubereitung: Ein gehäufter Esslöffel des Krautes wird mit kochend heißem Wasser übergossen und 1/4 Stunde ziehen gelassen.

Anwendung: Zwei bis drei Tassen am Tag, vor oder nach dem Essen trinken, je nachdem ob man den Appetit anregen oder die Verdauung fördern möchte.

Sonstiges: Neben seinen Wirkungen auf die Verdauungsorgane soll der Wermut auch die Monatsblutungen regulieren und Fieber senken sowie die Tätigkeit der Leber anregen.

Blähungen

Lästige Winde und Blähungen bekämpft man am wirksamsten mit Kümmel, Anis und Fenchel.

Sie sind sowohl einzeln als auch in der Mischung vereint (zu gleichen Teilen) besonders stark.

Kümmel, Carum carvi L.

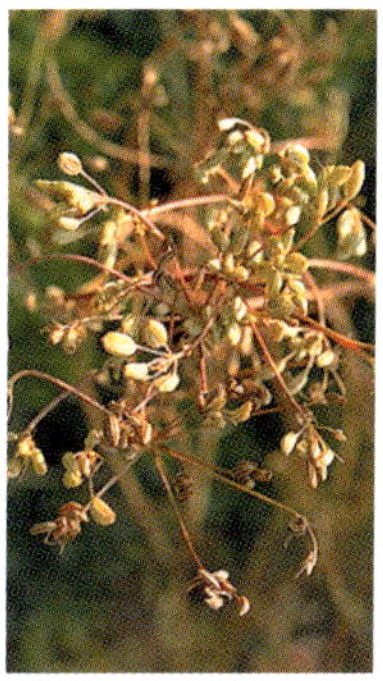

Der Kümmel ist eines der ältesten Gewürze der Welt, als Heilpflanze ist er weniger in Gebrauch.

Dabei ist er als Tee die Nummer eins gegen Blähungen! Außerdem hilft Kümmel gegen krampfartige Magen- und Darmbeschwerden.

Beim Kümmeltee sind ausschließlich die getrockneten Früchte im Einsatz, denn es ist in erster Linie deren ätherisches Öl, das Linderung verschafft.

Zubereitung: Ein gehäufter Teelöffel Kümmel wird zerquetscht (z. B. im Mörser) und dann mit 1/4 l kochendem Wasser übergossen. Nach 10 Minuten abseihen.

Anwendung: Gut warm schluckweise trinken.

Sonstiges: Kümmel wirkt auch, wenn man die getrockneten Früchtchen kaut oder mehrmals täglich eine Messerspitze Kümmelpulver einnimmt.

Anis, Pimpinella anisum L.

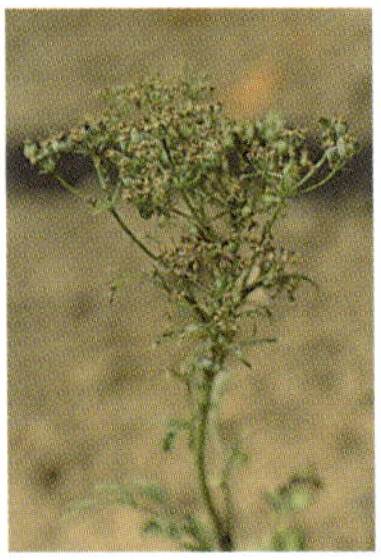

Anis, eine etwa 50 Zentimeter hohe Pflanze aus der Familie der Doldenblütler, ist ebenfalls ein Kämpfer wider Blähungen, wobei viele den Anisgeschmack dem Kümmel vorziehen. Auch beim Anis sind es die getrockneten, zerquetschten Früchte, die für den Tee (oder als Gewürz) verwendet werden. Neben dem ätherischen Öl sind auch Zucker, Eiweiß und fettes Öl in den Körnchen zu finden.

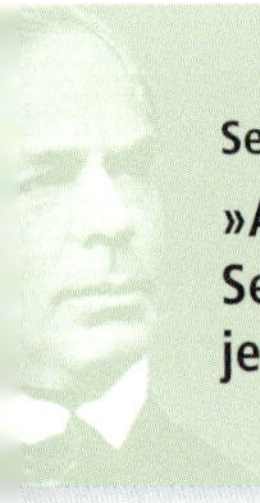

Sebastian Kneipp über den Anis:

»Anis ist wie Fenchel sehr zu empfehlen. Seine Wirkung auf Gase (Winde) übertrifft jene des Fenchels bei weitem.«

Zubereitung: Einen gehäuften Teelöffel zerkleinerter Anisfrüchte mit 1/4 l kochendem Wasser übergießen, zehn Minuten ziehen lassen, abseihen.

Anwendung: Zwei bis fünf Tassen täglich – ungesüßt.

Sonstiges: Anistee ist auch ein hervorragendes Hustenmittel, doch in diesem Fall ist der Tee – ebenfalls bis zu 5 Tassen täglich – mit Honig gesüßt wirkungsvoller.

Fenchel, Foeniculum vulgare Mill.

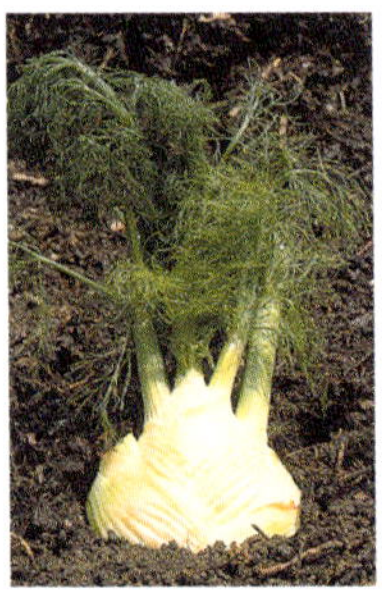

So gut wie jeder Mensch hat bereits Fencheltee getrunken, ist er doch das klassische Beruhigungsgetränk für Säuglinge, die von Blähungen geplagt werden (und durch ihre Unmuts- und Schmerzäußerungen die Erwachsenen plagen). Das Öl der Fenchelfrüchte ist jenem von Anis sehr ähnlich.

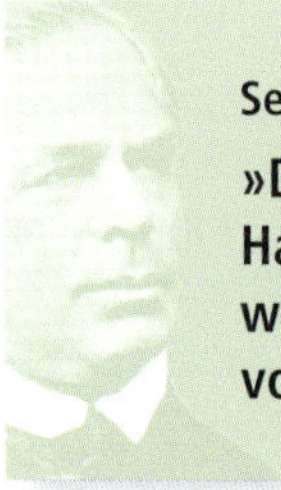

Sebastian Kneipp über den Fenchel:

»Die Fenchelkörner dürfen in keiner Hausapotheke fehlen, da das Leiden, in welchem sie Hilfe schaffen, sogar häufig vorkommt.«

Zubereitung: Ein gehäufter Teelöffel zerdrückter Früchte wird mit 1/4 l kochendem Wasser übergossen und nach zehn Minuten abgeseiht.

Anwendung: Zwei bis fünf Tassen, ungesüßt, über den Tag verteilt.

Sonstiges: Ungesüßter, eins zu eins mit Wasser verdünnter, gefilterter Fencheltee soll als Hausmittel auch für Augenwaschungen verwendbar sein. Mit Honig ist der Tee ein gutes auswurfförderndes Hustenmittel. Als Geheimtipp gilt Fencheltee bei Kopfschmerzen, die durch schlechte Verdauung ausgelöst werden.

Leber und Galle

Die Leber ist die größte Drüse des Menschen und einem chemischen Laboratorium mit den vielfältigsten Aufgaben gleichzusetzen, wobei die Entgiftung im Stoffwechsel eine der wichtigsten ist.

Die Leber selbst kann nicht schmerzen und doch hängt von ihrem klaglosen Funktionieren das Wohlbefinden ganz entscheidend ab. Es ist daher angezeigt, bei größeren Belastungen der Leber hilfreich zur Seite zu stehen, wie es die Mariendistel tut.

Und eine Galle, die nicht routiniert, still und leise ihre Pflicht tut, vergällt einem im wahrsten Sinne des Wortes das Leben. Dabei müssen es gar nicht Koliken sein – ein kleiner Streik und schon ist das Lebensgefühl beeinträchtigt. Vorbeugung und sozusagen »erste Hilfe« beim kleinsten Anzeichen einer Unpässlichkeit sind im Fall des Falles sicher angezeigt. Pfefferminze, Wermut und Artischocke sind die geeigneten Mittel dazu.

Mariendistel (Fieber- oder Frauendistel, Christi Krone), Silybum marianum L.

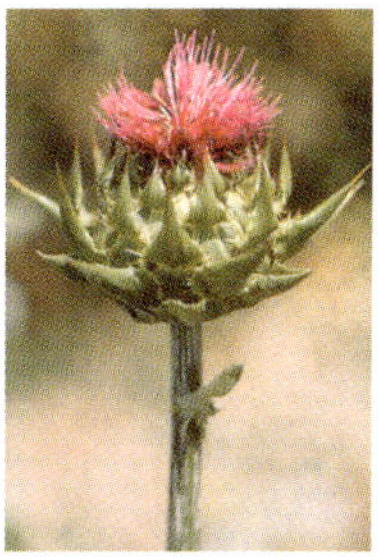

Die Mariendistel, eine der schönsten und größten Disteln, ist eigentlich im Mittelmeergebiet und im Orient daheim, dort aber vielseitig im Einsatz. Bei uns hat sie die Gärten erobert. »Gartenflüchtlinge« haben sich als Wildpflanzen etabliert. Die Mariendistel hat auffallend grün-weiß marmorierte, an den Rändern ungemein stachelige Blätter. Es sind die Samen, deren hervorragendster Bestandteil, das Silymarin, für die Leber so außerordentlich wirksam ist.

Wie sehr, zeigte ein Experiment: Sogar das Gift des Grünen Knollenblätterpilzes wurde überwunden! Ihre leberschützende und -regenerierende Aufgabe kann die Mariendistel am besten im Rahmen einer Teekur entfalten.

Zubereitung: Ein Teelöffel Mariendistelsamen mit 1/4 l kochendem Wasser übergießen und vor dem Abseihen 10 bis 20 Minuten ziehen lassen. Eine Mischung mit Pfefferminztee verbessert sowohl Geschmack als auch Wirkung.

Anwendung: Dreimal täglich etwa eine halbe Stunde vor dem Essen eine Tasse heiß in kleinen Schlucken trinken.

Auch hervorragende fertige Arzneimittel sind in jeder Apotheke erhältlich.

Artischocke, Cynara scolymus L.

Das aus dem Mittelmeerraum stammende Feingemüse hat auch unsere Küche erobert. Ihre besondere Heilkraft bei Gelbsucht wurde bereits im 18. Jahrhundert geschätzt. Vorher galt sie als Aphrodisiakum. In der ersten Hälfte des vorigen Jahrhunderts wiesen französische Ärzte ihre heilende Wirkung bei Leber-Gallen-Erkrankungen nach. Neuere Forschungen sehen die Artischocke sogar als Helfer gegen Gallensteinleiden. Erst kürzlich wurde zum bereits bekannten Bitterstoff Cynaropikrin, der der Galle guttut, ein weiterer Naturstoff, das Cynarin, entdeckt, welches auch positiv auf die Leber einwirkt.

Zubereitung: Es gibt keinen »Artischockentee«. Wem das Gemüse – die unteren Teile der Blütenhüllblätter und der Blütenboden – nicht schmeckt oder wer die Wirkstoffe konzentrierter will, muss auf fertige Präparate aus der Apotheke zurückgreifen.

Sonstiges: Gekochte Artischocken dürfen nicht lange aufbewahrt werden, da sie Giftstoffe entwickeln. Stillende Mütter sollen Artischocken meiden, da sie die Milchsekretion ungünstig beeinflussen. Für Diabetiker ist die Artischocke hingegen besonders bekömmlich, vor allem, wenn sie nur kurz gekocht wurde. Artischocke bewirkt übrigens auch eine Absenkung der Blutfette.

Eine empfehlenswerte Teemischung

Gegen Gallen- und Leberstörungen mit Blähungen:

Löwenzahnwurzel und Kraut, 30,0 g; Javanische Gelbwurz, 10,0 g; Mariendistelfrüchte (zerstoßen), 20,0 g; Pfefferminzblätter, 20,0 g; Kümmelfrüchte (zerstoßen), 10,0 g; Schafgarbe, 10,0 g.

Zubereitung: Ein bis zwei gehäufte Teelöffel der jeweiligen Mischung mit einer Tasse siedendem Wasser übergießen und etwa 5 bis 10 Minuten lang ausziehen. Drei Tassen täglich sind die richtige Dosierung.

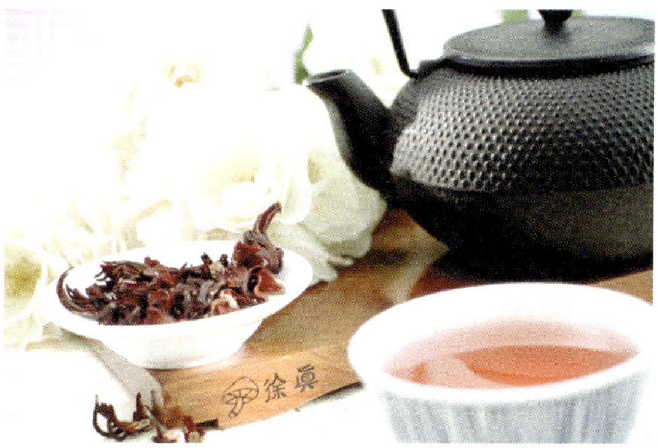

Blase und Nieren

Die Zahl der Pflanzen, die bei Störungen der Harnwege einzusetzen sind, ist groß.

Einige haben ihren Wirkungsschwerpunkt bei Entzündungen (Bärentraube, Orthosiphonblätter), andere bei der Entwässerung oder der Durchspülung (Birkenblätter, Brennnesselkraut, Schachtelhalmkraut und Bruchkraut), manche greifen auch in den Stoffwechsel ein.

Wacholder, Liebstöckel und Petersilie sind z. B. bekannte Küchengewürze, die auf den urologischen Trakt einwirken.

Bärentraube (Sandbeere, Wilder Buchs), Arctostaphylos uva-ursi L.

Der immergrüne, der Preiselbeere ähnliche Strauch ist ein Bodendecker mit roten, säuerlich schmeckenden Beeren.

Es sind allerdings nicht die Beeren, sondern die Blätter, die als Heilmittel zur Entgiftung der Nieren sowie der ableitenden Harnwege und der Blase verwendet werden.

Zubereitung: Da das Kochen der Blätter die bitteren – und für die Wirkung unnötigen – Gerbstoffe freisetzt, werden Bärentraubenblätter kalt angesetzt.

Ein bis zwei Teelöffel der Blätter werden mit 1/4 l kaltem Wasser übergossen und 12 bis 24 Stunden unter fallweisem Umrühren stehen gelassen. Nach dem Abseihen auf Trinkwärme bringen.

Anwendung: Zwei- bis dreimal täglich eine Tasse.

Achtung: Der Wirkstoff Hydrochinon kann sich bei saurem Harn nicht entfalten, daher bei einer Kur Fruchtsäfte, Sauerkraut, saures Obst und Ähnliches meiden.

Sonstiges: Werden die Blätter wie Tee heiß ausgezogen, so kann es wegen der großen Gerbstoffmenge zu Magenbeschwerden kommen.

Achtung: Bärentraube kann wehenfördernd sein!

Bruchkraut, Herniaria glabra L.

Das Bruchkraut ist in unserer heimischen Flora häufig vertreten, aber kaum bekannt, weil es unscheinbar ist.

Die während der Blüte gesammelte und getrocknete Pflanze enthält Saponine, Flavonoide, Cumarine und Gerbstoffe.

Sie hat sich den Ruf erobert, sehr krampflösend zu wirken, vor allem bei chronischen Blasenentzündungen und spastischem Harndrang.

Zubereitung: Das Kraut mit kaltem Wasser übergießen, dann bis zum Sieden erhitzen und nach einigen Minuten abseihen.

Anwendung: Bei akuten Beschwerden am besten in einer Mischung mit Bärentraubenblättern täglich zwei bis drei Tassen trinken.

Kürbiskerne, Cucurbitaceae pepo L.

Es gibt viele Kürbissorten, aber nur eine liefert uns jene Kerne, die medizinisch wirksam sind. Die wirksamen Inhaltsstoffe sind das Sitosterin, Phytosterole und Phyto-Östrogene.

In der Naturheilkunde kennt man schon lange die Wirkung der Kürbiskerne bei gutartiger Prostatavergrößerung, vorbeugend und im Anfangsstadium auch heilend. Neue Erkenntnisse ergaben, dass Kürbiskerne nicht nur für den Mann empfehlenswert sind, sondern sie sind auch für Frauen wichtig: Zur Vorbeugung und unterstützenden Behandlung bei Reizblase und Blasenschwäche.

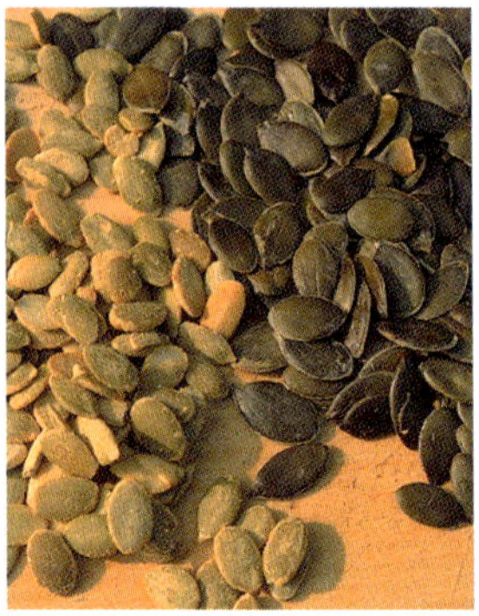

Anwendung: Man kann die weichschaligen Arznei-Kürbiskerne einfach knabbern, es gibt Granulate, die man ins Müsli geben kann oder man verwendet – wenn die Behandlung im Vordergrund steht – hochdosierte, standardisierte Präparate aus der Apotheke.

Erkältungskrankheiten, Husten, Schnupfen

Auch wenn ein Schnupfen dem Volksmund nach bei Behandlung eine Woche und ohne Behandlung sieben Tage dauert, gibt es große Unterschiede, wie man diese Tage übersteht.

Und plagt eine regelrechte Erkältung mit Husten und Fieber, so ist erst recht angezeigt, sich Erleichterung zu schaffen.

Dabei helfen bei Husten Mittel aus Spitzwegerich, Isländisch Moos und Schlüsselblume, dem Fieber rückt man mit Holunder und Lindenblüten zu Leibe.

Zwiebel erschwert Schnupfenviren das Leben und Eibisch hilft Hals und Rachen.

Besser ist natürlich, wenn man entsprechend gestärkt – mit Sonnenhut etwa – die Schnupfensaison beginnt.

Sonnenhut (Kleine Sonnenblume), Echinacea angustifolia DC.

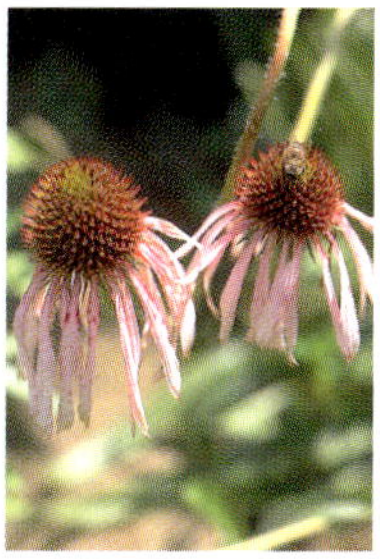

Das Wissen um die Heilwirkung dieser 30 bis 120 Zentimeter hohen, rosa bis purpurrot blühenden Zierpflanze ist den Indianern zu verdanken.

Sie haben entdeckt, dass Blüten, Blätter und Wurzeln die Abwehrkräfte steigern und Bakterien das Leben erschweren.

Allerdings verlieren die Pflanzen getrocknet ihre Heilkraft, sodass fertigen Präparaten der Vorzug zu geben ist.

Auch als Begleitung zur Chemotherapie werden die Echinacea-Präparate eingesetzt.

Ebenso helfen die Inhaltsstoffe, auf Salbenbasis, bei Wunden und schwer heilenden Hautkrankheiten, beispielsweise Schuppenflechte.

Spitzwegerich, Plantago lanceolata L.

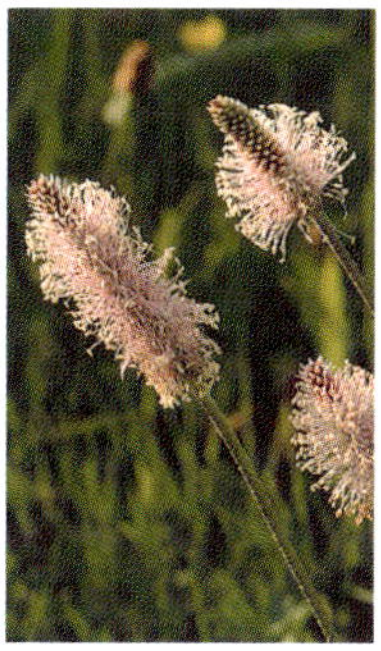

Eigentlich sind alle drei Wegerich-Arten – auch der Mittlere Wegerich und der Breitwegerich – als Heilpflanzen verwendbar, doch der Spitzwegerich hat eindeutig die Nase vorne. Mit seinem Schleim, den Bitterstoffen, der Kieselsäure und dem Glykosid Aucubin ist er ein ausgezeichnetes Hustenmittel, er hat auch antibiotische Wirkung.

Zubereitung als Tee: Ein bis zwei Teelöffel Spitzwegerichblätter mit 1/4 l kochendem Wasser übergießen und 15 Minuten ziehen lassen. Mit Honig gesüßt, wird die Wirkung verstärkt.

Zubereitung als Saft: Frische Spitzwegerichblätter (oder auch getrocknete) verreiben und mit etwas Wasser zum Sieden bringen. Ohne abzuseihen mit viel Honig vermischen.

Anwendung, Tee: Morgens vor dem Aufstehen eine Tasse, im Verlauf des Tages eine oder zwei weitere Tassen.

Saft: Jede Stunde einen Teelöffel.

Sonstiges: Neben Husten, Heiserkeit, Asthma, Fieber und Erkältung ist Spitzwegerich auch bei Keuchhusten oft erfolgreich im Einsatz.

Schlüsselblume, Primula veris L.

Bei diesem Frühlingsboten ist es das Saponin, das beim Abhusten zäher Sekrete Unterstützung leistet. Schlüsselblumen – die Wurzel ist vor allem gefragt – stehen als Tee und auch als Sirup im Gesundheitseinsatz.

Zubereitung, Tee: Einen Teelöffel zerkleinerter Schlüsselblumenwurzeln mit 1/4 l Wasser aufsieden und 5 Minuten ziehen lassen. Blüten sind weniger wirksam.

Sirup: Einen Teelöffel Wurzelstücke mit wenig Wasser rund 5 Minuten kochen, abseihen und mit Honig vermischen.

Anwendung: Zwei bis drei Tassen Tee am Tag, Sirup teelöffelweise nach Bedarf.

Sonstiges: Die Schlüsselblume ist für Menschen mit Altershusten eine besondere Hilfe, da sie nicht nur das Aushusten erleichtert, sondern auch harntreibend wirkt und damit den Kreislauf und das schwache Herz entlastet.

Eine Teemischung mit drei Teilen Schlüsselblumenwurzeln und je einem Teil Anis und Fenchel, gesüßt mit Honig, hilft bei fast allen Hustenproblemen.

Holunder, Sambucus nigra L.

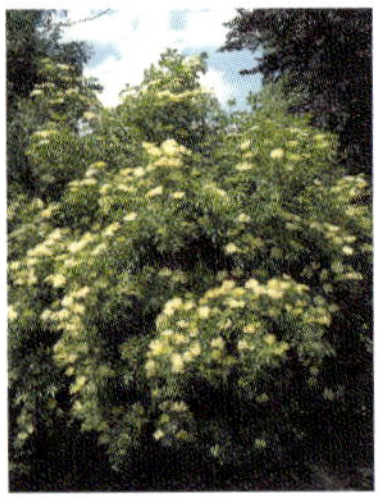

Der Holunderbusch spielt nicht nur in Brauchtum und Märchen eine wichtige Rolle.

Bei fiebrigen Erkältungskrankheiten ist es die getrocknete Holunderblüte, die, als Tee eingenommen, schweißtreibend und vorbeugend wirkt.

Zubereitung: 1/4 l Wasser mit zwei Kaffeelöffeln Blüten kalt zustellen und gleich nach dem Sieden abseihen. Eine andere Version: dieselbe Menge Blüten mit kochendem Wasser übergießen und 10 Minuten ziehen lassen.

Anwendung: Als Schwitztee sehr heiß und schluckweise trinken, vorbeugend lauwarm trinken. Zuckerbeigabe erübrigt sich wegen des wohltuenden Geschmackes.

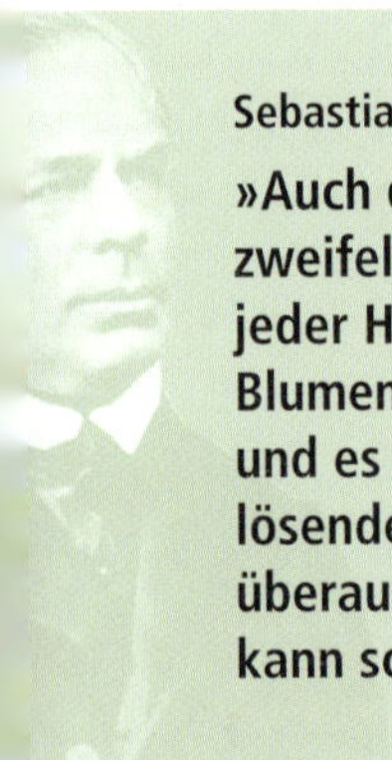

Sebastian Kneipp über den Holunder:

»Auch die Holunderblüte reinigt, daran zweifelt niemand, und es wäre gut, wenn in jeder Hausapotheke eine Schachtel gedörrter Blumen aufbewahrt würde. Der Winter ist lang und es kann Fälle geben, in denen ein derart lösendes und schweißtreibendes Mittelchen überaus treffliche Dienste leistet. Schaden kann solcher Thee niemals bringen.«

Sonstiges: Hollerblütentee, kurmäßig drei Wochen dreimal täglich eine Tasse eingenommen, wird auch eine Wirkung gegen rheumatische Beschwerden nachgesagt.

Linde, Tiliaceae

Es ist beinahe müßig, den Lindenblütentee als Schutzschild gegen Erkältungskrankheiten anzupreisen – seine Wirkung ist von alters her bekannt und nie in Vergessenheit geraten.

Ebenso wie Holunderblüten wirken Lindenblüten schweißtreibend bei fiebrigen Erkältungskrankheiten und vorbeugend als Schutz davor.

Wenn alles schnupft, hustet und niest, wirkt täglich eine Tasse Lindenblütentee wie eine Tarnkappe – die Viren haben keine Chance.

Sebastian Kneipp über die Linde:

»Der Lindenblütenthee ist neben dem Holunderblütenthee der bekannteste Schwitzthee.«

Zubereitung: Für den Schwitztee 1/4 l kochendes Wasser über zwei leicht gehäufte Teelöffel Lindenblüten gießen, 10 Minuten ziehen lassen, abseihen. Zur Vorbeugung reicht ein Teelöffel Blüten.

In beiden Fällen ist Süßen mit Honig angezeigt – es verstärkt die Wirkung.

Anwendung: Um bei Erkältung das Schwitzen in Gang zu bringen, den Tee so heiß wie möglich trinken. Besteht die Vermutung, dass eine Erkältung im Anzug ist, nach etwa vier Stunden die nächste heiße Tasse trinken – die Krankheit müsste ausbleiben.

Sonstiges: Menschen, die ein schwaches Herz haben und deshalb meist Schwitzkuren meiden sollen, können ihre Abwehrkräfte trotzdem mit Lindenblütentee stärken – eben in mäßig warmer Version.

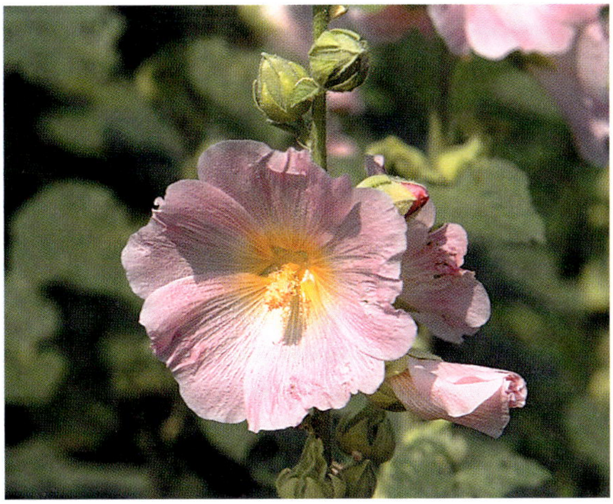

Abschließend noch eine Teemischung für Inhalationen bei allen Atemwegserkrankungen, wie Schnupfen, Husten, Bronchitis, Nebenhöhlenerkrankungen. Die ätherischen Öle wirken gegen Bakterien, entzündungswidrig und abschwellend auf die Schleimhäute. Der Tee ist auch zum Ausschnupfen bestens geeignet.

Holunderblüten 40,0 g; Kamillenblüten 40,0 g; Thymianblätter 30,0 g

Zubereitung: Zwei gehäufte Esslöffel der Teemischung in einem Topf mit 1/2 l kochendem Wasser übergießen; mit einem Tuch über dem Kopf 10 – 15 Minuten die Dämpfe einatmen.

Eibisch (Weiße Malve, Heilwurz),

Althaea officinalis L.

Geben Hals und Rachen unmissverständliche Zeichen von sich, so ist der Einsatz von Eibischtee seit Jahrhunderten angezeigt. Es ist vor allem der hohe Schleimgehalt aus der Wurzel dieser Pflanze, die zur Familie der Malvengewächse zählt, der einerseits beruhigend wirkt, andererseits das Aushusten erleichtert.

Ein weiterer wichtiger Faktor ist die Stärke, sie bedingt auch die etwas ungewöhnliche Art der Teezubereitung.

Zubereitung: Etwa zwei Teelöffel der geschnittenen Eibischwurzeln werden mit 1/4 l kaltem Wasser übergossen und 1/2 Stunde stehen gelassen, wobei gelegentlich umgerührt werden muss. Nach einem letzten gründlichen Umrühren die Flüssigkeit abseihen (Mull hat sich sehr bewährt) und auf Trinktemperatur erwärmen.

Anwendung: Zum Gurgeln ungesüßt, als Hustenmittel mit Honig vermischt.

Sonstiges: Eibisch ist auch bei Magen- und Darmstörungen sehr hilfreich, ebenso als Spülung bei Entzündungen des Zahnfleisches und als Auflage bei Wunden und Furunkeln. Nur Eibischwurzeln aus der Apotheke verwenden – diese sind garantiert ohne schädlichen Schimmel.

Herz und Kreislauf

Bei vielen Menschen sind Herz, Kreislauf oder Blutdruck etwas labil. Nicht so richtig krank, aber auch nicht ganz gesund – das ist jener Bereich, in dem Heilkräuter Hervorragendes leisten.

Herz

Weißdorn (Hagedorn, Mehlbeere),

Crataegus oxyacantha L.

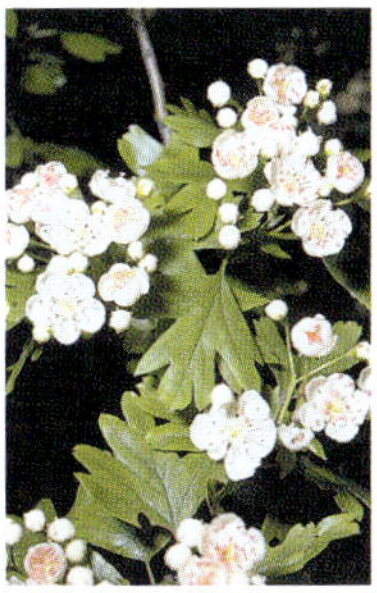

Weißdornsträucher, manchmal auch kleine Bäume, können bis zu 600 Jahren alt werden. Die roten süßlich schmeckenden Früchte wurden in Notzeiten gegessen, um die Blüten kümmerte man sich weniger, sie verströmen einen aasartigen Geruch.

Trotzdem – neben den Beeren haben auch die Blüten, allerdings nur als Knospen, jene Wirkstoffe, die bei Herzbeschwerden nach überstandenen Infektionskrankheiten, bei vegetativer Dystonie und Herzrhythmusstörungen helfen sowie bei Belastungen durch extreme sportliche Leistungen oder durch Krankheiten stärkend wirken.

Auch das so genannte »Altersherz« spricht auf die Flavonoide, Amine, Terpenderivate, Histamine, Gerb- und andere Inhaltsstoffe des Weißdorns gut an.

Zubereitung: Zwei gehäufte Kaffeelöffel getrockneter Blüten (können auch mit getrockneten, zerkleinerten Früchten gemischt sein) mit 1/4 l siedendem Wasser übergießen und nach 10 Minuten abseihen.

Anwendung: Eine Tasse trinkwarm nach dem Essen, mit Honig gesüßt.

Gefäße

Knoblauch, Allium sativum L.

Der Knoblauch zählt zu den ältesten Heil- und Nutzpflanzen der Welt. Seine gegen Atherosklerose vorbeugende und Blutfett senkende sowie die Fließeigenschaft des Blutes verbessernde Wirkung ist dem Hauptwirkstoff Alliin zuzuschreiben, der sich durch die Verdauung in das hochwirksame Allicin verwandelt. Es ist also durchaus sinnvoll, viel Knoblauch zu essen. Wer die frischen Zehen nicht gut verträgt oder dem Geruch ausweichen möchte, kann auf standardisierte Präparate zurückgreifen.

Niederer Blutdruck

Rosmarin (Weihrauchkraut), Rosmarinus officinalis L.

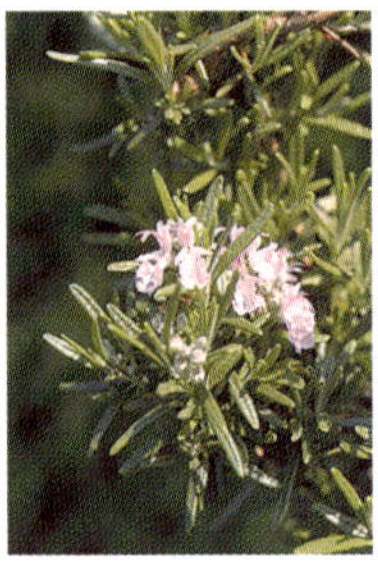

Dieses würzige Kraut stammt aus dem Mittelmeerraum und wurde schon im Altertum als Gewürz- und Heilpflanze kultiviert. Das ätherische Öl mit Terpenen und Kampfer (die Substanz ist dem Kampfer aus dem Kampferbaum ähnlich) ist der Hauptwirkstoff und auch Glykoside, Saponin und Cholin tragen zur Steigerung des Blutdruckes bei. Rosmarin ist als Tee, aber auch als Wein und als Bad beliebt.

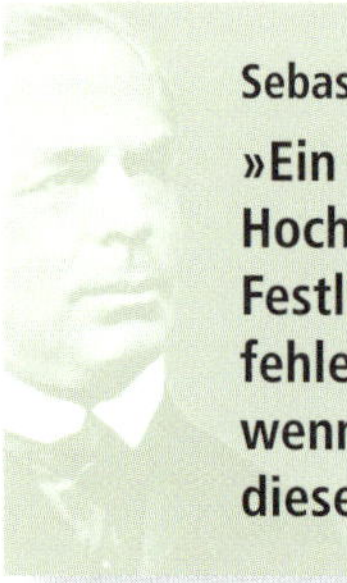

Sebastian Kneipp über den Rosmarin:

»Ein Sträußchen von Rosmarin darf am Hochzeitstage keinem Gaste, bei solennen Festlichkeiten keinem rechten Theilnehmer fehlen. Eine Schande wäre es nicht minder, wenn dem Sammler für die Hausapotheke dieses würzige Kraut entginge.«

Zubereitung als Tee: Einen gehäuften Teelöffel der Blätter mit 1/4 l kaltem Wasser übergießen, langsam zum Sieden bringen und sofort abseihen. Morgens und mittags eine Tasse.

Wein: 10 bis 20 Rosmarinblätter mit 3/4 l leichtem Moselwein übergießen und 5 Tage stehen lassen. Abseihen. Zweimal täglich ein Gläschen. Dem Rosmarinwein wird potenzstärkende Wirkung nachgesagt.

Bad: 50 g Rosmarinblätter mit 1 l Wasser aufsieden und 30 Minuten ziehen lassen. Abseihen.

Sonstiges: Da ein Rosmarin-Bad aktiviert, stört ein abendliches Bad den Schlaf.

Nerven

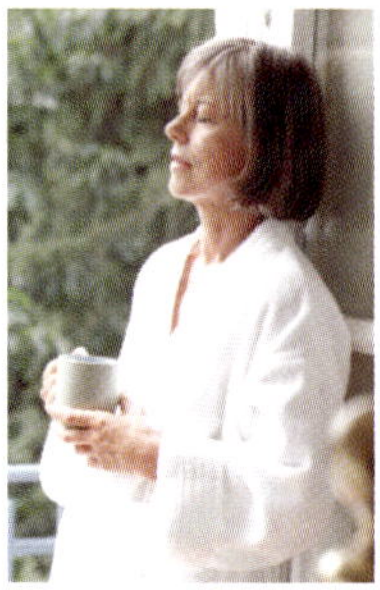

So wie man Hautpflege betreibt, um immer bestmöglich auszusehen, sollte man auch sein Nervenkostüm hin und wieder auf Vordermann bringen, bevor überstrapazierte Nerven Organe schädigen oder überhaupt durchdrehen.

Ab und zu – vor allem in Zeiten besonderer Belastung – nervenstärkenden Tee trinken und schon ist der Alltag nicht mehr ganz so zermürbend.

Zu den hilfreichen Pflanzen zählen der Baldrian und das Johanniskraut, die auch bei der Magenberuhigung eine Rolle spielen. Aber auch Hopfen, Melisse, Lavendel und Hafer stärken die Nerven.

Hopfen (Wilder Hopfen), Humulus lupulus L.

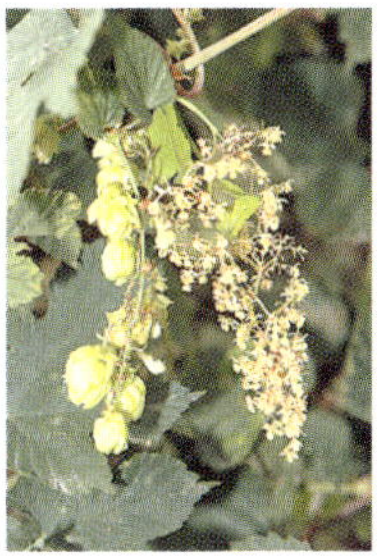

Bitterstoffe, Harzsubstanzen, ätherisches Öl und Gerbstoffe schätzen nicht nur die Biertrinker am Hopfen. Dieses Schlinggewächs, das in Mitteleuropa sowohl wild als auch kultiviert vorkommt, hat männliche und weibliche Blüten, wobei lediglich die weiblichen Blüten mit ihren Schuppen und Hopfendrüsen für die Bier- und Arzneierzeugung von Interesse sind.

In sehr vielen Teemischungen (Blutreinigungs-, Magen-, Beruhigungs- und Schlaftees) ist Hopfen enthalten, aber auch Hopfen allein wirkt beruhigend und etwas antidepressiv.

Zubereitung: 1/4 l kochendes Wasser über zwei gehäufte Teelöffel Hopfenblüten schütten und 15 Minuten ziehen lassen.

Anwendung: Als Beruhigungsmittel zweimal täglich eine Tasse. Als Schlafmittel etwa eine halbe Stunde vor dem Zubettgehen eine Tasse trinken, wobei die Kombination mit Baldrian die Wirkung verstärkt.

Sonstiges: Hopfen wirkt durch seine Gerb- und Bitterstoffe auch appetitanregend, außerdem hat Hopfen einen günstigen Einfluss auf den Periodenzyklus und unterstützt die Umstellung im Klimakterium. Auch bei Blasen- und Nierenbeschwerden leistet Hopfen gute Dienste.

Hafer, Avena sativa L.

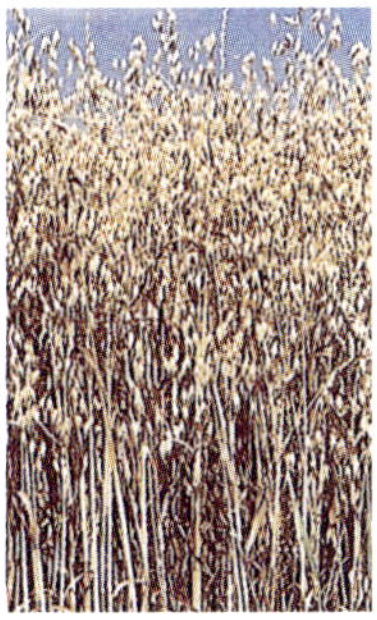

Wenngleich Haferflocken einen wichtigen Platz in der gesunden Ernährung einnehmen – als Beruhigungsmittel hilft Hafer schneller, wenn alkoholische Auszüge aus den Körnern hergestellt werden.

Zubereitung: Haferkörner mit verdünntem Weingeist im Verhältnis 1:10 ansetzen.

Anwendung: Mehrmals täglich zwischen 5 und 15 Tropfen der Tinktur mit Wasser vermischt einnehmen. Bei akuter Schlaflosigkeit helfen 20 Tropfen – sie müssen allerdings 2 bis 3 Stunden vor dem Zubettgehen eingenommen werden.

Sonstiges: Es gibt hervorragende fertige Tinkturen in der Apotheke, auch homöopathische Mittel aus der Haferblüte werden hergestellt. Ein anderes Anwendungsgebiet ist das Haferbad. Dazu werden etwa 100 g zerkleinertes Haferstroh mit 3 l Wasser etwa 20 Minuten gekocht. Die abgeseihte Flüssigkeit wird dem Badewasser zugesetzt. Das Haferbad hilft bei Rheuma, Gicht und anderen Stoffwechselstörungen.

Teemischungen

Eine ausgezeichnete Teemischung statt der Einnahme von Schlaf- und/oder Beruhigungsmitteln ist folgende: Johanniskraut 30,0 g; Melissenblätter 30,0 g; Weißdornblüten 30,0 g; Hopfenzapfen 20,0 g; Baldrianwurzel 15,0 g; Hagebuttenfrüchte mit Samen 15,0 g.

Zubereitung: Zwei bis drei Teelöffel dieser Mischung werden mit 1/4 l siedendem Wasser übergossen und zugedeckt etwa 10 bis 15 Minuten lang ausgezogen. Nach dem Abseihen ist der Tee gebrauchsfertig.

Hinweis: Schlaf- und Beruhigungsmittel nicht abrupt absetzen, sondern ausschleichend reduzieren. Eine Woche 3/4 Dosis, eine Woche 1/2 Dosis, eine Woche 1/4 Dosis, eine Woche 1/8 Dosis usw.

Schlagen sich Unruhe, Stress und Nervosität auch auf Magen und Darm nieder, kann ich den »Grazer Nerven- und Schlaftee« nur wärmstens empfehlen: Lavendelblüten 20,0 g; Melissenblätter 20,0 g; Pfefferminzblätter 20,0 g; Schafgarbenkraut 20,0 g; Hopfenzapfen 20,0 g.

Zubereitung: Etwa zwei Esslöffel Tee werden mit siedendem Wasser (ca. 150 ml) übergossen, bedeckt ca. 10 Minuten ziehen gelassen und dann abgeseiht. Zwei- bis dreimal täglich oder eine halbe Stunde vor dem Schlafengehen eine Tasse des frisch zubereiteten Tees trinken.

Rheuma und Gicht

Wacholder und Holunder führen die Liste jener Heilpflanzen an, die bei Rheuma und Gicht Linderung bringen. Bei beginnender Arthrose ist Löwenzahn angezeigt.

Schachtelhalm (Kraut), Hauhechel (Wurzel), Brennnessel und Birkenblätter sowie Giersch, Weidenrinde und Spierstaude sind – meist als Bestandteile von Rheumateemischungen – ebenfalls als Schmerzlinderer bekannt.

Wacholder (Kranawitten, Machandel), Juniperus communis L.

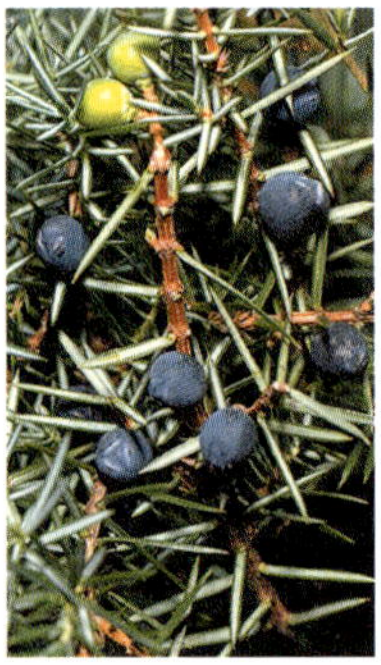

Neben der Wacholderbeerenkur nach Kneipp, etwas abgeschwächt – man startet mit vier Beeren, steigert jeden Tag um eine Beere bis zu 15 Wacholderbeeren am 12. Tag, um dann wieder täglich eine Beere weniger zu essen – ist auch der Wacholderspiritus das Mittel der Wahl: Die schmerzenden Stellen abends damit einreiben.

Wacholderspiritus: 150 g Wacholderbeeren in einem Liter Wasser weich kochen. Die Beeren abseihen, zerdrücken und mit derselben Flüssigkeit nochmals aufkochen. Dann durch ein Sieb passieren und mit Honig zu einem dicken Sirup anrühren.

Anwendung: Täglich einen Esslöffel voll.

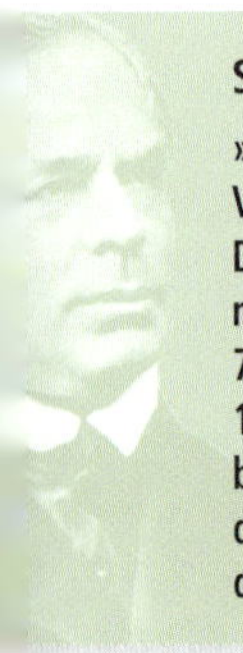

Sebastian Kneipp über den Wacholder:

»Solche die an schwachem Magen leiden, mögen das folgende Verfahren einhalten, gleichsam eine kleine erprobte Kur machen: Den ersten Tag sollen sie mit 4 Beeren beginnen, den zweiten Tag mit 5 Beeren fortsetzen, den dritten Tag sollen sie 6, den vierten 7 Beeren kauen und so mit Tagen und Beeren bis auf 12 Tage und 15 Beeren auf- und dann wieder auf 5 Beeren heruntersteigen, beim Absteigen jeden Tag eine Beere auslassend. Viele kenne ich, deren gasgefüllter und infolgedessen geschwächter Magen durch diese einfache Beerenkur gelüftet und gestärkt wurde.«

Löwenzahn, Taraxacum officinale Web.

Zubereitung, Tee: Zwei gehäufte Teelöffel Löwenzahnwurzeln samt Kraut mit 1/4 l kochendem Wasser zehn Minuten ziehen lassen.

Anwendung: Als Kur im Frühjahr und im Herbst etwa sechs bis acht Wochen lang täglich zwei Tassen trinken.

Brennnessel, Urtica dioica L.

Neben der Teekur mit Brennnesseln oder einer Mischung, in der Brennnessel enthalten ist, eignet sich Brennnessel-Presssaft hervorragend für eine Entschlackungskur bei Rheuma und Gicht.

Anwendung: Dreimal täglich einen Esslöffel mit Fruchtsaft verdünnt.

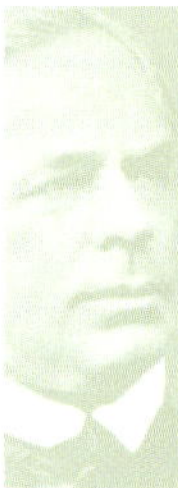

Sebastian Kneipp über die Brennnessel:

»Kräftiger als die Blätter wirken die Brennnesselwurzeln, ob man sie im Sommer grün ausgegraben oder im Winter gedörrt verwendet. Eine beginnende Wassersucht kann durch Tee von Brennnesselwurzeln behoben werden. Derselbe räumt überhaupt mit faulen Säften im Inneren gründlich auf.«

Teufelskralle, Harpagophytum procumbens

Der wirksame Teil dieser Pflanze, deren bis zu 1,5 m lange Triebe flach am Boden liegen und die rotviolette gloxinienähnliche Blüten bildet, ist die Wurzel.

Genauer gesagt die Speicherwurzel, die bis zu 20 cm lang und 6 cm dick werden kann und die wirksamen Bitterstoffe und Glykoside enthält.

Zubereitung: Vier bis fünf Gramm der fein geschnittenen bzw. grob gepulverten Wurzel werden mit 300 ml kochendem Wasser übergossen und sechs bis acht Stunden bei Raumtemperatur stehen gelassen. Der abgeseihte Tee wird in drei Teilen über den Tag verteilt getrunken.

Auf Grund des Geschmackes wird gerne auf die Kapseln mit dem Extrakt zurückgegriffen.

Teemischungen

Eine unterstützende Behandlung mit Heilpflanzenmischungen wie die folgende kann in der Rheumatherapie oft Besserung bringen und Medikamente einsparen helfen:

Hagebutte 25,0 g; Birkenblätter; Hauhechelwurzel; Faulbaumrinde; Löwenzahnwurzel; Löwenzahnkraut zu je 15,0 g.

Zubereitung: Zwei gehäufte Teelöffel der Teemischung werden mit 1/4 l siedendem Wasser übergossen und zehn Minuten lang ausgezogen. Zwei Tassen pro Tag sind die richtige Dosierung. Nach etwa vier Wochen muss eine längere Pause eingelegt werden.

Für sie und ihn

Auch gegen einige Probleme im Bereich der Intimzone sind Kräutlein gewachsen. Wenn bei ihr die allmonatlichen Beschwerden überhand nehmen und er keine Nacht durchschlafen kann, weil die Blase ein strenges Regiment führt, so kann durchaus eine Kur mit der richtigen Pflanze Linderung verschaffen.

Frauenmantel (Perlkraut), Alchemilla vulgaris L.

Als die Alchimisten bemüht waren, aus allen möglichen Ingredienzen den Stein der Weisen herzustellen, spielte der Frauenmantel eine wichtige Rolle. Genauer gesagt, seine Eigenheit, Tau zu sammeln, der in der Blattmitte, einer Perle gleich, zu finden ist. Dieses »Himmlische Wasser« war sehr gefragt. Der Frauenmanteltee ist als Hausmittel gegen zu starke Monatsblutungen und Wechselbeschwerden, auch bei Weißfluss (Fluor Albus) junger Frauen (Waschungen) sehr gefragt. Frauenmantel – es wird die Pflanze ohne Wurzel verwendet – hilft auch gegen Hautunreinheiten.

Zubereitung: Einen schwach gehäuften EL des Krautes mit 1/4 l Wasser zum Sieden bringen, warm stellen und etwa 12 – 15 Min. ziehen lassen, abseihen.

Anwendung: Ein bis drei Tassen täglich.

Sonstiges: Waschungen mit Frauenmanteltee werden auch bei eiternden Wunden, entzündeten Augen und nässenden Ekzemen durchgeführt.

Schmalblättriges Weidenröschen (Feuerkraut), Epilobium angustifolium L.

Von den rund 20 Weidenröschenarten in Europa sind die schmalblättrige und auch die kleinblütige Art als wirksames Mittel gegen Prostata und Blasenbeschwerden von der Wissenschaft entdeckt worden. Das ß-Sitosterin ist jener Inhaltsstoff, der auf die Blase wirkt, aber auch Gerbstoffe, Schleim und Zucker tragen das ihre zur Wirkung bei.

Zubereitung: Ein bis zwei gehäufte Kaffeelöffel der getrockneten Pflanze mit 1/4 l kochendem Wasser überbrühen, kurz aufkochen und dann vor dem Abseihen 10 Minuten ziehen lassen.

Anwendung: Zweimal täglich eine Tasse warm trinken – am besten als Kur mehrere Wochen lang.

Sonstiges: Die Blätter des Weidenröschens werden in Russland statt des schwarzen Tees als so genannter »Koptischer Tee« verwendet.

Zwei bewährte Teemischungen

Gegen übermäßige Beschwerden bei der Monatsblutung lohnt es sich, einmal folgende Mischung auszuprobieren:

Weiße Taubnessel, Akazienblüten, Frauenmantel, Hirtentäschl, Zinnkraut, Johanniskraut, Schafgarbe, Vogelknöterich, zu gleichen Teilen.

Bei Prostatabeschwerden reiferer Männer hat sich wegen der guten Verträglichkeit folgende Mischung bewährt:

Weidenröschen 25,0 g; Löwenzahn 5,0 g; Orthosiphonblätter 5,0 g; Maiskorb 5,0 g; Bärentraubenblätter 30,0 g; Bruchkraut 30,0 g.

Zubereitung: Etwa 2 TL mit siedendem Wasser (ca. 150 ml) übergießen und 10 Minuten ziehen lassen, abseihen.

Diese Kräuter gehören in Ihre Heilkräuter-Hausapotheke:

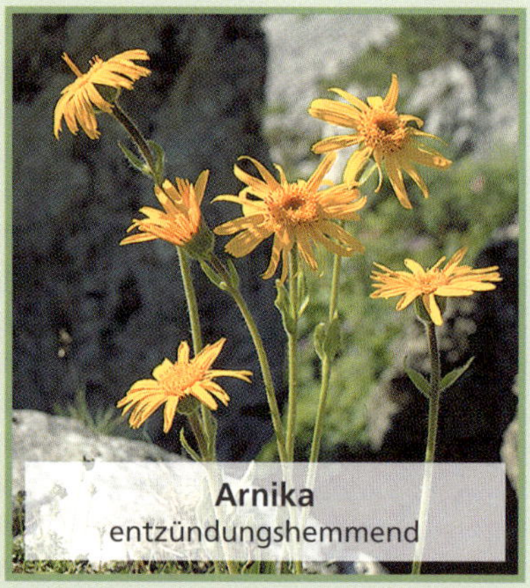
Arnika
entzündungshemmend

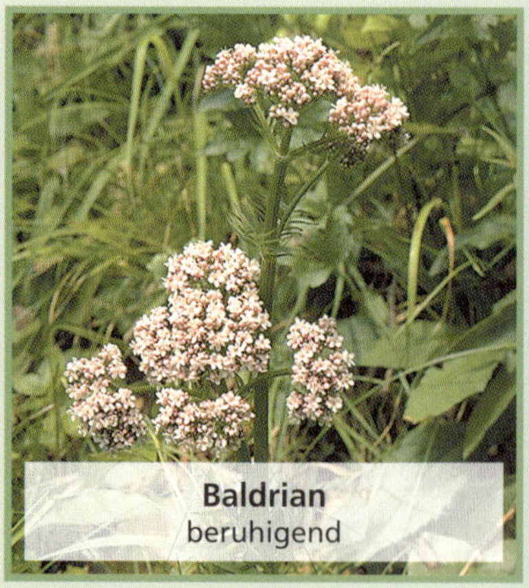
Baldrian
beruhigend

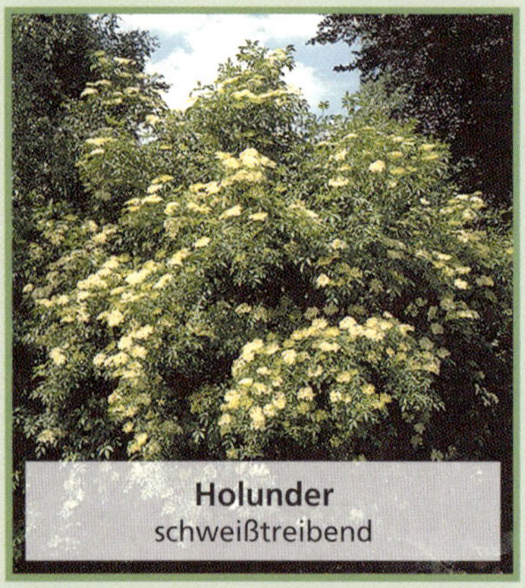
Holunder
schweißtreibend

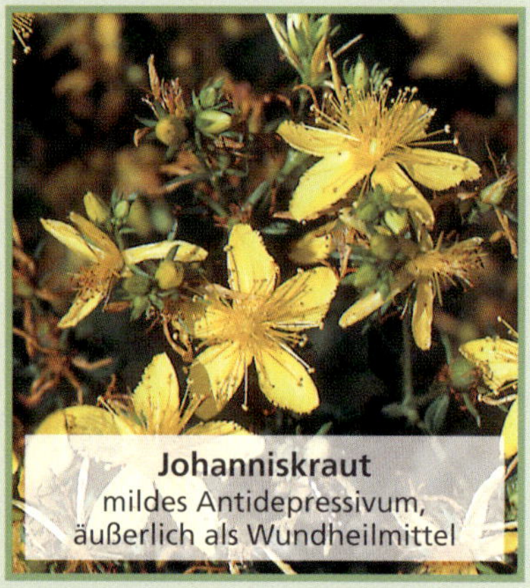
Johanniskraut
mildes Antidepressivum, äußerlich als Wundheilmittel

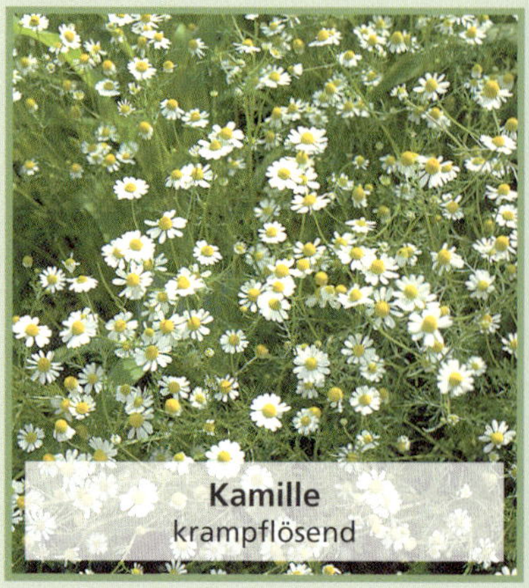
Kamille
krampflösend

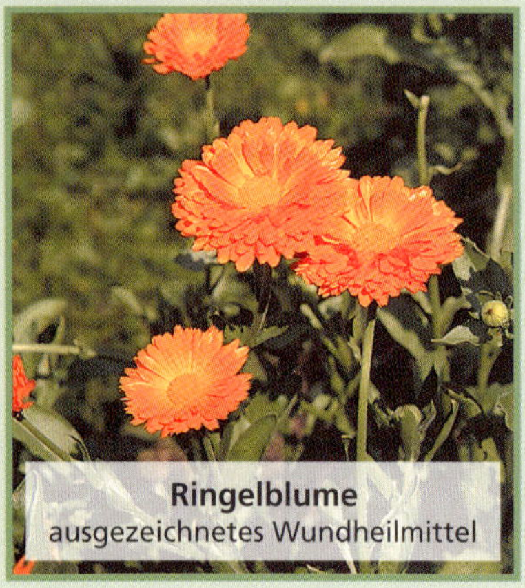
Ringelblume
ausgezeichnetes Wundheilmittel

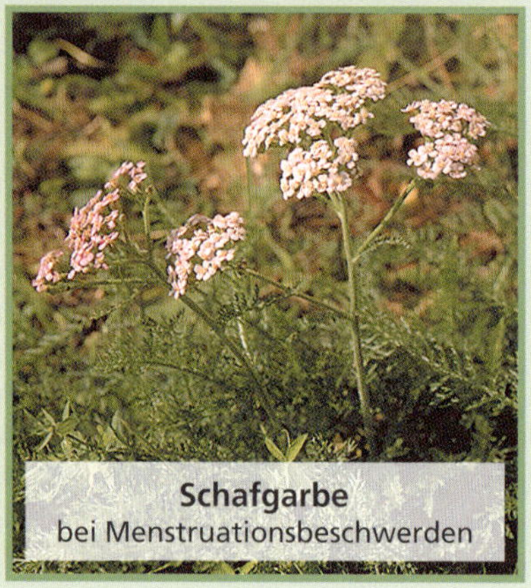
Schafgarbe
bei Menstruationsbeschwerden

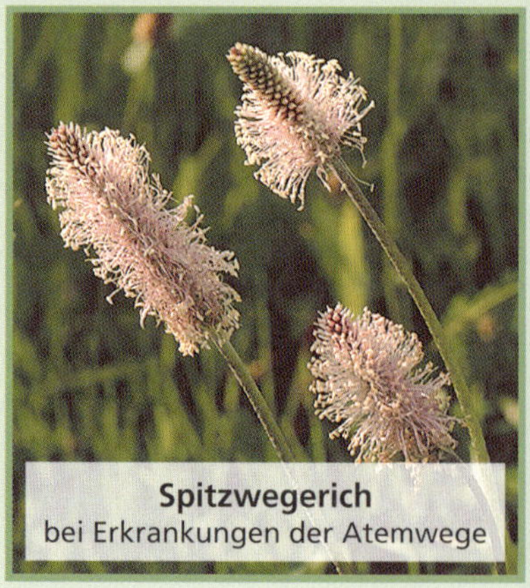
Spitzwegerich
bei Erkrankungen der Atemwege

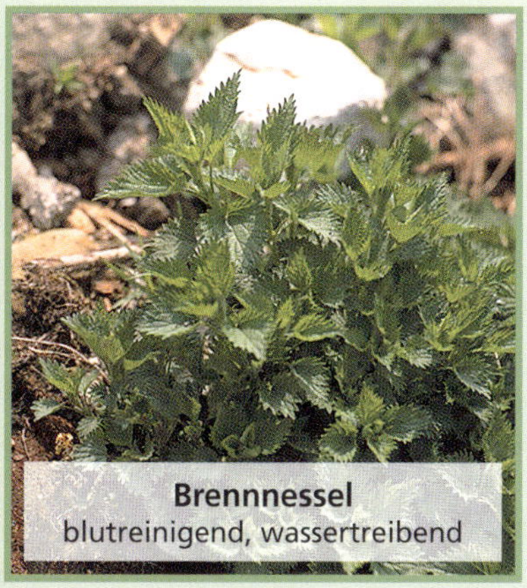

Brennnessel
blutreinigend, wassertreibend

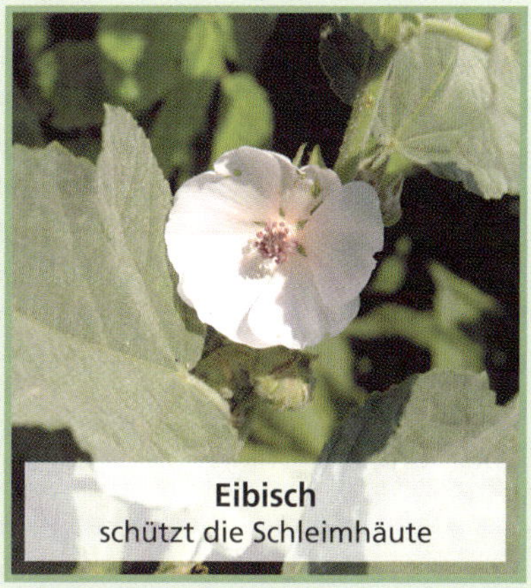

Eibisch
schützt die Schleimhäute

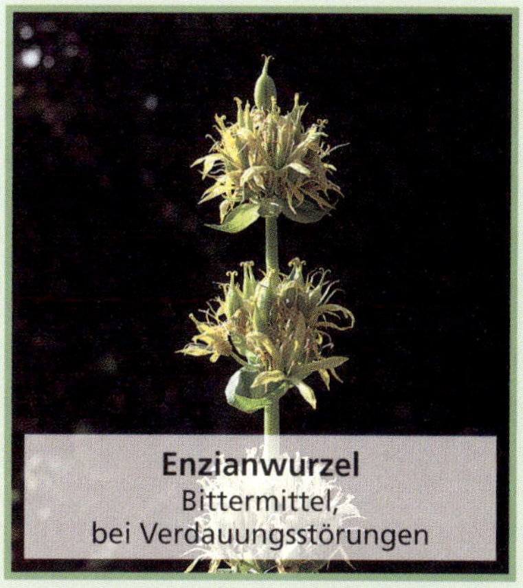

Enzianwurzel
Bittermittel,
bei Verdauungsstörungen

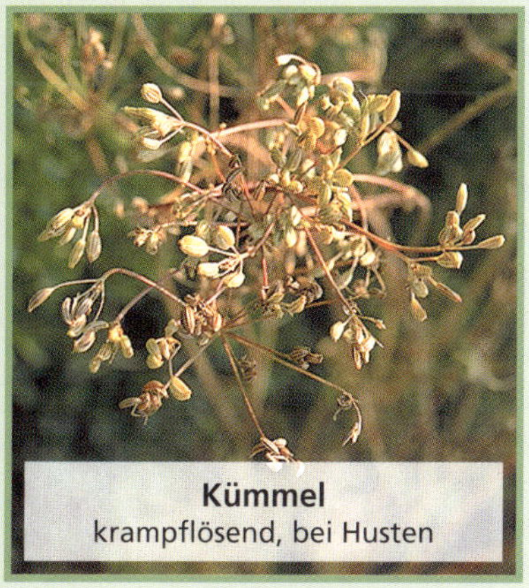

Kümmel
krampflösend, bei Husten

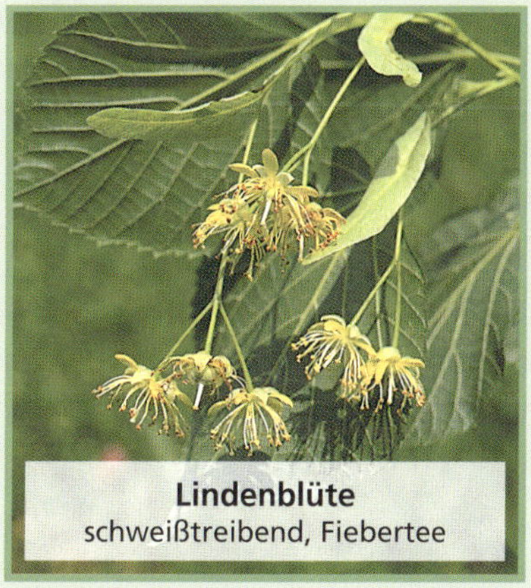

Lindenblüte
schweißtreibend, Fiebertee

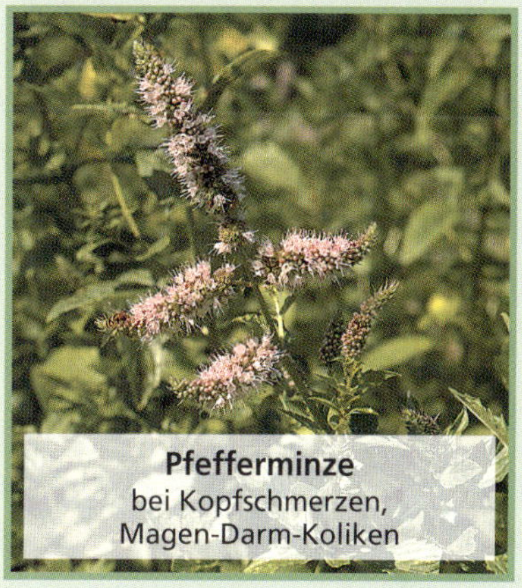

Pfefferminze
bei Kopfschmerzen,
Magen-Darm-Koliken

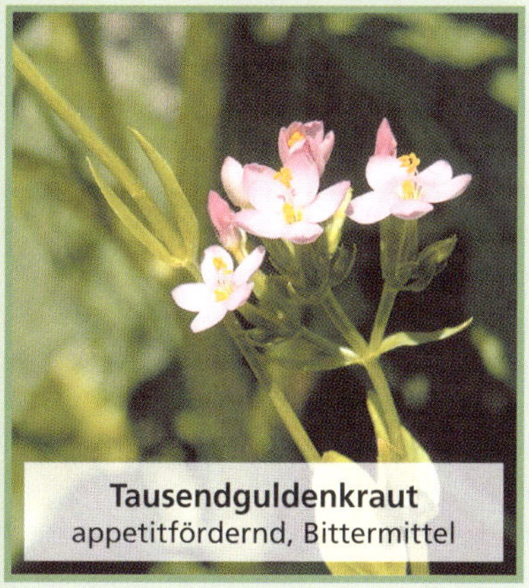

Tausendguldenkraut
appetitfördernd, Bittermittel

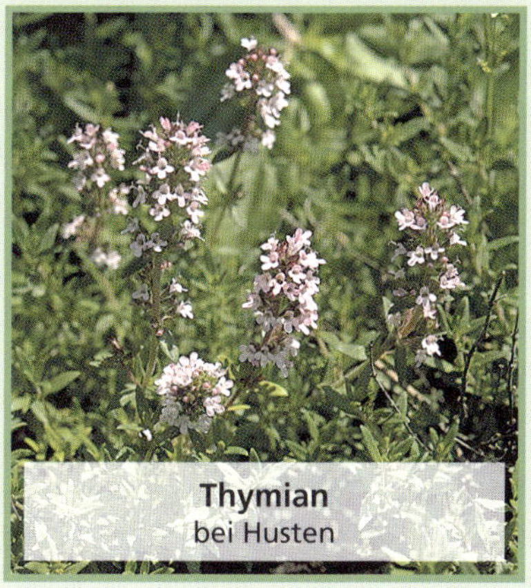

Thymian
bei Husten

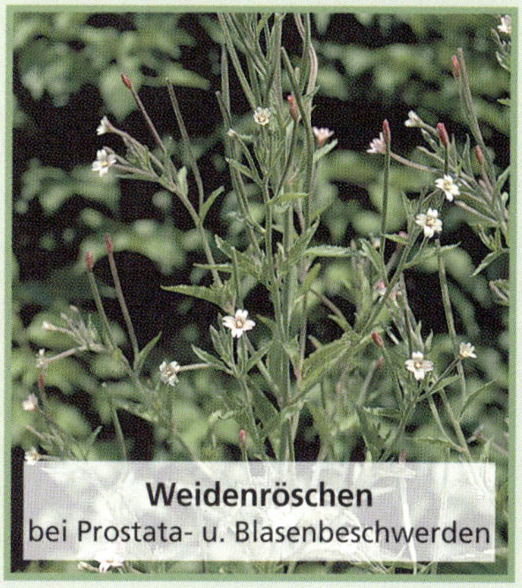

Weidenröschen
bei Prostata- u. Blasenbeschwerden

Kräuterkissen

Vorübergehend beinahe in Vergessenheit geraten, werden die duftenden, beruhigenden, heilenden Pölsterchen nun wiederentdeckt.

Die Zeit, in der Menschen zunehmend ablehnen, bei kleinen Unpässlichkeiten mit »Kanonen auf Spatzen« zu schießen und geballe Chemie für schwere Fälle reservieren, räumt den Kräuterkissen wieder einen festen Platz im Alltag ein.

Kräuterkissen können zu unterschiedlichen Zwecken eingesetzt werden: um Befindlichkeitsstörungen sozusagen im Schlaf zu korrigieren, um ein angenehmes Flair in der Wohnung zu verbreiten, um dezent seine Duftnote bei Kleidung und Wäsche zu unterstreichen und nicht zuletzt, um unliebsame »Gäste« aus den Kleider- und Wäscheschränken fernzuhalten.

Das klassische Kräuterkissen – das Schlafkissen (Nachfahre der einst mit Kräutern gefüllten Matratzen und Polster) – wirkt vor allem bei Einschlafstörungen, Kopfschmerzen, Migräne und Nervosität: Die in den Heilkräutern des Kissens enthaltenen ätherischen Öle lösen sich durch die Körperwärme und entfalten über die Atemwege ihre Wirkung. Kräuterkissen gibt es fertig im Handel, sie können aber auch selbst angefertigt werden.

Als Mini-Ausgabe sind sie auch hübsche kleine Mitbringsel.

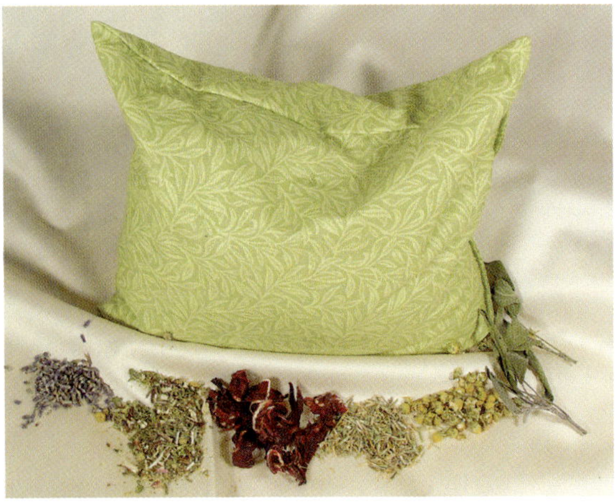

Beruhigungs- und Einschlafkissen

Hopfen-, Lavendel-, Orangen- und Kamillenblüten sowie Pfefferminze, Melisse und Thymian erleichtern das Einschlafen und lindern Nervosität.

Kopfschmerzkissen

Pfefferminze, Krauseminze und Wasserminze zu gleichen Teilen, dazu etwa ein Esslöffel gestoßene Gilgenwurzel (Gelbwurzel) als Fixiermittel.

Kräuterkissen sind maximal ein Jahr wirksam, dann müssen sie erneuert werden. Sparsame leeren den Inhalt nicht gleich in die Bio-Tonne: Sie gönnen sich damit abschließend noch ein Kräuterbad!

Ein – durchaus wirksamer – Trick ist übrigens, die Kräuter durch ätherische Öle zu regenerieren.

Man kann auch das Kissen mit weichem Material (vorzugsweise Schafwolle) füllen, im Kern deponiert man den mit vier bis fünf Tropfen Öl versehenen Duftträger, am besten ein Stück Filz.

Die ätherischen Öle wählt man nach seinen Bedürfnissen.

Mottenkissen

Die gefräßigen Schädlinge, die es auf unsere Textilien abgesehen haben, meiden unter anderem den Geruch von Beifuß, Eberraute, Lavendel, Majoran, Minze, Rosmarin, Salbei, Thymian, Waldmeister und Zypressenkraut. Entsprechende Mischungen – beispielsweise zwei Esslöffel Lavendelblüten mit je einem Esslöffel Majoran und Waldmeister – schützen vor Motten.

Der »Dreh« mit dem ätherischen Öl klappt auch hier: Citronellöl, Lavendelöl, Nelkenöl, Patchouliöl und Zedernholz stehen zur Auswahl.

Die wichtigsten Heilpflanzen im Überblick

ABKÜRZUNGEN

Anwendungsgebiete

E = Erkältungskrankheiten
EWG = Entzündungen, Wunden, Geschwüre
Ge = Gelenke, Rheuma, Gicht
HKB = Herz, Kreislauf, Blutdruck
N = Nerven
LG = Leber, Galle
NB = Nieren, Blase
MD = Magen, Darm
Sie = Weibl. Unterleibsbereich
Er = Männl. Unterleibsbereich

Pflanzenteile, die Wirkstoffe enthalten

P = Verwendete Pflanzenteile
K = Kraut (gesamte oberirdische Pflanze)
W = Wurzel (unterirdische Pflanze)
S = Früchte oder Samen
B = Blätter
F = Blüten
R = Rinde
N = Nadeln
Kn = Knospen

V = Verträglichkeit

1 = Auch in großen Mengen und bei Dauergebrauch relativ unschädlich.
2 = Überdosierung und /oder Dauergebrauch können zu Schädigungen führen.
3 = Überdosierung und Dauergebrauch führen zu schweren Schädigungen.
? = Die Pflanze ist wissenschaftlich noch nicht genügend untersucht.
X = Medizinisch und/oder volksmedizinisch verwendet.

	E	EWG	Ge	HKB	N	LG	NB	MD	Sie	Er	P	V	
Ackerschachtelhalm, Zinnkraut		X						X			K	2	blutstillend
Ackerwinde								X			W	1 ?	Wurzelextrakt: blutgerinnungsfördernd
Aloe						X		X			B	2	verwendet wird der eingedickte Saft der Blätter, stark abführend, nierenreizend
Ammei	X			X			X				S	2	krampflösend
Anis								X			S	2	blähungswidrig, Husten
Arnika		X	X	X	X			X	X		F	3	entzündungshemmend
Artischocke						X		X			B, W	1	blutzuckersenkend; bei Arteriosklerose und Hautkrankheiten
Augentrost											K	2 – 3	Augenerkrankungen

	E	EWG	Ge	HKB	N	LG	NB	MD	Sie	Er	P	V	
Bärentraube							X				B	2 – 3	hoher Gerbstoffgehalt, Vorsicht bei empfindlichem Magen
Bärlauch	X	X		X		X		X	X		K	1	blutreinigend
Baldrian				X	X			X			W	2	beruhigend, krampflösend
Basilienkraut								X			K	2	milchtreibend
Berberitze, Sauerdorn			X			X	X	X			W, R	3	leber- und gallenwirksam
Bibernelle	X							X			W, S	2	Erkrankungen der Atemwege
Birke			X					X			B	1 ?	Hauterkrankungen; blutreinigend
Bitterklee, Fieberklee			X		X	X		X			B	2	fiebersenkend
Blutwurz		X						X			W	2	blutstillend; entzündungshemmend (Mundhöhle und Rachen)
Bockshornklee	X	X									S	1 ?	blutzuckersenkend; bei Erschöpfungszuständen
Boldo						X	X	X			B	2	soll beruhigend und schlaffördernd wirken (volksmed.)
Brennnessel		X	X				X	X			K	1	blutungsstillend, blutbildend und -reinigend
Brombeere								X	X		S, B	1	Schmuckdroge
Bruchkraut							X	X			K	2	blasenwirksam
Brunnenkresse		X									K	1	chron. Hauterkrankungen; Erkrankungen der Mundschleimhäute
Buchweizen			X	X		X					S	2	Hauterkrankungen; venenwirksam
Dill						X		X			S	2	verdauungsfördernd
Eberraute								X			K	2	Anämie, Appetitlosigkeit
Ehrenpreis	X						X				K	2	Hauterkrankungen; auswurffördernd
Eibisch	X							X			K	1	schützt die Schleimhäute
Eisenkraut		X			X	X	X	X	X		K	2	Mund- und Rachenraum; blutbildend
Engelsüß	X										W	2 ?	Schutzmittel für Schleimhäute; auswurffördernd
Enzian (Gelber)				X	X	X		X			W	1 – 2	blutbildend, tonisierend
Eukalyptus	X		X								B	1 – 2	meist wird das ätherische Öl verwendet, Inhalation, Salbe
Faulbaum								X			R	2 – 3	unreife Beeren und frische Rinde giftig, altes Abortusmittel
Feige								X			S	1	leichtes Abführmittel
Fenchel	X							X			S	1	Augenerkrankungen, blähungswidrig

	E	EWG	Ge	HKB	N	LG	NB	MD	Sie	Er	P	V	
Fichte			X		X		X	X			N	3	auswurffördernd
Flohsamen								X			S	1 ?	Quellmittel, abführend
Frauenmantel	X	X							X		K	1 ?	volksmedizinisch vielseitig verwendet: Monats- und Wechseljahrbeschwerden
Gänseblümchen	X	X									K	1 ?	stoffwechselanregend
Gänsefingerkraut								X	X		K	1	krampflösend, möglicherweise herzwirksam
Geißraute, Geißklee								X			K	2 – 3	leicht blut- und harnzuckersenkend, Milchsekretionssteigerung
Gingko				X							B	1 – 2	meist wird die alkoholische Tinktur gebraucht
Ginseng											W	1 ?	Stärkungs- und Stimulierungsmittel, steigert körperliche und geistige Leistungsfähigkeit
Goldrute		X	X			X	X	X		X	K	1 ?	chronische Hauterkrankungen (Ekzeme)
Hafer		X			X			X			K, S	1	beruhigend
Hauhechel							X				W, K	1	blasenwirksam
Heidekraut			X				X	X			K	1	vor allem volksmedizinisch: entschlackend
Heidel-, Blaubeere		X						X			B, F	2	Blätter bei Dauergebrauch giftig
Herzgespann				X	X			X	X		K	2	»kleine« Herztherapie
Hibiskus								X			F	1	als »Malventee« in Teebeuteln
Himbeere	X								X		S, B	1	Schmuckdroge
Hirtentäschel				X				X	X		K	2	blutungsstillend, Wirkung nicht gesichert
Holunder	X										F, W, S, R, B	1	Schnupfenmittel (homöopathisch), Vorbeugung gegen Erkältungskrankheiten, schweißtreibend
Hopfen		X			X						S	2	beruhigend
Immergrün		X							X		K	3	nicht während der Schwangerschaft
Indischer Blasen/ Nieren-Tee							X			X	B	1 – 2	blasenwirksam
Isländisch Moos	X							X			K	1 – 2	Husten
Johanniskraut		X	X	X	X	X		X			K	2 – 3	Achtung vor intensiver Lichtbestrahlung (Hautreaktionen)
Kalmus			X			X		X			W	2	chronische Verdauungsstörungen
Kamille	X	X			X			X	X		F	1 (2)	krampflösend (bei Koliken)
Kamille, römische	X				X			X			K	2	ähnlich Echter Kamille, krampflösende Wirkung

	E	EWG	Ge	HKB	N	LG	NB	MD	Sie	Er	P	V	
Kirsche, Weichsel							X	X			S	1	Fruchtstieltee, harntreibend und gegen Durchfall
Knoblauch	X	X		X		X		X	X		W	1 – 2	Berührungsallergien, reines ätherisches Öl wirkt hämolytisch
Kondurango								X			R	1 – 2	Magen-/Bittermittel
Königskerze		X	X		X				X		K	1	chronische Bronchitis, Asthma; auswurffördernd
Koriander								X			S	2	Bestandteil des »Karmelitergeistes« (Einreibung bei Rheuma und Gelenkleiden)
Kornblume								X			F	1 ?	Schmuckdroge
Kümmel			X			X		X			S	2	krampflösend (bei Koliken)
Kürbiskerne										X	S	2	für die Prostata
Labkraut		X				X		X			K	1 ?	Krebsmittel (Frischsaft); in der Medizin fast nicht verwendet
Lavendel					X	X					K	1	beruhigend (Herz, Nerven, Migräne usw.)
Liebstöckel								X	X		W, K	2	Wurzeln nierenreizend
Linde	X		X						X		F	2	schweißtreibend
Löffelkraut							X	X			K	1 ?	blutreinigend; Erkrankungen der Mundschleimhäute
Löwenzahn			X			X		X			B, W	2 – 3	Milchsaft giftig; entwässernd
Lorbeer			X					X			B	2	Hautkrankheiten
Lungenkraut	X							X			K	2 ?	Erkrankungen der Atemwege, chronischer Husten
Mädesüß, großes	X		X				X	X			K	2	schweißtreibend
Mäuseklee		X						X			K	1	Entzündungen im Mund- und Rachenraum
Majoran		X				X		X			K	1 ?	entspannend auf Verdauungs- und Unterleibsorgane
Majoran, wilder					X			X	X	X	K	2	Krampfhusten, Gurgelmittel
Malve, Käsepappel	X	X						X			B, K	1	schützt die Schleimhaut
Mariendistel						X					S	2 ?	leberwirksam
Meerrettich, Kren	X		X					X			W	1	Hautreizmittel
Mistel			X	X	X						K	3	bösartige Tumoren; blutdruckregulierend
Odermennig	X							X			K	1– 2	volksmedizinisch verwendet: gallenwirksam
Pappel			X				X			X	Kn	1	Verbrennungen; Hämorrhoiden
Paprika			X					X			S	3	Hautreizmittel, äußerlich

	E	EWG	Ge	HKB	N	LG	NB	MD	Sie	Er	P	V	
Passionsblume					X						K	1	beruhigend
Pfefferminze	X		X			X		X			B	2	Kopfschmerzen; Mund- und Rachenraum
Pfingstrose											W	3	Schmuckdroge
Preiselbeere							X	X			B	2	Ersatz für Bärentraube
Quecke		X	X				X	X			W	1	blutreinigend; hautreinigend
Ringelblume		X					X	X	X		F	1 ?	ausgezeichnetes Wundheilmittel
Rosmarin		X		X	X				X		K	2	Tee in größeren Mengen und reines ätheriches Öl gefährlich
Rosskastanie				X							S	2	durchblutungsfördernd, venenwirksam
Rote Rübe											W	1	Zusatzbehandlung bei Krebs und Bestrahlungen
Sägepalme										X	S	1	für die Prostata
Salbei	X	X			X			X	X		B	2 – 3	schweißhemmend, Gurgelmittel bei Entzündungen, Vorsicht: große Mengen innerlich genommen sind gefährlich
Schafgarbe		X	X	X		X	X	X	X		K	2	frischer Pflanzensaft verursacht Lichtüberempfindlichkeit der Haut; Tee nicht überdosieren
Schlehe								X			F, S	1 – 2	kräftigend; beruhigend
Schlüsselblume					X		X				W, F	2	auswurffördernd (Husten)
Sellerie			X				X	X	X		W	2	abführend
Senf, schwarz	X		X				X	X			S	2 ?	hautreizend; Pflaster gegen Organerkrankungen über zugehörigem Hautsegment
Senf, weiß	X		X	X	X			X			S	3	Hauterkrankungen; hautreizend
Senna								X			B, S	2	nicht für den Dauergebrauch, nicht für Schwangere geeignet
Sonnenhut	X	X									W, K	2	Hautkrankheiten, Wunden, Geschüre, Fischpresssaft abwehrsteigernd
Spargel			X	X			X	X			W	2	entwässernd, entschlackend
Spitzwegerich	X	X									K	1 ?	Erkrankungen der Atemwege
Steinklee-Arten		X	X	X							K	3	homöopathisch bei Kopfschmerzen
Stiefmütterchen		X	X				X	X			K	2 – 3	auswurffördernd; Hauterkrankungen
Stinkender Storchschnabel		X	X					X			K	2 ?	»Bitterstoff« noch unerforscht
Taigawurzel, Eleutherococcus											W	1	Stärkungsmittel zur Steigerung von Leistung und Abwehrkräften

	E	EWG	Ge	HKB	N	LG	NB	MD	Sie	Er	P	V	
Taubnessel, weiße					X		X		X		F, K	1 ?	Volksmedizin – gegen Periodenbeschwerden
Tausendguldenkraut				X	X	X		X			K	2	tonisierend, blutbildend, Fiebermittel
Teufelskralle			X								W	1 – 2	entschlackend, bei Rheuma
Thymian		X						X			K	1 ?	alle Arten von Husten
Veilchen	X		X				X	X			W	2	auswurffördernd
Vogelknöterich		X						X	X		K	1 ?	blutungsstillend
Wacholder		X	X				X	X			S	2 – 3	Hautkrankheiten; nierenreizend
Walderdbeere						X		X			S, B	1	Frostbeulen; Blätter in Teemischungen
Waldmeister											K	3	volksmedizinisch: magen-, darm- und leberwirksam
Walnussbaum		X						X			B	2	Hautkrankheiten
Wegwarte						X		X			W	2 ?	Milzmittel
Weide			X		X						R	2	nicht bei Schwangerschaft; Inhaltsstoff wie Aspirin
Weidenröschen							X			X	K	1	für die Prostata
Weinstock								X			S	1	durchblutungsfördernd, venenwirksam
Weißdorn				X							F	1	»kleine« Herztherapie
Wermut						X		X			K	3	Appetitlosigkeit
Ysop	X							X			K	2	bei Asthma bronchiale
Zimt								X			R	1 – 2	magenstärkend
(Zitronen-) Melisse					X			X			B	1 ?	gegen Übelkeit und Erbrechen; beruhigend

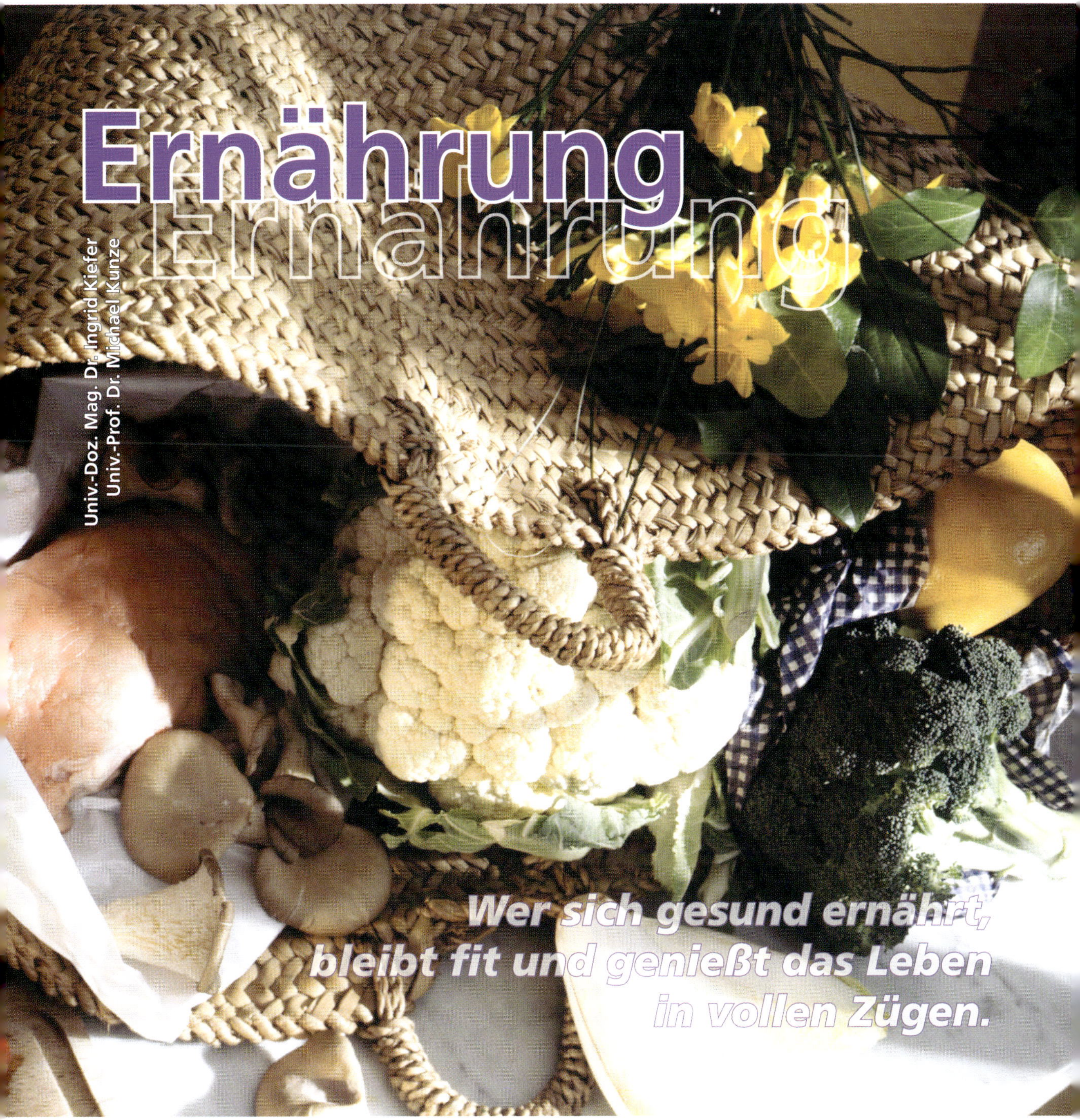

Ernährung

Ernährung

Univ.-Doz. Mag. Dr. Ingrid Kiefer
Univ.-Prof. Dr. Michael Kunze

Wer sich gesund ernährt, bleibt fit und genießt das Leben in vollen Zügen.

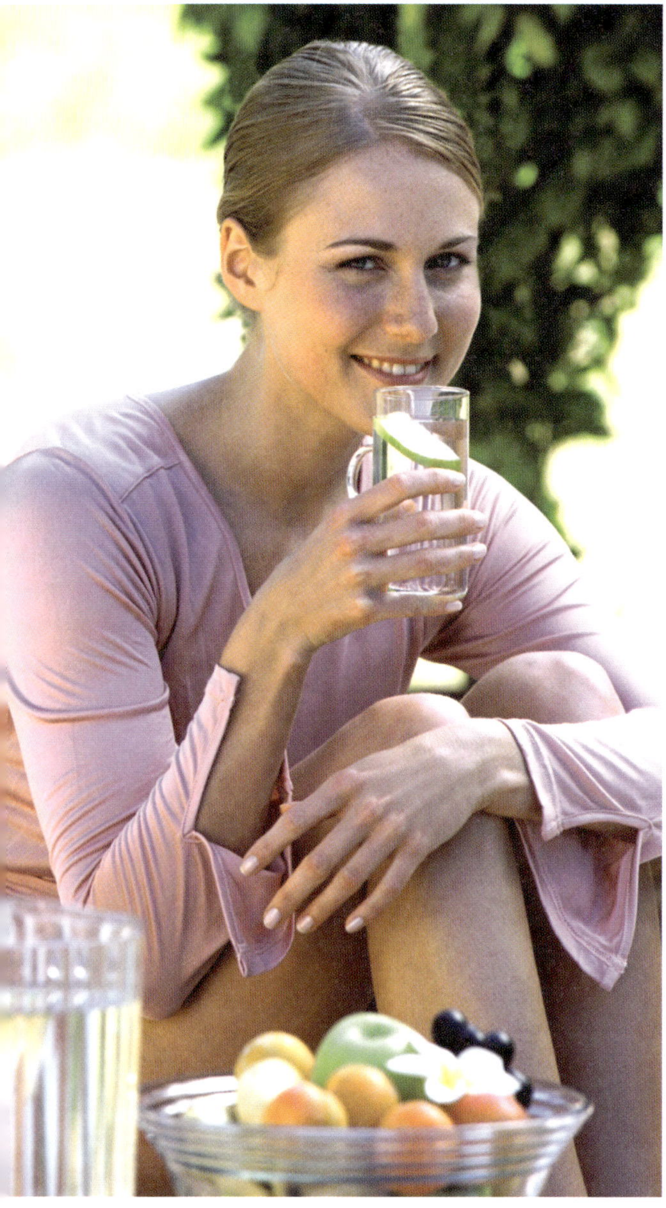

Kaum ein anderes Thema ruft größeres Interesse hervor, wenn von Gesundheit und Lebensstil die Rede ist.

Fast täglich werden wir mit Informationen »gefüttert«. Meist sind solche Botschaften aber sehr unterschiedlich und Unsicherheit und Verwirrung sind die Folge.

Daher ist es notwendig, sachlich richtige Unterlagen zusammenzustellen, um Interessierten die Möglichkeit zu geben, sich über das Thema Ernährung zu informieren. Andererseits müssen auch den Multiplikatoren – wie sie von Kommunikationswissenschaftern genannt werden – Grundlagen für die eigene Beratungs- und Informationstätigkeit zur Verfügung gestellt werden.

In diesem Zusammenhang ist auf die Grundsätze der modernen Ernährungsberatung hinzuweisen, die sich auch mit der Tatsache auseinandersetzen muss, dass große Teile der Menschheitsgeschichte von einem Mangel an Nahrung geprägt waren, wir aber nun, zumindest in unseren Breiten, in einem Zeitalter der reichlichen Versorgung mit Nahrung leben.

Heute kennt die moderne Ernährungsberatung so gut wie keine Verbote mehr, sondern zielt darauf ab, den richtigen Umgang mit dem breiten Nahrungsangebot zu vermitteln.

Sinnvolle Ernährung ist eine besonders wichtige Verhaltensform in der modernen Kommunikationsgesellschaft. Ein möglichst hohes Informationsniveau ist die Voraussetzung für optimales Ernährungsverhalten. Dieses wird aber nicht nur von gesundheitlichen Überlegungen beeinflusst. Eine ebenso große Rolle spielen Aspekte des sozialen Erlebens und des Genusses.

Dieses Kapitel soll einen Beitrag leisten, sich »richtig ernähren« zu können.

Ernährung im Wandel der Zeiten

Wir werden heute mit unzähligen, oft widersprüchlichen Ernährungsempfehlungen konfrontiert, einige davon entbehren jeder wissenschaftlichen Grundlage. Zwangsläufig stellt man sich irgendwann die Fragen: »Was darf ich überhaupt noch essen, was soll ich essen?«

Dem Essen kommt eine wesentlich größere Bedeutung zu, als nur die Nahrungsaufnahme, also dem Körper Energie, Vitamine, Mineralstoffe und alles andere Notwendige zuzuführen.

Abgesehen davon steht Essen in engem Zusammenhang mit Gesundheit und Krankheit, aber auch mit Unterhaltung, Kultur, Bedürfnisbefriedigung und anderen menschlichen Lebensumständen.

Daher sollte der Problemkreis »Essen« nicht nur unter gesundheitlichen Aspekten betrachtet werden.

Ebenso wichtig sind guter Geschmack der Nahrungsmittel und die Freude am Essen an sich, die jede Nahrungsaufnahme begleiten sollte.

Größtes Problem unserer heutigen Gesellschaft ist keineswegs mehr eine unzureichende Versorgung mit Nahrung, sondern vielmehr ein Überangebot.

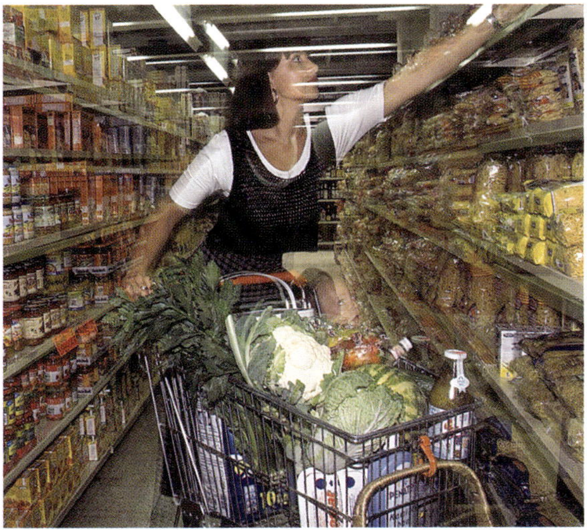

Trotzdem kann aber in Fällen extrem einseitiger Ernährung ein Defizit an bestimmten Nahrungsbestandteilen, zum Beispiel an Vitaminen, Mineralstoffen oder auch Kohlenhydraten, vorliegen. Ganz allgemein ist zu sagen, dass meistens zu viel und darüber hinaus auch einseitig gegessen wird. Aber auch Alkohol wird häufig in sehr großen Mengen getrunken.

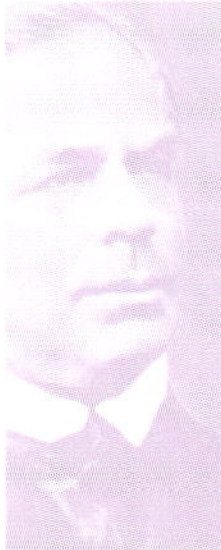

Sebastian Kneipp über Alkohol:

»Welche Torheit ist es, so viel Getreide, so viele Kartoffeln und ähnliche Nährmittel zum Branntweinbrennen zu verwenden und diese guten Nährstoffe der Menschheit zu entziehen, nur um dadurch viele Tausende ins Verderben und Elend zu bringen.«

Bewegungsmangel und Stress steigern noch zusätzlich das Risiko für so genannte »Wohlstandskrankheiten«, zum Beispiel Herz- und Kreislauferkrankungen.

Die tägliche Ernährung beeinflusst auf vielfältige Art unser Leben. Die Zusammenhänge zwischen Gesundheit und Wohlbefinden (Wellness) sowie körperliche und mentale Leistungsfähigkeit werden durch unser Ernährungsverhalten (mit-)beeinflusst.

Entwicklung des Essverhaltens in den letzten Jahrzehnten

In den letzten 50 Jahren hat sich unsere Ernährungsweise verändert. In den frühen 50er Jahren existierte die so genannte »Fresswelle«. Nach den Hungerjahren des Zweiten Weltkrieges galten Körperfülle und üppige Ernährung als Wohlstandssymbol. Wenige Jahre später kam es durch die Erkenntnis, dass Übergewicht zu zahlreichen Erkrankungen führen kann und durch geänderten Lebensstil sowie Lebensverhalten (verstärkte Berufstätigkeit von Frauen, geändertes Schönheitsideal, steigendes Interesse an Lebensmittelqualität u.a.) zu einer Wandlung des Ernährungsverhaltens.

Sebastian Kneipp über Körperbau:

»Es erscheint von großer Wichtigkeit, daß der Leib aus den besten Grundlebensmitteln aufgebaut werde. Nur dann ist er fest und ausdauernd, und nur dann fühlt sich der Geist wohl darin. Wie es einen Unterschied macht, ob man in einem festen, gesunden Hause wohnt, oder in einer morschen Hütte, so ist es auch für den menschlichen Geist wichtig, daß der Leib gesund und kräftig ist.«

Frische, Gesundheit und Vitaminreichtum wurden immer wichtiger und förderten in den 80er Jahren die Entstehung der »Vollwertwelle«. Auf Grund der doch häufig aufwendigen Zubereitungsarten verschwand diese aber schon wieder nach wenigen Jahren – aber die Vorliebe für Gesundes blieb und nahm sogar noch weiter zu. Nach dem »Vollwerttrend« folgten chronologisch gereiht die Diät-, Light- und Fastfoodwelle.

Derzeitige und zukünftige Schlagwörter reichen von Functional Food (Lebensmittel, welche eine oder mehrere Zielfunktionen im Körper über die entsprechenden Ernährungswirkungen hinaus positiv beeinflussen), Convenience Produkte (vorverarbeitete Nahrungsmittel), Wellness- und Bioprodukte, Ethnofood (vor allem asiatische, mediterrane und mexikanische Küche) bis hin zum Fingerfood (Essen ohne Besteck). Auch »Snacking« – der Trend zu Zwischenmahlzeiten – erfährt eine Aufwertung, schon jetzt stehen Snacks weit oben auf der Beliebtheitsskala der Konsumenten.

Das Essverhalten hat sich in den letzten Jahren dahin gehend verändert, dass weniger Fleisch, mehr Gemüse, weniger Fett, allgemein bewusster, allgemein gesünder und kalorienbewusster gegessen wird (Abb. 1).

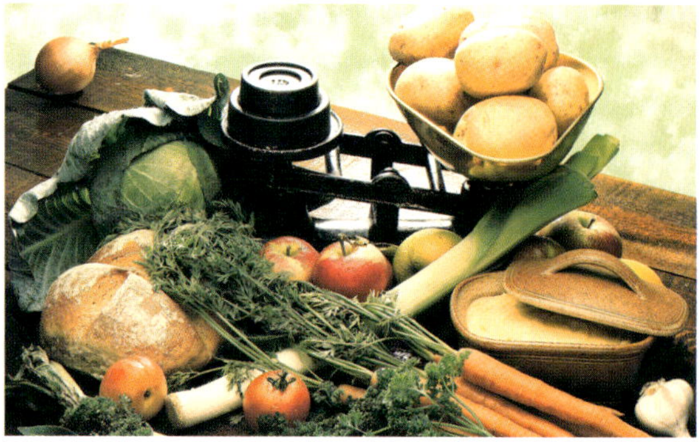

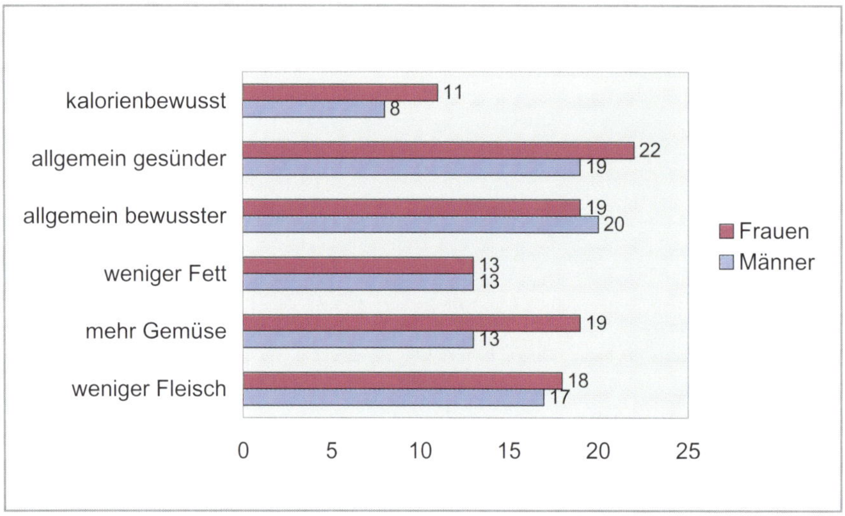

Abb. 1: Änderung des Essverhaltens in den letzten Jahren

Trotz Zunahme des Ernährungsbewusstseins ist der Geschmack des Essens das wichtigste Kriterium für die Nahrungsaufnahme. Wichtig ist aber auch eine natürliche, nicht gentechnisch veränderte Nahrung. Aber auch Vitaminreichtum und generell eine gesunde Kost sind für die Österreicher/-innen wichtig (Abb. 2).

Die Bedeutung des Essens im Sinne einer regelmäßigen Zusammenkunft der Familie geht jedoch zurück, da immer mehr Frauen berufstätig sind und daher weniger Zeit für eine aufwendige Haushaltsführung erübrigen können.

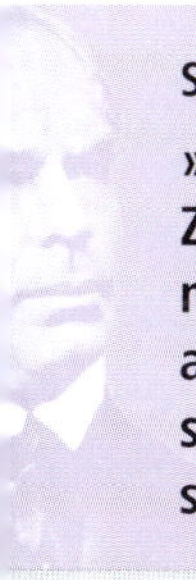

Sebastian Kneipp übers Kauen:

»Das, was man in seiner Trägheit mit den Zähnen versäumt hat, müssen die Gedärme nachholen; und da diese keine Zähne haben, also nicht aktiv arbeiten können, wird selbstverständlich diese Arbeit eine viel schwerere und umständlichere sein.«

Außerdem sind viele von uns durch die zunehmenden Distanzen zwischen Wohnort und Arbeitsplatz gezwungen, außer Haus zu essen. Auf diese Veränderung der Lebensgewohnheiten hat die Lebensmittelwirtschaft reagiert und bietet entsprechende Produkte an.

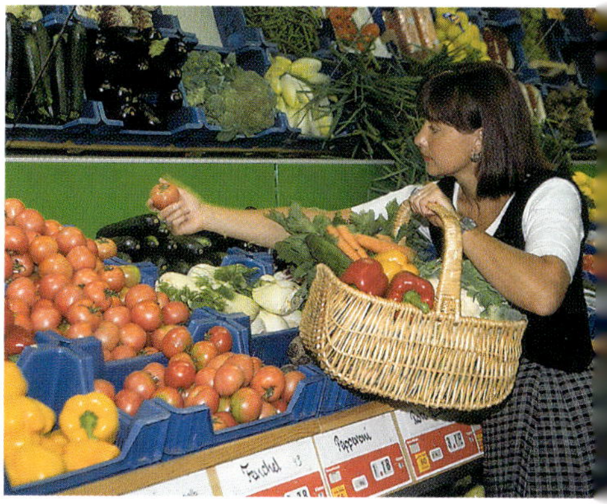

In Zukunft wird es zur Verstärkung des Ernährungsbewusstseins kommen. Die Hälfte der Bevölkerung legt nach wie vor größten Wert darauf, dass sie satt ist und ihr Essen schmeckt.

Weitere 37 % zeigen Interesse dafür, ob die konsumierten Nahrungsmittel auch »gesund« sind. Nur 13 % prüfen Ihre Nahrungsmittel im Hinblick auf deren Energiegehalt und halten eine bestimmte tägliche Höchstkalorienzahl ein.

50 % achten aber bereits beim Einkauf auf gesundheitsorientierte Produkte, wobei eine schlankheits- bzw. gesundheitsorientierte Ernährung bei Frauen einen wesentlich höheren Stellenwert hat als bei Männern.

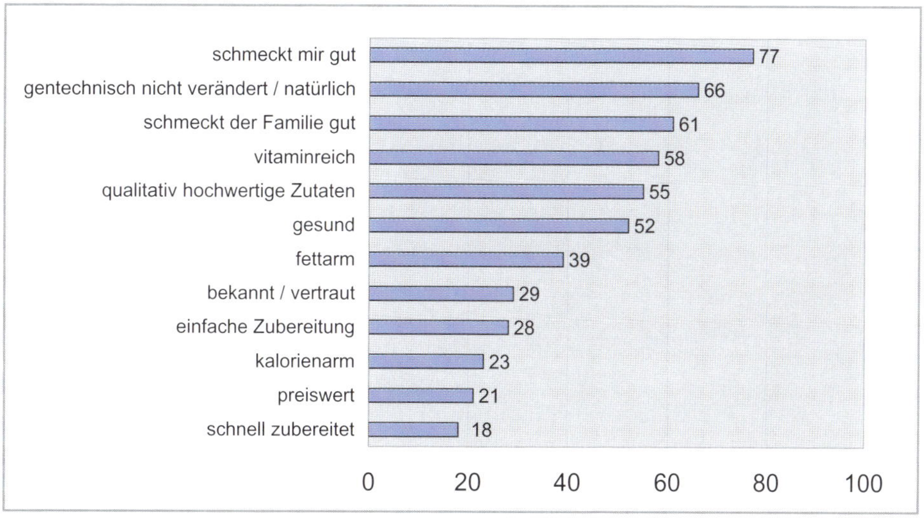

Abb. 2: Was ist beim Essen wichtig?

Zusammensetzung unserer Nahrung

Durch die Nahrung führen wir dem Körper eine Vielzahl von Lebensmitteln zu, die sich in ihrer Zusammensetzung unterscheiden. Lebensmittel liefern die Nährstoffe Fett, Eiweiß, Kohlenhydrate, die Wirkstoffe Vitamine, Mineralstoffe, Ballaststoffe sowie Geschmacks- und Aromastoffe. Eiweiß, Mineralstoffe und Wasser werden als Bausteine, Fett und Kohlenhydrate hauptsächlich als Brennstoffe verwendet.

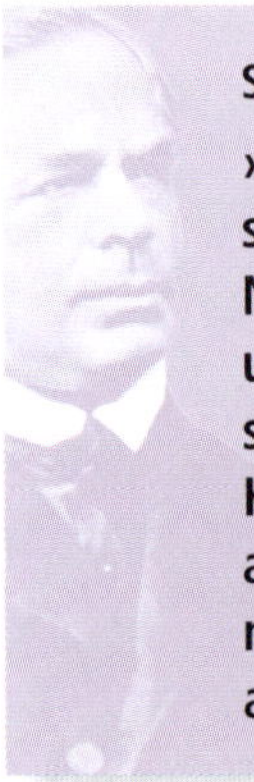

Sebastian Kneipp über Erdäpfel (Kartoffeln):

»Seit die Erdäpfel in Europa eingeführt sind, sind sie vielfach verfolgt und als Nahrung für die Menschen herabgesetzt und verworfen worden. Sie mußten das selbe Schicksal erleiden, wie so manche Kräuter und andere Nahrungsmittel. Wer aber ihren Wert erkennt und sich zunutze zu machen weiß, wird sie gewiß nicht gering achten.«

Nahrungsmittelkreis:

Der Nahrungsmittelkreis ist unterteilt in sieben Segmente, die stellvertretend für die Hauptlebensmittelgruppen stehen.

Die Größe der Segmente kennzeichnet die gewünschte Verzehrmenge und verdeutlicht das Verhältnis der Lebensmittelgruppen zueinander.

Die Zusammenstellung der Segmente signalisiert auch, dass die Ernährung so abwechslungsreich wie möglich gestaltet werden soll.

Gruppe 1: Brot, Nudeln, Kartoffeln, Reis und Getreideprodukte. Bei der Auswahl aus diesem Segment sollte Vollkornprodukten der Vorzug gegeben werden.

Gruppe 2: Gemüse und Hülsenfrüchte. Zum Teil als Rohkost essen, Auswahl des Gemüses nach dem saisonalen Angebot.

Gruppe 3: Obst

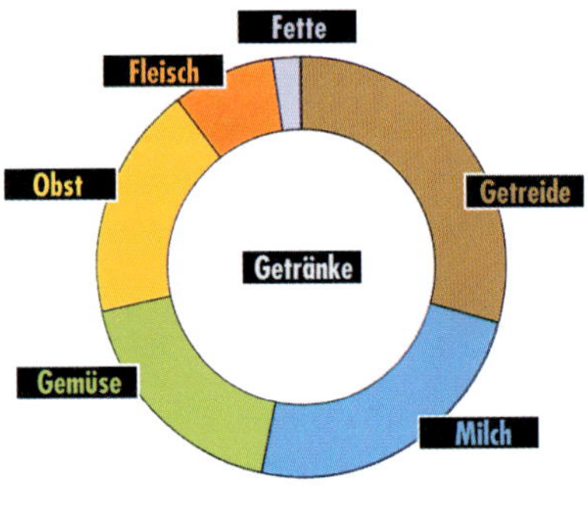

Gruppe 4: Getränke

Gruppe 5: Milch und Milchprodukte

Gruppe 6: Fisch, Fleisch, Wurst und Eier. Aus diesem Lebensmittelsegment sparsam, aber abwechslungsreich auswählen, fettarme Wurst- und Fleischsorten bevorzugen.

Gruppe 7: Fette (Butter, Pflanzenmargarine und Pflanzenöle).

Äußerst sparsam verwenden; auf versteckte Fette und fettarme Zubereitungsmethoden achten.

Eiweiß

Eiweiß dient dem Körper als Aufbausubstanz und lässt sich durch keinen anderen Nährstoff ersetzen. 8 von 20 Eiweißbausteinen (Aminosäuren) müssen mit der Nahrung zugeführt werden, da der Körper sie nicht selbst aufbauen kann.

Je ähnlicher das Nahrungseiweiß dem menschlichen Eiweiß ist, desto höher ist der Anteil an diesen acht essentiellen (lebensnotwendigen) Aminosäuren. Fehlt nur eine lebensnotwendige Aminosäure, kann aus dem Nahrungseiweiß kein körpereigenes Eiweiß aufgebaut werden.

Als Qualitätsmerkmal für Eiweiß gilt die biologische Wertigkeit. Sie gibt an, wie viel Gramm Körpereiweiß aus 100 Gramm Nahrungseiweiß gebildet werden.

Eine biologische Wertigkeit von 70 bedeutet also, dass aus 100 g Nahrungseiweiß 70 g körpereigenes Eiweiß gebildet werden können.

Tierische Lebensmittel haben auf Grund ihrer Aminosäurenzusammensetzung im Allgemeinen eine höhere biologische Wertigkeit als pflanzliche. Die höchste Qualität erreicht man, wenn man tierisches und pflanzliches Eiweiß miteinander ergänzt (= erhöhte biologische Wertigkeit).

Günstige Kombinationen sind:

- Getreide mit Milch, Fleisch, Fisch, Ei (Haferflocken in Milch, Reisauflauf, Reisfleisch, Vollkornbrot mit Topfenaufstrich),
- Kartoffeln mit Milch, Fleisch, Fisch, Ei (Kartoffeln mit Kräutertopfen),
- Hülsenfrüchte mit Milch, Fleisch, Fisch, Ei, Getreide (Bohnensuppe mit Reis, Erbseneintopf mit Brot).

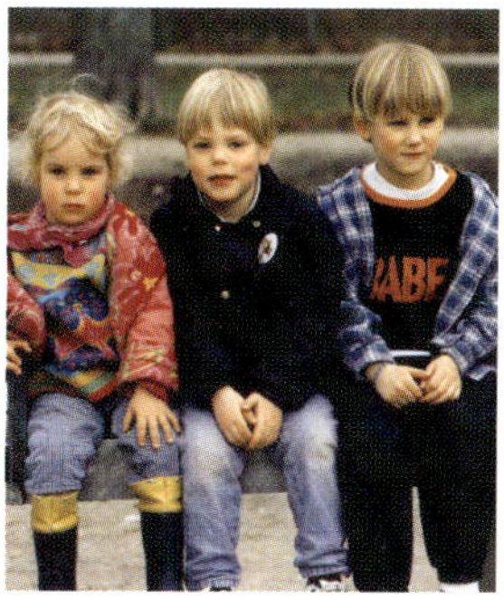

Eiweiß dient im Organismus in erster Linie als Gerüstsubstanz, findet sich aber auch in Körperflüssigkeiten, im Blut- und Muskelfarbstoff. Die empfohlene Eiweißzufuhr für den Erwachsenen liegt bei 0,8 g pro kg Körpergewicht pro Tag.

Einen erhöhten Bedarf haben Kinder, Jugendliche, Schwangere, Stillende und Schwerarbeiter. Ein Gramm Eiweiß liefert 17 kJ (4,1 kcal).

Sebastian Kneipp über Fische:

»Fische bieten dem Menschen viele Nährstoffe und enthalten ziemlich reichlich Eiweiß. Sie können nicht bloß empfohlen werden wegen ihres vorzüglichen Gehaltes, sondern auch deshalb, weil sie größtenteils wohlfeil sind und jedem leicht zu Gebote stehen.«

Sebastian Kneipp über Hülsenfrüchte:

»Ein billiges und nahrhaftes Nahrungsmittel sind die Hülsenfrüchte: Erbsen, Bohnen, Linsen; dieselben sind aber im Grossen und Ganzen schwer verdaulich, sie verursachen grosse Blähungen, und sind deshalb nicht Jedermann, besonders nicht solchen Leuten zu empfehlen, welche am Magen leiden, oder eine viel sitzende Lebensweise haben.«

Der menschliche Körper kann Eiweiß, im Gegensatz zu den Kohlenhydraten und Fetten, nicht speichern. Ein Zuviel an Eiweiß wird deshalb zur Energiegewinnung herangezogen. Dabei bleibt der Eiweißstickstoff über, der als Harnstickstoff über die Niere ausgeschieden werden muss.

Zu viel Eiweiß bedeutet für den Körper also eine Mehrbelastung der Nieren. Eine übermäßige Eiweißzufuhr hat aber auch noch andere Auswirkungen: Kalzium und die Spurenelemente Zink, Selen, und Chrom werden vermehrt ausgeschieden.

Empfehlung:
10 – 15 % der Nahrungsenergie sollten in Form von Eiweiß konsumiert werden. Zwei Drittel des täglich zugeführten Eiweißes sollten aus pflanzlicher Kost und ein Drittel aus tierischer Kost stammen.

Fett

Fette bestehen chemisch gesehen aus einer Verbindung von Glycerin mit Fettsäuren. Man unterscheidet je nach Sättigungsgrad zwischen gesättigten und ungesättigten Fettsäuren.

Gesättigte Fettsäuren haben in ihrem chemischen Aufbau der Kohlenstoffkette keine Doppelbindung.

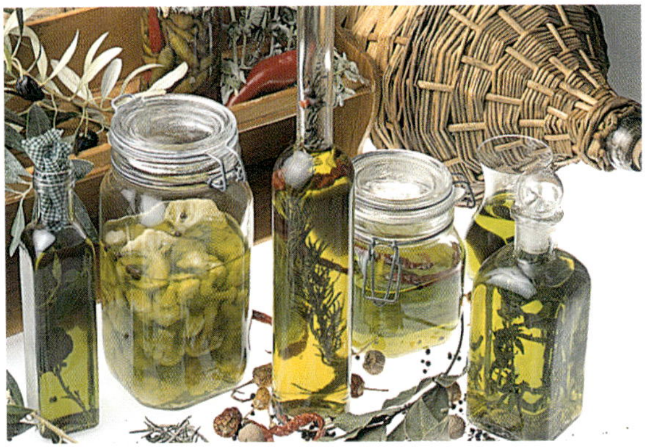

Demgegenüber haben ungesättigte Fettsäuren eine (einfach ungesättigte Fettsäure), zwei (zweifach ungesättigte Fettsäure) oder mehrere Doppelbindungen (mehrfach ungesättigte Fettsäure).

Man unterscheidet:

- Fette mit einem hohen Gehalt an gesättigten Fettsäuren, z. B. Rindertalg oder Kokosfett,
- Fette mit einem hohen Gehalt an einfach ungesättigten Fettsäuren, z. B. Olivenöl, Rapsöl oder Erdnussöl,
- Fette mit einem relativ hohen Gehalt an mehrfach ungesättigten Fettsäuren, z. B. Distelöl, Sonnenblumenöl oder Maiskeimöl.

Fett dient dem Körper vorwiegend zur Energiebereitstellung. 1 g Fett liefert 39 kJ (9,3 kcal), also doppelt so viel wie Eiweiß oder Kohlenhydrate.

Fett stellt aber auch die essentiellen Fettsäuren, die vom Körper nicht aufgebaut werden können, zur Verfügung und ist Träger fettlöslicher Vitamine (Vitamin A, D, E und K).

Daneben dient Fett zur Geschmacks- und Genussverbesserung. Fettreiche Speisen schmecken besonders gut und fein.

Zerlassenes Fett über Fleisch, Fisch und Gemüse dient nicht nur der Geschmacksverbesserung, sondern erhöht auch durch den Glanzeffekt den sensorischen Wert der Speisen. Streichfette werden als Haftmittel, z. B. als Verbindung zwischen Brot und Brotbelag, eingesetzt.

38 % der täglichen Fettzufuhr stammen aus Fettquellen, wie Speiseöle, Margarine, Speisefette, Butter und Schmalz. Die restlichen 62 % stammen aus Fleisch und Fleischprodukten, Milch und Milchprodukten, Eiern und Nüssen.

Wichtig ist neben dem sparsamen Umgang die Verwendung der richtigen Fette. Fette mit einem hohen Anteil an mehrfach ungesättigten Fettsäuren, wie Distelöl, Mohnöl, Weizenkeimöl, Sojaöl, Sonnenblumenkernöl und Kürbiskernöl, tragen zur Senkung des Cholesterinspiegels im Blut bei.

Durchschnittlicher Fettgehalt pro 100 Gramm Lebensmittel

Speiseöle	99,8 g	Schweinefleisch, Bauch	36,5 g	Tilsiter, 35 % F. i. T.	19,0 g
Butter	83,2 g	Schlagobers (-sahne)	36,0 g	Marzipan	17,6 g
Margarine	80,0 g	Schokolade	31,5 g	Hühnerei	11,2 g
Speck	76,7 g	Gans	31,0 g	Schweinefleisch, Schulter	10,6 g
Haselnüsse	61,2 g	Leberstreichwurst	29,7 g	Rindfleisch, Schulter	8,6 g
Erdnüsse, geröstet	49,4 g	Emmentaler, 45 % F. i. T.	28,0 g	Kaninchen	8,0 g
Kantwurst	45,0 g			Kalbfleisch, Schulter	5,3 g
Mohn	42,2 g				

Ungesättigte Fettsäuren sollten daher anstelle der gesättigten Fettsäuren, die vor allem in tierischen Fetten enthalten sind, konsumiert werden, wenn Probleme mit dem Fettstoffwechsel vorhanden sind.

Fette mit vorwiegend mehrfach ungesättigten Fettsäuren sollten nicht lange und stark erhitzt werden.

Empfehlung:
Die meisten Menschen essen zu fett. Nur 30 % der Nahrungsenergie sollten in Form von Fett zugeführt werden. Täglich sollten maximal 24 Gramm Streichfett konsumiert werden.

Die Kohlenhydrate

Kohlenhydrate sind wesentliche Bestandteile unserer Nahrung. Rund 55 % der zugeführten Energie sollten aus Kohlenhydraten stammen.

Sie sind unentbehrlich für den Ablauf des normalen Stoffwechsels.

Zu ihren speziellen Aufgaben zählen zum Beispiel die Energielieferung für die Nerven- und Gehirnzellen. Die Verwertung der Kohlenhydrate im Organismus erfolgt verschieden schnell.

Man unterscheidet:

- Kohlenhydrate, die rasch aufgenommen werden, wie Zucker, Mehl von Getreide, Mais, Kartoffeln oder andere stärkehaltige Produkte sowie Obstsäfte,
- Kohlenhydrate, die langsam aufgenommen werden, etwa aus ballaststoffreichen Produkten wie Obst, Gemüse und Vollkornprodukten,
- vom menschlichen Organismus nicht oder nur schwer abbaubare Kohlenhydrate (Ballaststoffe).

Kohlenhydrate liefern wie Eiweiß pro Gramm 17 kJ (4,1 kcal). Sie bestehen aus Verbindungen, die aus einem oder mehreren Grundbausteinen zusammengesetzt sind.

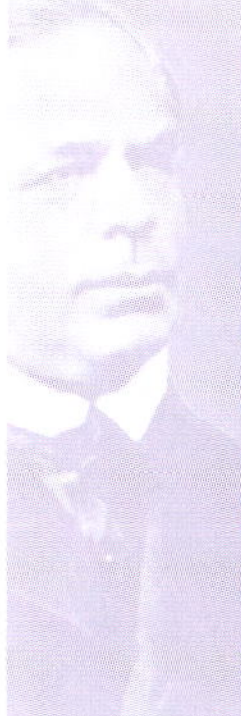

Sebastian Kneipp über Gemüse:

»Die Völker, die sich ganz von Getreide nähren, benutzen nur wenig Gemüse. Da die Gemüse viel an Nährwert durch Kochen verlieren, ist es ratsam, dieselben in rohem Zustande zu genießen. Hätte man sich nicht so entwöhnt, sie roh zu verzehren, so würden sie in größerer Geltung stehen. Wie gerne essen Kinder die Wurzeln in rohem Zustande, und gewiß werden sie ihnen guttun!«

Sie werden nach der Anzahl dieser Grundbausteine eingeteilt in:

- **Einfachzucker (Monosaccharide):** zum Beispiel Glukose (Traubenzucker), Fruktose (Fruchtzucker).
- **Zweifachzucker (Disaccharide):** zum Beispiel Saccharose (Zucker), Laktose (Milchzucker).
- **Vielfachzucker (Polysaccharide):** zum Beispiel Stärke, Zellulose.

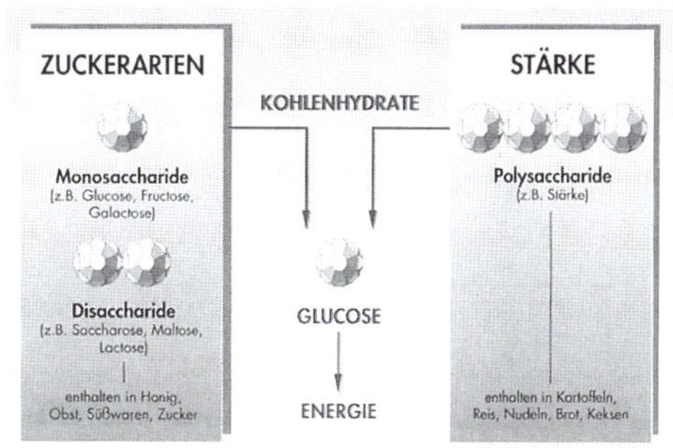

Sebastian Kneipp über Getreide:

»Gerade die Getreidegattungen wie Mais, Weizen, Dinkel oder Spelt, Roggen, Gerste, Hafer, Buchweizen und Hirse würden vorzügliche Nährstoffe fürs menschliche Leben liefern, wenn sie nur ihre naturgemäße Verwendung finden würden.«

Die häufigsten Kohlenhydrate in Nahrungsmitteln sind Glukose, Fruktose und Saccharose, die vor allem in Früchten, Gemüse und Honig vorkommen. Die Laktose (Milchzucker) ist in der Milch enthalten. Saccharose wird in der Umgangssprache als »Zucker« bezeichnet und besteht aus einer Verbindung von Glukose mit Fruktose. Glukose spielt im Stoffwechsel des Körpers eine wichtige, zentrale Rolle. Gehirn, Nierenmark und Erythrozyten decken ihren Energiebedarf ausschließlich aus Glukose. Die »intrazellulären« Glukosereserven des Gehirns stellen die Versorgung aber nur wenige Minuten sicher. Die Speichermengen in der Leber können nur den Tages-Energiebedarf des Gehirns decken.

Die Muskeln dienen auch als kurzfristiger Glukosespeicher. Auch hier ist die Glukose als leicht verfügbares Glykogen gespeichert.

Stärke ist eine komplexe Form der Glukose und wird deshalb auch als »komplexes« Kohlenhydrat bezeichnet. Stärkehaltige Nahrungsmittel sind Getreide, Getreideprodukte und bestimmte Obst- und Gemüsesorten. Diese Nahrungsmittel liefern nicht nur Energie, sondern auch Vitamine, Mineralstoffe und Ballaststoffe.

Überschüssige Kohlenhydrate können, wenn auch mit erheblichem Energieverlust in Körperfett umgewandelt und so gespeichert werden.

Die Qualität der Kohlenhydrate ist ausschlaggebend!

Nach der Aufnahme von kohlenhydratreichen Mahlzeiten kommt es meist innerhalb einer Stunde zu einem relativ raschen und steilen Anstieg des Blutzuckers.

Die Höhe dieses Anstiegs, der durch ein bestimmtes Lebensmittel ausgelöst wird, wird als **Glykämischer Index (GI)** bezeichnet.

Lebensmittel mit hohem glykämischen Index (> 85)		Lebensmittel mit mittlerem glykämischen Index (60 – 84)		Lebensmittel mit niedrigem glykämischen Index (< 60)	
Glukose (Traubenzucker)	100	Wassermelone	75	Vollkornbrot	50
Bratkartoffeln	95	Zucker	75	Naturreis	50
Pommes frites	95	Weißbrot	70	Erbsen	50
Reismehl	95	Schokoriegel	70	Vollkornteigwaren	40
Kartoffelpüree (Fertigprodukt)	90	Limonaden	70	Haferflocken	40
Kartoffelchips	90	Kekse	70	Feigen	35
Honig	85	Polierter Reis	70	Rohe Karotten	30
Cornflakes	85	Teigwaren	70	Linsen, Kichererbsen	30
Popcorn	85	Rosinen	65	Fisolen (grüne Bohnen)	30
Schnellkochreis	85	Mischbrot	65	Schokolade (> 70 % Kakaoanteil)	22
Puffreis	85	Gekochte Kartoffeln	65	Fruchtzucker	20
Gekochte Karotten	85	Marmelade	65	Frisches Gemüse	< 20
				Soja, Erdnüsse	15

Der GI eines Nahrungsmittels hängt von der Zusammensetzung der Stärke, von dem Nahrungsfaser-, Fett- und Eiweißgehalt sowie der Oberflächenstruktur und der Art der Zubereitung ab.

Der glukosebedingte (Glukose = Traubenzucker) Blutzuckeranstieg wird mit 100 angesetzt. Das bedeutet, dass ein Lebensmittel mit einem glykämischen Index von 50 den Blutzuckerspiegel nur um die Hälfte im Vergleich zum Traubenzucker ansteigen lässt.

Besonders hoch ist der glykämische Index bei Lebensmitteln, die sehr viel Einfach- und Zweifachzucker enthalten.

Lebensmittel mit einem niedrigen glykämischen Index (< 60) sind besonders günstig, da damit auch ein starkes »Auf« und »Ab« des Insulinspiegels vermieden wird. Damit verhindert man Heißhungerattacken.

Ist Honig gesünder als Zucker?

Honig stellt eine hochkonzentrierte Lösung verschiedener Kohlenhydrate mit Spuren von Vitaminen, Mineralstoffen, Enzymen und Pollen dar. Die wichtigsten Zucker des Honigs sind Traubenzucker und Fruchtzucker.

Der Mineralstoff- und Vitamingehalt des Honigs ist sehr gering, womit sich keine großen Vorteile gegenüber dem Zucker ergeben. Der mögliche Vorteil liegt sicher im Gehalt von organischen Säuren, Enzymen und über 100 Aromastoffen, über deren biologische Wirkung noch wenig bekannt ist. Die Süßkraft ist etwas geringer als die des Zuckers. Auf Grund seiner Klebrigkeit und des hohen Zuckergehaltes ist Honig ebenso für die Entstehung von Karies mitverantwortlich wie alle anderen Zuckerarten auch.

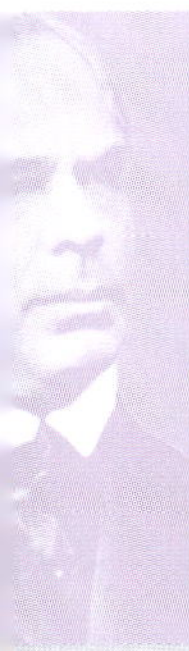

Sebastian Kneipp über Honig:

»Die früheren Generationen behaupteten, junge Leute sollten ja nicht viel Honig essen, er sei für sie viel zu stark; den Alten dagegen, helfe er nochmals auf den Gaul'. Ich habe den Honig vielfach verwendet und stets gefunden, dass er von vorzüglicher Wirkung ist. Er wirkt lösend, reinigend und stärkend.«

Im Körper werden alle abbaubaren Kohlenhydrate (egal ob Zucker, Stärke) zu Monosacchariden gespaltet, bevor sie verwertet werden.

Empfehlung:
55 – 60 % der täglichen Nahrungsenergie sollten in Form von Kohlenhydraten konsumiert werden!

Zuckeraustauschstoffe und Süßstoffe:

Anstatt von Zucker werden vielen Lebensmitteln, speziell auch Süßigkeiten, Süßstoffe oder Zuckeraustauschstoffe zugesetzt.

Zuckeraustauschstoffe sind Kohlenhydrate oder verwandte Stoffe, die süß schmecken und **nicht energiefrei** sind.

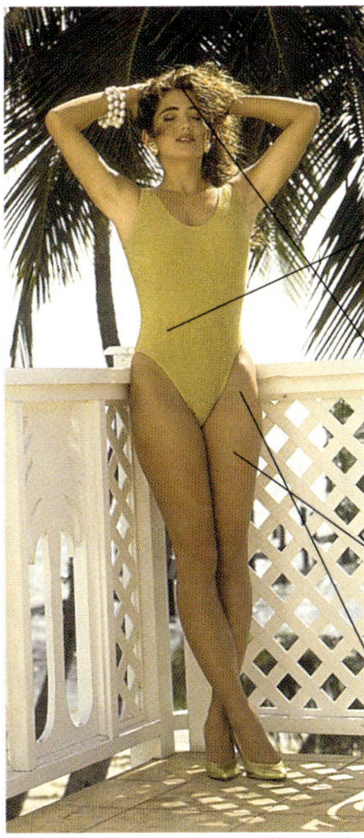

Wo der Körper Energie speichert

Ein Teil des Glykogens wird in der Leber abgelagert,

von dortaus wird der Blutzuckerspiegel reguliert, um sicherzustellen, dass das Gehirn ausreichend versorgt wird.

Der Rest und gleichzeitig der größere Teil des Glykogens wird in den Muskeln gespeichert.

Fett wird im Fettgewebe und in den Muskelzellen gespeichert.

Ihr Energiegehalt liegt im Allgemeinen bei 4 kcal pro Gramm, ist also mit dem Energiegehalt anderer Kohlenhydrate, insbesondere des Zuckers, zu vergleichen. Zu den Zuckeraustauschstoffen zählen Sorbit, Mannit, Xylit und Fruktose.

Süßstoffe werden künstlich hergestellt. Ihre Süßkraft ist um ein Vielfaches höher als die des Zuckers, sie liefern aber **keine Energie.** Die bekanntesten Stoffe sind das Saccharin, das Cyclamat und das Aspartam.

Saccharin ist bis zu 500-mal süßer als Zucker. Es wird vom Körper unverändert wieder ausgeschieden und hat den Vorteil, dass es koch- und backfest ist. Nachteilig ist der Geschmack, es hat einen bitteren und metallischen Nachgeschmack.

Cyclamat ist nur 30-mal süßer als Zucker und wird deshalb zumeist in Kombination mit Saccharin verwendet. Dadurch steigt einerseits die Süßkraft des Cyclamats und andererseits wird auch der bittere Nachgeschmack des Saccharins gemindert.

Beide Stoffe, sowohl das Saccharin als auch das Cyclamat, wurden immer wieder wegen gesundheitlicher Bedenken diskutiert. Hier gilt: Die Dosis macht das Gift. Zahlreiche epidemiologische Studien beim Menschen zeigten keinen Zusammenhang zwischen der Aufnahme von Saccharin und Cyclamat und einer Krebsentstehung, weder am gesunden Menschen noch bei Diabetikern, die ihr Leben lang Süßstoffe konsumiert hatten.

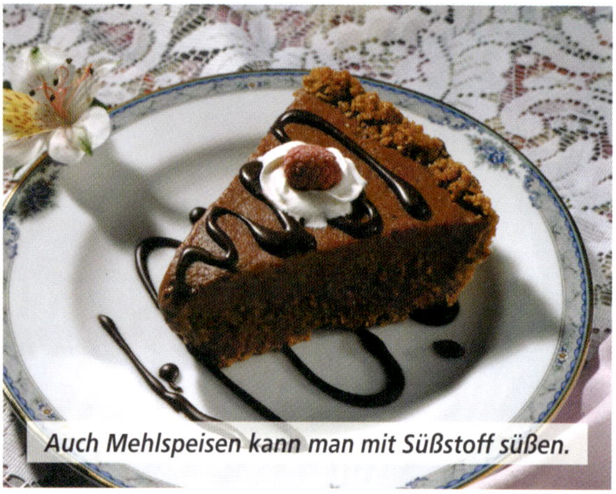

Auch Mehlspeisen kann man mit Süßstoff süßen.

Aspartam unterscheidet sich von allen Süßstoffen: Es süßt 200-mal besser als Zucker und ist eigentlich ein Eiweißstoff, da es aus den beiden Eiweißbausteinen Asparaginsäure und Phenylalanin aufgebaut ist. Da beide Eiweißbausteine künstlich hergestellt werden, wird es als künstlicher Süßstoff eingestuft.

Aspartam kann vom Körper verdaut werden, es wird also in seine Bestandteile zerlegt, dabei wird auch etwas Energie frei, die aber kalorienmäßig zu vernachlässigen ist. Ein großer Vorteil ist aber der Geschmack, es süßt ohne bitter oder blechern zu schmecken. Aspartam verliert aber seine Süßkraft, wenn es erhitzt wird, man kann es nicht zum Kochen oder Backen verwenden.

Ballaststoffe

Unter Ballaststoffen versteht man die Bestandteile von Zellwänden, die zur Energieverwertung im menschlichen Verdauungstrakt nicht oder nur kaum herangezogen werden können.

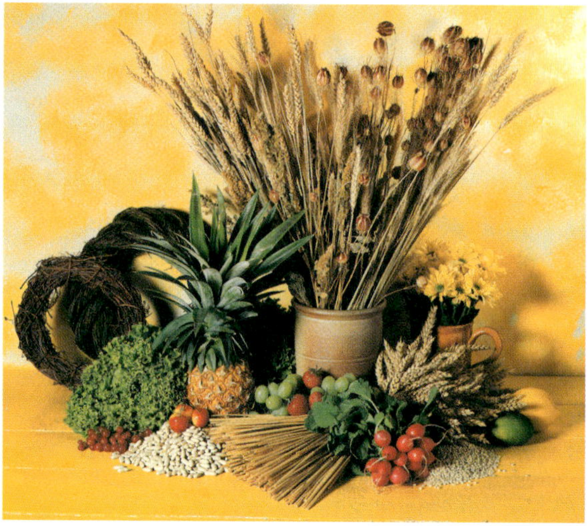

Auf Grund ihrer Eigenschaften unterscheidet man zwischen **löslichen** und **unlöslichen** Ballaststoffen.

Die löslichen können Wasser binden und quellen dabei sehr stark auf. Sie helfen mit Herzinfarkt und Arterienverkalkung vorzubeugen, weil sie den Cholesterinspiegel auf natürliche Weise senken.

Cholesterin wird im Körper zu Gallensäure umgebaut, Ballaststoffe binden diese und helfen so mit, den Cholesterinspiegel zu senken.

Dadurch schützen sie aber auch vor Gallensteinen, die entstehen können, wenn die Gallenflüssigkeit mit Cholesterin übersättigt ist.

Diese löslichen Ballaststoffe verhindern auch starke Schwankungen des Blutzuckerspiegels, da sie für eine gleichmäßige und langsame Aufnahme in den Organismus sorgen. Lösliche Ballaststoffe findet man vor allem in Obst und Gemüse.

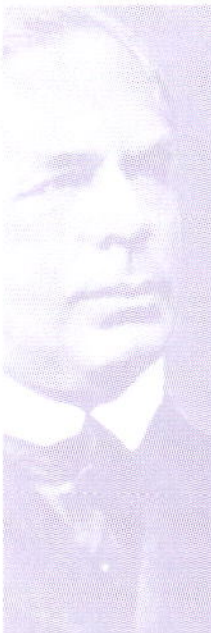

Sebastian Kneipp über Ballaststoffe:

»Eiweißreich sind auch die Hülsenfrüchte, wie Erbsen, Bohnen, Linsen. Früher nährten sich die armen Leute, besonders im Winter, vielfach von Hülsenfrüchten, und sie hatten so großes Vertrauen auf diese Nährmittel, daß Erbsen - im Wechsel mit noch anderen Nährmitteln - niemals ganz fehlen durften.«

Durchschnittlicher Ballaststoffgehalt pro 100 Gramm Lebensmittel

Speisekleie	45,4 g
Pflaumen, getrocknet	9,4 g
Feigen, getrocknet	9,2 g
Roggen-Vollkornbrot	8,5 g
Haselnüsse	8,2 g
Erdnüsse	7,7 g
Ribiseln (Johannisbeeren)	7,3 g
Himbeeren	6,7 g
Vollkornnudeln, gekocht	5,2 g
Erbsen, gekocht	5,3 g
Roggenmischbrot	4,6 g
Knäckebrot	4,2 g
Weizenbrot	3,7 g
Brokkoli	3,0 g
Spinat	2,6 g
Kartoffeln	2,3 g
Äpfel	2,0 g
Champignons	2,0 g
Gurken	0,5 g

Die unlöslichen Ballaststoffe (die vorwiegend im Getreide enthalten sind) sind vor allem für eine normale Darmtätigkeit unentbehrlich. Als natürliche Füllstoffe sorgen diese Ballaststoffe für die regelmäßige Darmentleerung. Sie wirken so einer Verstopfung entgegen. Sie helfen aber auch mit, giftige oder Krebs erregende Stoffe schneller auszuscheiden und schützen so den Darm vor Krebserkrankungen. Aber auch andere Darmerkrankungen, wie Hämorrhoiden oder Divertikulose, können verhindert werden.

Ein Mangel verringert das Stuhlvolumen und erhöht die Transitzeit des Darminhaltes. Verstopfung, Hämorrhoiden, Krampfadern, Entzündungen und Krebserkrankungen des Darmes sind die Folge. Sekundär kann es auch zu Übergewicht, Zuckerkrankheit, erhöhter Cholesterinspiegel und Gefäßverkalkung kommen.

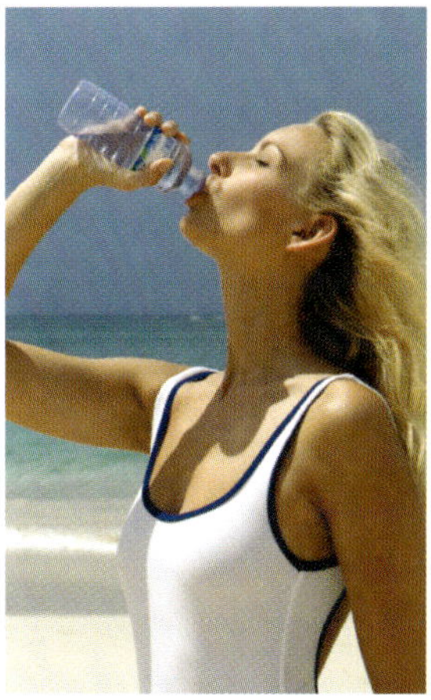

Wichtig ist allerdings auch der richtige Umgang mit Ballaststoffen. Es genügt nicht, Weizenkleie löffelweise zu essen und dann auf den Erfolg zu warten. Auf jeden Fall muss ausreichend Flüssigkeit dazu getrunken werden, da Ballaststoffe quellen müssen, um zu wirken. Ansonsten besteht sogar die Gefahr noch ärgerer Verstopfung als zuvor.

Bei einer unvermittelt hohen Ballaststoffzufuhr kann es zu Blähungen oder Völlegefühl kommen.

Das kann weitgehend vermieden werden, wenn man eine ballaststoffreiche Kost langsam aufbaut, Konzentrate weitgehend meidet und ballaststoffreiche Brot- und Backwaren nicht ofenfrisch verzehrt, sondern mindestens einen Tag lagert.

Die Ballaststoffe können die Aufnahme von Vitaminen, Mineralstoffen und Spurenelementen hemmen. Da aber ballaststoffreiche Nahrungsmittel eine große Menge an Vitaminen, Mineralstoffen und Spurenelementen enthalten, wird diese Beeinträchtigung der Aufnahme mehr als ausgeglichen.

Empfehlung:
Täglich sollte man mindestens 30 g Ballaststoffe essen.

Vitamine und Mineralstoffe

Eine ausgewogene Ernährung mit einem großen Anteil an Obst, Gemüse und Vollkornprodukten garantiert eine ausreichende Versorgung mit diesen wichtigen Wirkstoffen. Vitamine sind lebensnotwendige Stoffe, die dem Körper unbedingt durch die Nahrung zugeführt werden müssen. Sie werden nur in Kleinstmengen benötigt und sind für den Ablauf der Stoffwechselfunktionen unentbehrlich.

Vitamin A, fettlöslich, ist wichtig für die Sehfunktion und für die Widerstandsfähigkeit der Haut und die Funktion der Schleimhäute. In der Nahrung kommt Vitamin A auch als Vorstufe oder als so genanntes Provitamin, als Carotin, vor. Vitamin-A-reich sind Lebertran, Leber oder Karotten. Alle Obst- und Gemüsesorten von gelblichem, orangem oder rötlichem Aussehen beinhalten Vitamin A.

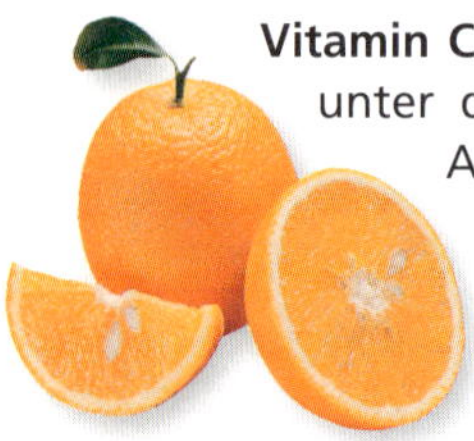

Vitamin C, wasserlöslich, ist das bekannteste unter den Vitaminen. Es beeinflusst den Aufbau von Bindegewebe, Sehnen, Knorpeln und Knochen, spielt eine Rolle bei der Produktion von Hormonen und schützt den Körper gegen Infektionen und sogar vor der Einwirkung krebserzeugender Substanzen. Obst und Gemüse sind die besten Vitamin-C-Quellen. In früheren Zeiten, z. B. bei langen Schiffsfahrten, als man kein frisches Obst und Gemüse an Bord hatte, erkrankten viele Seeleute an der tödlichen Vitamin-C-Mangelerkrankung Skorbut. Vitamin C ist vor allem in Sanddorn, Ribiseln (Johannisbeeren), Hagebutten, Paprika, Zitrusfrüchten, Erdbeeren und Brokkoli enthalten.

Vitamin D, fettlöslich, ist genauso wie das Kalzium für den Knochenaufbau unersetzbar. Es fördert die Aufnahme von Kalzium und Phosphat aus dem Darm und die Bildung von Knochensubstanz. Vitamin-D-reiche Nahrungsmittel sind Lebertran, Eigelb, Fisch, Leber und Milch.

Vitamin E, fettlöslich, ist, wie die Vitamine C und A, ein Antioxidans, d. h. es schützt sauerstoffempfindliche Substanzen im Organismus und ist deshalb in Bezug auf die Krebsvorbeugung unerlässlich. Vitamin E enthält verschiedene Verbindungen, die man unter dem Namen »Tocopherole » zusammenfasst. In der Natur kommen Tocopherole vor allem in Ölen mit einem hohen Anteil an mehrfach ungesättigten Fettsäuren vor (z. B. Sonnenblumenöl). Größere Mengen Vitamin E enthalten auch Spargel, Schwarzwurzel, Fenchel, Grünkohl und Vollkorngetreide.

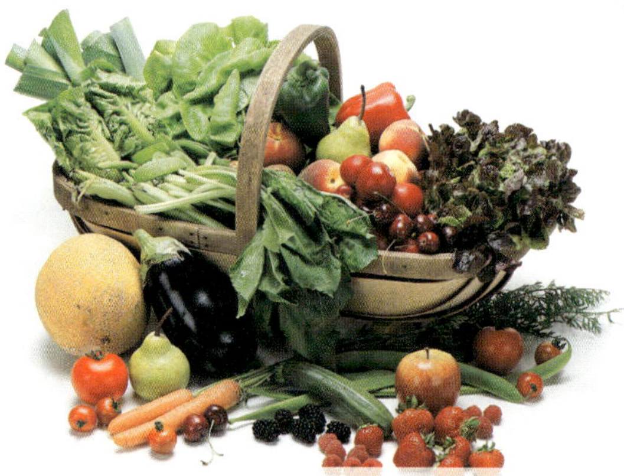

Obst und Gemüse: 5-mal am Tag!

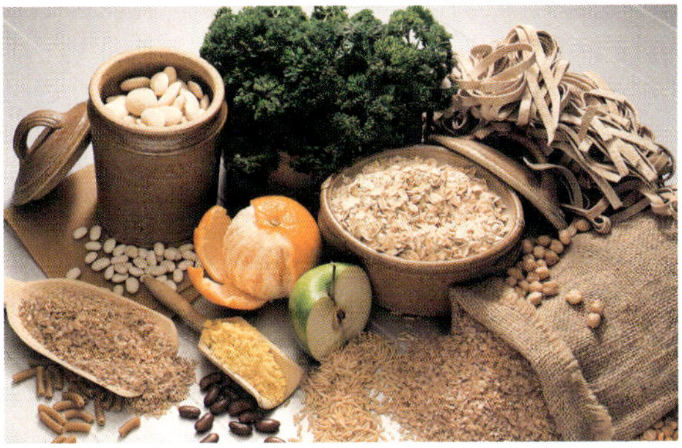

Vitamin B_1 (Thiamin), wasserlöslich, ist Bestandteil bei vielen biochemischen Prozessen. Es wird bei der Verstoffwechselung der Kohlenhydrate und im Energiestoffwechsel benötigt und ist an der Reizleitung der Nerven beteiligt. Thiaminreich sind Hefe, die Randschichten im Getreide, aber auch Hülsenfrüchte, weiters Innereien und Muskelfleisch und hier besonders Schweinefleisch, das fütterungsbedingt einen sehr hohen Gehalt aufweist.

Vitamin B_2 (Riboflavin), wasserlöslich, ist beim Abbau von Fett, Eiweiß und Kohlenhydraten notwendig, es ist Bestandteil von Enzymen und besonders wichtig für eine gesunde Haut. Besonders Vitamin-B_2-haltig sind Leber, Hefe, Makrele, Champignons und Camembert.

Niacin, wasserlöslich, ist Bestandteil von Enzymen und wichtig für die Haut und das Nervensystem. Es kann im Körper aus dem Eiweißbaustein Tryptophan gebildet werden. Demnach kommt es bei einer ausreichenden Versorgung mit Eiweiß kaum zu Mangelerscheinungen. Niacin ist in Fischen, Fleisch, Innereien, Vollkornbrot und Sojabohnen enthalten.

Vitamin B_6, wasserlöslich, wirkt im Körper als Co-Enzym und ist wichtig für den Eiweißstoffwechsel, für die Bildung von Antikörpern und einigen Gewebshormonen. Eine abwechslungsreiche Mischkost enthält ausreichend Vitamin B_6. Der Bedarf erhöht sich mit einer gesteigerten Eiweißzufuhr, aber auch bei körperlicher Beanspruchung. Vitamin-B_6-reich sind Fische, wie Lachs, Makrele, Tunfisch, aber auch Hafer, Leber, Hefe, Weizen und Fleisch.

Vitamin B_{12} (Cobalamin), wasserlöslich, ist ein wichtiger Bestandteil von zahlreichen Enzymen, die am Eiweiß-, Kohlenhydrat- und Fettstoffwechsel beteiligt sind. Es beeinflusst die Bildung der roten Blutkörperchen.

Da es fast nur in tierischen Lebensmitteln vorkommt, kann es bei strengen Vegetariern, die auch den Konsum von Milch, Milchprodukten und Eiern ablehnen, zum Mangel kommen.

Bei Mineralstoffen unterscheidet man zwischen Mengenelementen und Spurenelementen. Zu ersteren zählen etwa Natrium, Chlor, Kalzium, Kalium, Phosphor, Magnesium. Zu den Spurenelementen zählen Eisen, Kupfer, Jod, Mangan, Zink, Selen und Fluorid.

Ein besonders wichtiger Mineralstoff ist das **Kalzium.** Kalzium sorgt für gesunde Knochen und Zähne. Es beeinflusst aber auch die Erregbarkeit der Nerven und Muskeln und ist unerlässlich für die Blutgerinnung.

Ein Mangel entmineralisiert das Skelett, die Folgen sind beim Erwachsenen Osteoporose und beim Kind Rachitis. Weiters kommt es zu Krämpfen.

Die Kalziumaufnahme vom Darm in den Organismus kann durch Vitamin D und Milchzucker gesteigert werden. Da Milch und Michprodukte beides enthalten, eignen sich diese Nahrungsmittel in jedem Lebensalter als beste Kalziumquelle.

Die Aufnahme von Kalzium kann aber auch durch verschiedene Nahrungsbestandteile vermindert werden. Dazu zählen z. B. Oxalat (enthalten in Spinat, Rhabarber), Phytat (enthalten im Getreide), Phosphor und auch Ballaststoffe. Auch die Aufnahme von Fetten und Eiweiß spielt bei der Kalziumausnutzung eine entscheidende Rolle.

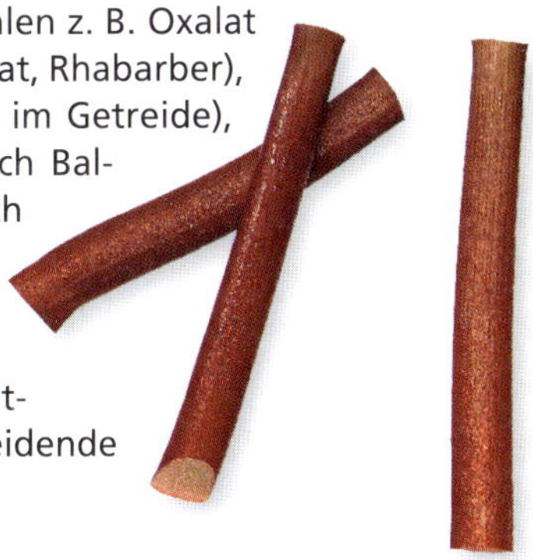

Werden viele gesättigte Fettsäuren (hauptsächlich in tierischen Fetten) gegessen, können diese mit dem Kalzium der Nahrung schwer lösliche Kalkseifen bilden und dadurch zu erheblichen Kalziumausscheidungen mit dem Stuhl führen.

Eiweißarme Ernährung und speziell Eiweiß mit niedriger biologischer Wertigkeit (hauptsächlich pflanzliches Eiweiß) verschlechtern die Verwertung von Kalzium.

Besonders kalziumreich sind Milch, Milchprodukte, Käse, Mohn, Sesam und Brunnenkresse.

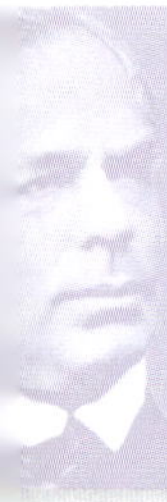

Sebastian Kneipp über Salze:

»Es ist wahr, daß der menschliche Körper Salze gebraucht. Eben deshalb ist es auch vom Schöpfer so eingerichtet, daß die meisten Nahrungsmittel, die der Mensch gebraucht, schon Salze in sich enthalten.«

Natrium ist unentbehrlich für die Regelung des Wasserhaushaltes. Es hat die Eigenschaft, Wasser im Körper zurückzuhalten. Kochsalz besteht aus Natrium und Chlorid. Nimmt man zu viel Natrium auf, z. B. durch stark gesalzene Speisen, wird das Blutvolumen unnötig vergrößert und der Blutdruck steigt.

Ein Natriummangel, der durch Schwäche, Absinken des Blutdruckes und Muskelkrämpfe gekennzeichnet ist, stellt sich nur unter extremen Bedingungen ein, wie bei anhaltendem Durchfall oder bei starker Schweißabgabe, bei schwerer körperlicher Anstrengung, bei großer Hitze.

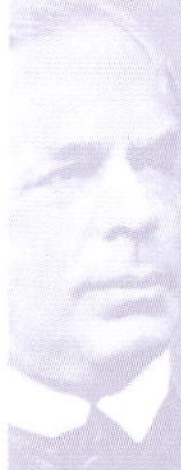

Sebastian Kneipp übers Salzen:

»Man sei vernünftig und gebrauche nur wenig Salz in der Überzeugung, daß unsere Nährmittel das nötige Salz selbst mitbringen.«

Natriumreich sind alle gesalzenen Lebensmittel. Wurstwaren, Chips, Salzstangerln, Senf, Ketchup aber auch Cornflakes und Brot enthalten Natrium.

Kalium wirkt wie das Natrium in den Zellen auf den osmotischen Druck und ist verantwortlich für die Erregbarkeit der Zellen. Weiters ist Kalium Bestandteil der Verdauungssäfte des Magen-Darm-Traktes und fördert die Darmtätigkeit.

Ein Mangel führt zu Muskelschwäche bis hin zu Muskellähmungen. Weiters wird der Herzmuskel geschädigt und es kommt zu Appetitlosigkeit und Schwächezuständen. Ein Mangel stellt sich bei Erbrechen und Durchfällen ein. Kaliumreich sind Hülsenfrüchte, getrocknete Feigen, Hefe, Kakaopulver, Mohn und Weizenkeime, Kartoffeln, Spinat, Grünkohl und Bananen.

Magnesium aktiviert im Körper eine Reihe von Enzymen des Energiestoffwechsels und ist für die Funktion der Nerven und Muskeln erforderlich.

Durchschnittlicher Natriumgehalt pro 100 Gramm Lebensmittel

Salz	38.850 mg	Salami	997 mg	Mozzarella	500 mg
Suppenwürfel	25.000 mg	Geselchtes	960 mg	Emmentaler, 40% F. i. T.	500 mg
Matjesfilet	2.233 mg	Cornflakes	938 mg	Chips	450 mg
Senf	1.250 mg	Edamer, 45 % F. i. T.	800 mg	Schwarzbrot	445 mg
Parmesan	1.200 mg	Knäckebrot	774 mg	Sauerkraut, abgetropft	355 mg
Saunaschinken	1.180 mg	Camembert, 70% F. i. T.	700 mg	Extrawurst	213 mg
Ketchup	1.120 mg	Semmeln	544 mg	Oliven, schwarz	20 mg

Eine hohe Aufnahme von Kalzium hemmt die Magnesiumaufnahme, aber auch Phosphor, Fett und viel Eiweiß, Vitamin B_1 und B_6. Ein Magnesiummangel führt zu Krämpfen, Muskelzuckungen und zur Gewichtsabnahme. Magnesiumreich sind Kürbiskerne, Sonnenblumenkerne, Sojabohnen, Getreide, Gemüse (Spinat, Zuckermais, Kraut, Kohlrabi, Erbsen, Brokkoli) und Obst (Bananen, Himbeeren, Papayas).

Phosphor ist Baustein von Knochen, Zähnen und Zellen. Die zentrale Aufgabe liegt im Energiestoffwechsel, dort dient er der Übertragung, Speicherung und Verwertung der Nahrungsenergie. Die Aufnahme ins Blut wird durch Vitamin D begünstigt, durch Kalzium und Eisen aber gehemmt. Besondere Phosphor-Quellen sind eiweißreiche Nahrungsmittel, wie Milch und Milchprodukte, Eier, Fleisch und Fisch. Aber auch Getreide liefert Phosphor in großen Mengen.

Eisen ist Bestandteil des Blutfarbstoffes und somit am Transport von Sauerstoff im Blut beteiligt. Ein Eisenmangel beeinträchtigt die körperliche Leistungsfähigkeit, erhöht die Infektionsanfälligkeit und kann zu Verhaltensstörungen führen.

Sebastian Kneipp über Fleisch:

»Wozu wären so viele Tausende von Tieren auf den Feldern, in den Wäldern und in der Luft da, wenn sie nicht auch als Nährmittel dienen und die Menschen bloß Körner und andere Pflanzen genießen sollten? Hat der Schöpfer die ganze Schöpfung für die Menschheit bestimmt, so soll man, was sie bietet, auch in vernünftiger Weise gebrauchen, sonst hätte derselbe es nicht erschaffen.«

Eisenreich sind Innereien, Fleisch, schwarzer Tee, Hülsenfrüchte, Vollkorngetreide, Gemüse (Spinat, Salat, Fenchel, Erbsen, Schwarzwurzel). Wichtig ist, dass Eisen aus pflanzlichen Lebensmitteln wie Getreide oder Gemüse nur zu 10%, aus tierischen Produkten jedoch zu 30 % verwertet werden kann. Kombiniert man beide Lebensmittel, verdoppelt sich die Ausnutzung.

Jod wird zum Aufbau der Schilddrüsenhormone benötigt. Ein Mangel führt zur Vergrößerung der Schilddrüse.

In Österreich ist der Verkauf von jodiertem Kochsalz seit 1963 vorgeschrieben. Seither ist in Österreich die Anzahl der Kropferkrankungen stark zurückgegangen. Jodreich sind jodiertes Speisesalz, Meeresfische und Meeresfrüchte.

Fluor härtet den Zahnschmelz und hemmt die Aktivität der Mundbakterien, die an der Entstehung von Karies beteiligt sind. Es erhöht auch die Stabilität der Knochen. Fluor verbessert auch die Eisen-Aufnahme aus dem Darm.

Hingegen bildet Fluor mit großen Mengen Kalzium und Magnesium Komplexe und verhindert die Aufnahme dieser Mineralstoffe.

Fluorreich sind schwarzer Tee, Hering, Makrele, Lachs, Sojabohnen und Walnüsse.

Bioaktive Substanzen

Neben den Hauptbestandteilen (Stärke, Eiweiß, Fett, Ballaststoffe) und den Vitaminen und Mineralstoffen sind noch so genannte **bioaktive Substanzen** in Pflanzen enthalten. Diese besonderen Schutzstoffe (sekundäre Pflanzeninhaltsstoffe = »phytochemicals«) sind gesundheitsfördernde Substanzen in Lebensmitteln, die keinen Nährstoffcharakter im engeren Sinne haben, sondern unter anderem Geschmacks- und Duftstoffe, natürliche Farbstoffe und pflanzeneigene Enzyme sind.

In der Natur existieren bis zu 100.000 solcher Pflanzeninhaltsstoffe, allerdings sind erst höchstens 5 % davon chemisch analysiert worden.

Man sollte nicht nur einen Apfel am Tag (wie ein altes Sprichwort empfiehlt), sondern auf Grund des hohen Gehaltes an bioaktiven Substanzen sogar 5-mal am Tag Obst und Gemüse essen.

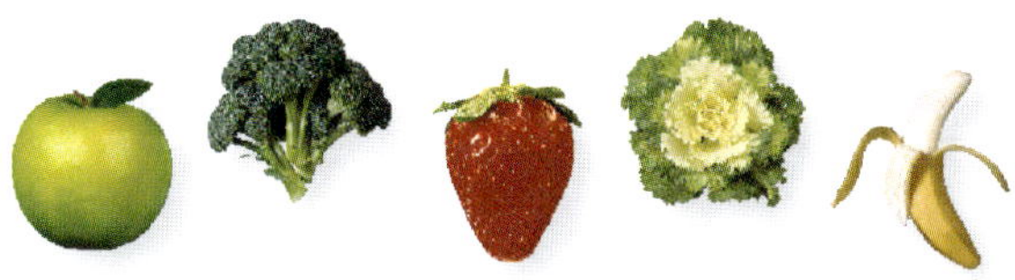

Die Wirkungsweise der verschiedenen Inhaltsstoffe ist äußerst vielfältig. Es gibt Pflanzeninhaltsstoffe, die besonders vor Krebserkrankungen schützen, die den Blutzucker regulieren können, die den Cholesterinspiegel senken oder auch die Verdauung fördern, keimhemmend sind und insgesamt die Abwehr stärken können.

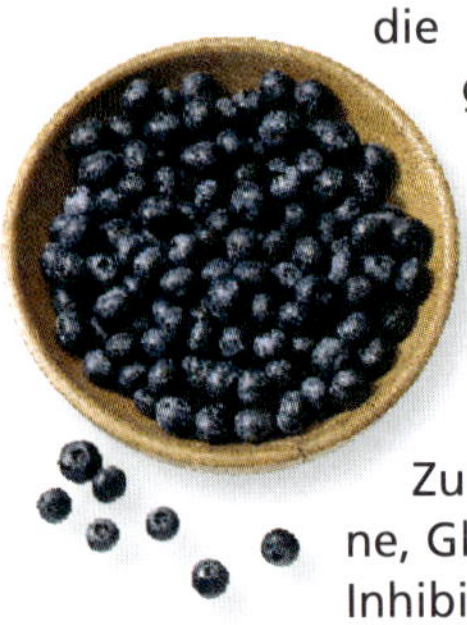

Zu Ihnen zählen Phytosterine, Saponine, Glucosinolate, Polyphenole, Protease-Inhibitoren, Terpene, Phytoöstrogene, Sulfide, Carotinoide und Phytinsäure.

Mit einer normalen Mischkost werden täglich etwa insgesamt 1,5 g bioaktive Substanzen aufgenommen. Bei einer vegetarischen Ernährung liegt die Zufuhr wesentlich höher.

Wasser

Etwa zwei Drittel unseres Körpers bestehen aus Wasser. Der Wasserbedarf eines etwa 70 kg schweren Erwachsenen beträgt ungefähr 2 bis 2,5 Liter Wasser pro Tag.

Bei entsprechender Anstrengung und hohen Außentemperaturen kommt dazu natürlich noch jene Wassermenge, die über den Schweiß verloren geht.

Bei großer Hitze und entsprechenden Anstrengungen können pro Stunde bis zu 1,5 Liter Schweiß abgegeben werden, die unbedingt ersetzt werden müssen.

Deshalb ist auch zu berücksichtigen, dass mit dem Schweiß Mineralstoffe verloren gehen und auch ersetzt werden müssen.

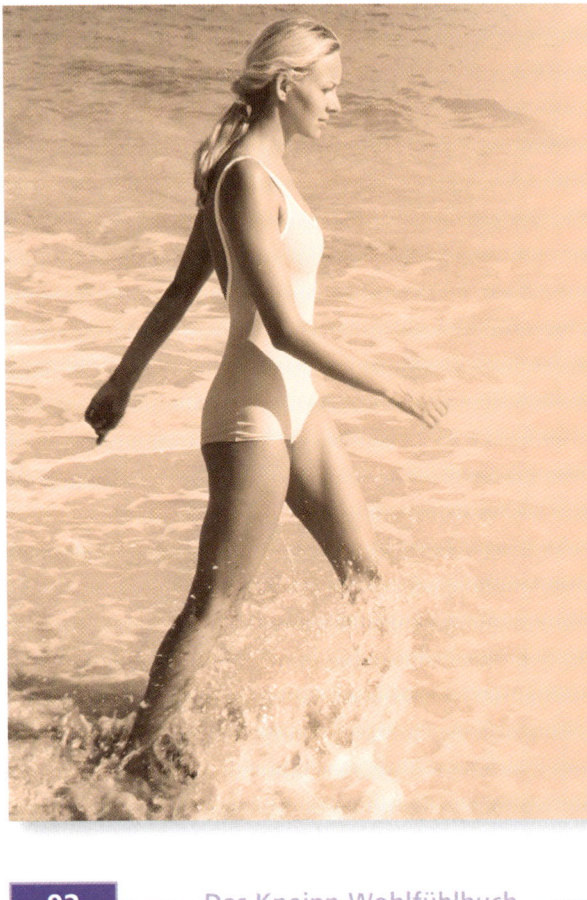

Wasserbedarf des Körpers

	ohne Schwitzen (ruhiger Tag)	mit Schwitzen (3-stündiger Lauf im Verlaufe des Tages)
Getränke	1,5 l	4,0 l
feste Nahrung	1,0 l	1,2 l
Wasser aus Oxydationsprozessen	0,3 l	1,3 l
Aufnahme	**2,8 l**	**6,5 l**
Unmerkliche Wasserabgabe durch die Haut	1,2 l	1,9 l
Urin	1,5 l	0,5 l
Kot	0,1 l	0,1 l
Schweiß	–	4,5 l
Ausscheidung	**2,8 l**	**7,0 l**

Ungefähre Werte (in Litern) der Wasseraufnahme und Wasserausscheidung bei einem 70 kg schweren Erwachsenen.

Sebastian Kneipp über Wasser:

»Der Schöpfer selbst hat uns ein Getränk besorgt, nämlich das Wasser.

Die Menschheit war aber von jeher bemüht, sich selbst noch andere Getränke zu verschaffen, und diese hat man dann vielfach dem vom Schöpfer Gebotenen vorgezogen.«

Der Wasserbedarf muss natürlich nicht nur in Form von reinem Wasser täglich zugeführt werden, da Wasser auch in allen Lebensmitteln enthalten ist.

Man nimmt an, dass durch Getränke, Suppen und andere Nahrungsmittel etwa 1,5 Liter/Tag aufgenommen werden.

Oxidationswasser:

Oxidationswasser entsteht im Organismus durch den Abbau von Eiweiß, Fett und Kohlenhydraten. So entstehen aus 100 g Fett ca. 107 ml, aus 100 g Eiweiß 41 ml und aus 100 g Kohlenhydraten 55 ml Oxidationswasser.

So einfach ist »gesunde Ernährung«

Fast täglich finden sich in den Medien Informationen über Ernährung. Leider sind viele Ratschläge, die publiziert werden, falsch!

Richtige Informationen lassen sich meist auf einfache Aussagen reduzieren:

- »Gesundes« (= gesund erhaltendes) Essen soll auch schmecken!
- Weniger ist mehr (= weniger Nahrungsenergie, weniger Fett, mehr Qualität).
- Tierische Nahrungsmittel einschränken, pflanzliche bevorzugen!

Die Tatsache, dass der Gesundheitszustand der Bevölkerung noch nie so gut war wie heute und dass die Lebenserwartung weiter steigt, hängt nicht zuletzt auch vom sehr breiten Angebot an Nahrungsmitteln ab. Noch nie war die menschliche Ernährung so abwechslungsreich und so »gesund« wie heute – wenn man damit richtig umgeht.

Für die tägliche Nahrungszufuhr ist es wichtig, einfache Empfehlungen, die leicht berücksichtigt werden können, anzubieten. Genaue Zahlenangaben und Aufteilungen der Nährstoffzufuhr sind zwar für jeden Arzt oder Ernährungswissenschafter wichtige Grundlage, aber wie kann man diese genauen Forderungen in die Praxis umsetzen?

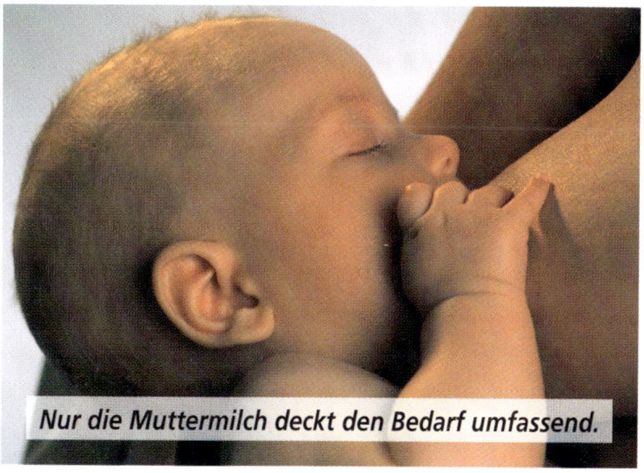

Nur die Muttermilch deckt den Bedarf umfassend.

Vernünftig und sinnvoll ist in erster Linie eine abwechslungsreiche Mischkost, da es kein Lebensmittel gibt, in dem alle Nährstoffe entsprechend unseres täglichen Bedarfs enthalten sind. Dies trifft nur für die Muttermilch in den ersten Lebenswochen zu. Jede Einseitigkeit auf Dauer schadet und stellt eine Gefährdung unserer Gesundheit dar.

Sebastian Kneipp über gesunde Lebensmittel:

»Wer wollte nicht gern lange leben und gesund und kräftig sein! Möge man deshalb die rechte Wahl treffen in der Nahrung und in den Getränken und das Wertlose und Schädliche meiden und fliehen!«

Weiters sollte man weder zu viel, noch zu wenig essen. Das heißt: nicht zu viel Energie, nicht allein tierische Produkte, ausreichend Kohlenhydrate, Eiweiß (vor allem pflanzliches), Vitamine, Mineralstoffe und Ballaststoffe.

Man sollte öfter essen, dafür aber pro Mahlzeit weniger. Mindestens 5 Mahlzeiten sollten pro Tag konsumiert werden.

Das bedeutet aber nicht, dass wir dabei mehr Energie aufnehmen, sondern eher das Gegenteil: Es kommt zu keinem Heißhunger, der durch lange Pausen zwischen den Mahlzeiten entstehen kann. Mit Heißhunger isst man hastig und führt dem Körper große Nahrungsmengen zu. Große Portionen belasten die Verdauungsorgane, verursachen Völlegefühl, machen müde und sind vor allem abends ungünstig.

Ein wesentliches Problem unserer täglichen Ernährung ist der übermäßige Fettkonsum, Zeichen des Überflusses und des Wohlstandes.

Besonders hier stellt sich die Forderung: mäßig Fett, auch wenn fettreiche Speisen vielfach unserem Geschmack entsprechen, sie »schmecken« leider besonders gut.

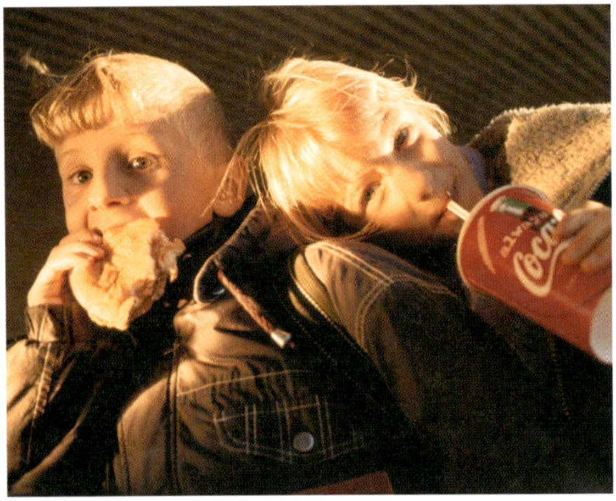

Man sollte sowohl beim Einkauf den Fettgehalt bestimmter Produkte beachten, als auch bei der Zubereitung der Speisen. Es gibt bereits viele Rezepte, mit denen sich der Fettkonsum unserer Nahrung reduzieren lässt. Aber auch Haushaltsgeräte (z. B. beschichtete Pfannen) ermöglichen eine Fetteinsparung.

Wichtig ist, wie gesagt, dass wir ausreichend Vitamine, Mineralstoffe und Ballaststoffe zu uns nehmen. Das erreichen wir, wenn täglich Obst, Gemüse und Vollkornprodukte auf dem Speiseplan stehen.

Bei der Verarbeitung der Lebensmittel ist es wichtig, dass sie richtig zubereitet werden.

Durch falsche Zubereitung von Speisen leiden nicht nur Aroma und Geschmack, sondern auch Vitamin- und Mineralstoffgehalt.

Wenn Lebensmittel bei zu hoher Temperatur gelagert werden, wenn man sie zu lange kocht, die Speisen immer wieder aufwärmt und zu viel Wasser zum Kochen benützt, werden wichtige Nährstoffe ausgelaugt und zerstört.

Die Folge ist, dass das Essen weniger gesund ist und außerdem fad schmeckt.

Kein Nahrungsmittel ist absolut verboten!

Es gibt aber – sehr selten – schwerwiegende medizinische Gründe, die es ratsam erscheinen lassen, vor bestimmten Speisen oder Lebensmitteln zu warnen.

Typische Beispiele sind bestimmte allergische Erkrankungen oder Stoffwechseldefekte.

Wünschenswert ist lediglich der richtige Umgang mit Nahrungsmitteln. So sollten z. B. Speisen nicht zusätzlich stark nachgesalzen werden, da in den meisten Lebensmitteln ohnehin schon genügend Salz vorhanden ist.

Vielfach wird auch der Fehler gemacht, vom Konsum süßer Lebensmittel grundsätzlich abzuraten. Derartige Empfehlungen sind unrealistisch und auch psychologisch falsch.

Denn sie widersprechen dem Ziel, den Konsumenten zum selbständigen und verantwortungsvollen Umgang mit dem Angebot an Nahrungsmitteln zu motivieren.

Sebastian Kneipp über Ernährung:

»Es gibt wohl kein Kapitel, über welches so verschiedene Ansichten herrschen, als gerade über die Ernährung des Menschen.

Einzelne Leute glauben, der Mensch braucht bloss Körner zu essen, dann reicht's schon aus; wieder Andere denken, dass Aepfel und Nüsse ausreichend seien, um dem menschlichen Körper die genügende Kraft zu geben; die Dritten sind der Ansicht, alles, was von den Pflanzen kommt, sei gut, und sie verabscheuen die sogenannten Leichenfresser. Wieder Andere glauben, man dürfe ausschliesslich Fleischkost nehmen, weil diese allein dem Körper Kraft und Stärke gibt; und schliesslich die Vernünftigsten denken, es sei wohl alles für den Menschen da, und diese essen eine gemischte Kost.«

Als Erziehungsmittel (z. B. Belohnung oder Bestrafung durch Entzug) sollte Essen, vor allem Süßes, ebenso wenig verwendet werden, wie das »Betthupferl« nach dem Zähneputzen (wobei allerdings manche Zahnärzte das Zähneputzen sogar vor dem Essen empfehlen, da sich auf frisch geputzten Zähnen gar kein Zahnbelag bilden kann).

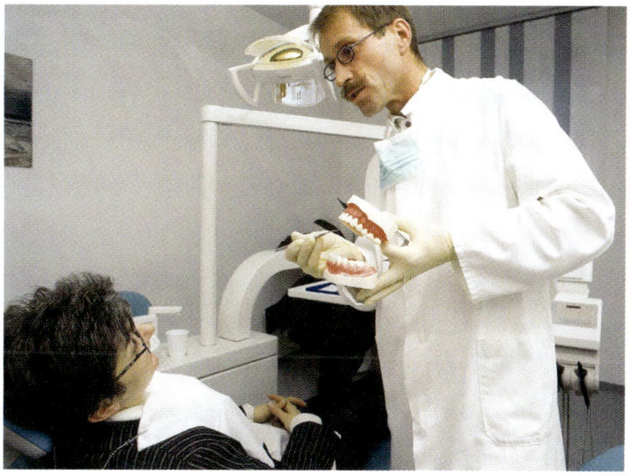

Ernährungscheck

Der Ernährungs-Check dient zur Überprüfung, ob Sie sich richtig ernähren.

Die Checkliste gilt für eine Woche. Haken Sie täglich ab, was Sie bereits gegessen haben, am Ende der Woche sollte kein Feld frei sein. Ein Kästchen entspricht einer Portion.

Lebensmittelgruppe	Mo	Di	Mi	Do	Fr	Sa	So
Getreide u. Getreideprodukte							
Gemüse, Obst							
Milch / Milchprodukte Hülsenfrüchte, Fisch, Fleisch							

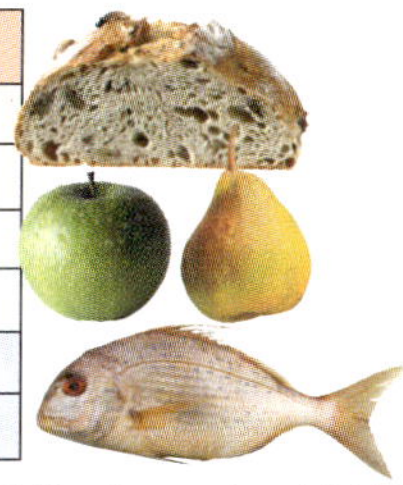

Getreide und Getreideprodukte: 5 Portionen täglich (vorzugsweise Vollkorngetreide); 1 Portion entspricht 30 g Brot, 30 g Getreideflocken, 125 g Getreidebrei, Nudeln, Reis

Gemüse, Obst: 5 Portionen täglich (insgesamt 400 g) Gemüse: 1 Portion entspricht 125 g rohem oder gekochtem Gemüse, 1/8 l Gemüsesaft; Obst: 1 Portion entspricht 1 mittelgroßem Stück (Apfel, Orange), 125 g Erdbeeren, Himbeeren, 1/8 l Fruchtsaft

Eiweißreiche Lebensmittel: 5 Portionen täglich: Milch und Milchprodukte (vorzugsweise fettarme): 1 Portion entspricht 50 g Käse, 1/4 l Milch oder Milchprodukten; Hülsenfrüchte, Fisch, Fleisch: davon max. 2- bis 3-mal pro Woche Fleisch (mager) und Geflügel (ohne Haut) und 2-mal pro Woche Fisch; 1 Portion entspricht 50 – 75 g Fleisch oder Fisch, 125 g gekochten Hülsenfrüchten

Die einfachsten Ernährungstipps

1. Wenig Fett und fettreiche Lebensmittel: Fettreiche Speisen schmecken zwar besonders gut, liefern aber auch sehr viel Energie. Außerdem ist ein hoher Fettkonsum auch langfristig ein Risiko für die Entstehung von Herz-Kreislauf-Erkrankungen und einiger Krebserkrankungen. Besonders soll man auf unsichtbares Fett in Fleisch und Wurstwaren, aber auch in Süßspeisen achten.

2. Zucker und Salz in Maßen: Auch hier gilt: Weniger ist mehr! Statt mit großen Mengen Salz lieber mit anderen Gewürzen und Kräutern würzen.

3. Gemüse und Obst täglich: Empfohlen werden heute 5 Obst- und Gemüseportionen pro Tag, möglichst frisch, nur kurz gegart oder auch als Saft. Jede Hauptmahlzeit sollte Obst oder Gemüse enthalten und auch zwischendurch kann man den kleinen Hunger damit stillen. Obst und Gemüse sind reich an Vitaminen, Mineralstoffen sowie Ballaststoffen und so genannten sekundären Pflanzeninhaltsstoffen, die vor vielen Erkrankungen schützen können.

4. Getreide und Kartoffeln auch täglich: Reis, Nudeln, Brot und Getreideflocken, am besten natürlich aus Vollkorn, sowie Kartoffeln enthalten kaum Fett, aber sehr hohe Mengen zusammengesetzte Kohlenhydrate, Vitamine, Mineralstoffe, Spurenelemente und sekundäre Pflanzeninhaltsstoffe. Die enthaltenen Ballaststoffe sorgen zusätzlich für eine geregelte Verdauung.

5. Täglich Milch und Milchprodukte, sowie mindestens einmal in der Woche Fisch. Fleisch, Wurstwaren und Eier in Maßen. Wertvolle Mineralstoffe enthalten z. B. Milch und Milchprodukte: Kalzium, Seefisch: Jod, Omega-3 -Fettsäuren. Insgesamt handelt es sich bei dieser Nahrungsmittelgruppe auch um wertvolle Eiweißlieferanten, da tierisches Eiweiß besser in körpereigenes Eiweiß umgebaut werden kann als pflanzliches.

6. Vielseitig essen: Je vielseitiger der Speiseplan ist, desto ausgewogener ist die Ernährung. »Einerlei« nimmt einem ja die Lust auf´s Essen und man isst sich schnell ab. Da es prinzipiell keine »gesunden«, »ungesunden« oder sogar »verbotenen« Lebensmittel gibt, kommt es nur auf die Menge, Auswahl und Kombination an.

7. Schonend und fettarm zubereiten: Jedes noch so qualitativ hochwertige Nahrungsmittel kann durch die falsche Zubereitung seinen Wert völlig verlieren. Alle Speisen sollte man bei möglichst niedrigen Temperaturen, soweit es geht, kurz, mit wenig Wasser und mit wenig oder überhaupt ohne Fett garen. Damit erhält man den natürlichen Geschmack, schont die Nährstoffe und verhindert die Bildung schädlicher Verbindungen.

8. Reichlich Flüssigkeit: Pro Tag sollte man mindestens 1,5 l Flüssigkeit trinken. Geeignet sind vor allem energiefreie Getränke, wie ungesüßter Tee, Wasser, Mineralwasser. Alkohol liefert zusätzlich Energie.

Ernährung – Gesundheit – Krankheit

Wenn man ein medizinisches Lehrbuch aufschlägt, findet man viele Kapitel, die sich mit Krankheiten in Zusammenhang mit Ernährung beschäftigen. Daraus folgt, dass man sich im gleichen Maße auch mit der Rolle der Ernährung für die Gesundheit der Menschen beschäftigen sollte.

Im Allgemeinen geht es um den »richtigen Umgang« mit dem sehr breiten Angebot an Nahrungsmitteln. Manche Menschen haben einige Schwierigkeiten, mit dieser Vielfalt an Nahrung zurechtzukommen. Für diese ist es daher wichtig, diesen Umgang zu lernen.

Waren es früher vor allem solche Krankheiten, die auf Grund von Mangelernährung zustande kamen (z. B. Rachitis oder Skorbut), so sind es heute Gesundheitsstörungen, die sich aus dem Überfluss ergeben.

Sebastian Kneipp über eine gute Kost:

»Ein wichtiger Faktor bei der Kneippschen Kur ist die Ernährung, – ohne eine gute Kost kein Erfolg bei der Wasserkur!« »Die meisten Krankheiten entstehen im Blute oder sind Folgen von schlechtem Blute. Will ich also meine Krankheit los werden, so muss ich mein Blut verbessern, und das kann ich in der Hauptsache nur durch eine gute Kost, die blutbildend wirkt, und dann durch eine beständige Wasserbehandlung, welche das Blut verbessert.«

Man denke nur an vorzeitige Arterienverkalkung und die damit zusammenhängenden Gesundheitsstörungen! Wenn die Lebenserwartung in einem Land gering ist, haben viele Menschen gar nicht die Chance, bestimmte Gesundheitsstörungen zu erleben. Wer mit achtzehn Jahren an Tuberkulose stirbt, kann nicht mehr vorzeitig verkalken. Die häufigsten Erkrankungen, die mit falscher Ernährung im Zusammenhang stehen, sind Herz- und Kreislauferkrankungen und Karies.

Herz-Kreislauf-Erkrankungen

Herz-Kreislauf-Erkrankungen sind heute bei uns eine weit verbreitete Todesursache.

Die Hauptrisikofaktoren für die Volkskrankheit Atherosklerose (Gefäßverkalkung) sind ein erhöhter Cholesterinspiegel, Rauchen, Bluthochdruck, starkes Übergewicht, Bewegungsmangel, psychosozialer Stress und ungesunde Ernährung.

Der erhöhte Cholesterinspiegel im Blut ist für die Entstehung und den Verlauf der Atherosklerose von entscheidender Bedeutung. Durch die Ablagerung von Fetten und Cholesterin in den Gefäßwänden kommt es zu einer Wandverdickung und dadurch zu einer stellenweisen Verengung der Blutgefäße. Später führen Kalkeinlagerungen zur Verhärtung der Gefäßwand und zum Elastizitätsverlust, vergleichbar mit einem Wasserrohr, in dem sich Schicht um Schicht Kalk ablagert. Betroffen sind vor allem die Gefäßbereiche des Herzens, des Gehirns, aber auch der Niere.

Die atherosklerotischen Veränderungen sind keineswegs an ein bestimmtes Alter gebunden. Bereits bei Kleinkindern finden wir schon eine sehr frühe Schädigungsform, die aber nicht ernährungsbedingt ist.

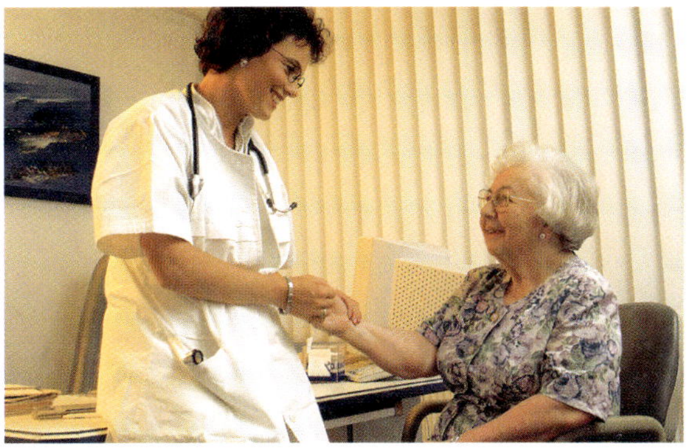

Erhöhter Cholesterinspiegel

Cholesterin, eine fettähnliche Substanz, die ausschließlich in tierischen Produkten vorkommt, stammt aus zwei Quellen. Einerseits wird es aus der Nahrung zusammen mit anderen Fetten aus dem Darm ins Blut aufgenommen und zur Leber transportiert und dort zum Teil in Gallensäuren umgewandelt, andererseits produziert der Körper, auch wenn mit der Nahrung überhaupt kein Cholesterin zugeführt wird (z. B. bei strengen Vegetariern), selbst Cholesterin, um den Bedarf des Körpers zu decken.

Die Menge des Cholesterins im Blut ist das Resultat der Balance von Aufnahme und Ausscheidung oder, anders ausgedrückt, von dem im Körper hergestellten Cholesterin und jenem, das wir mit der Nahrung aufnehmen, abzüglich dessen, was mit dem Stuhl ausgeschieden wird.

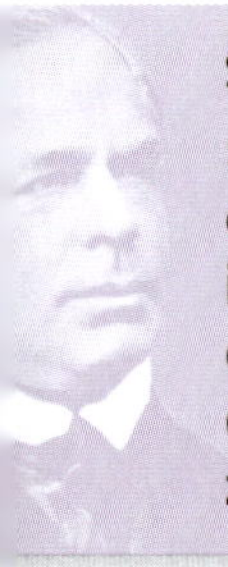

Sebastian Kneipp über das Essen:

»Wie der Mensch teilweise sein Leben erhalten muß durch das, was er einatmet, so ist zur Fristung desselben auch nötig, daß er die erforderlichen Nährmittel aufnimmt, denn sonst geht seine Kraft und Gesundheit zugrunde.«

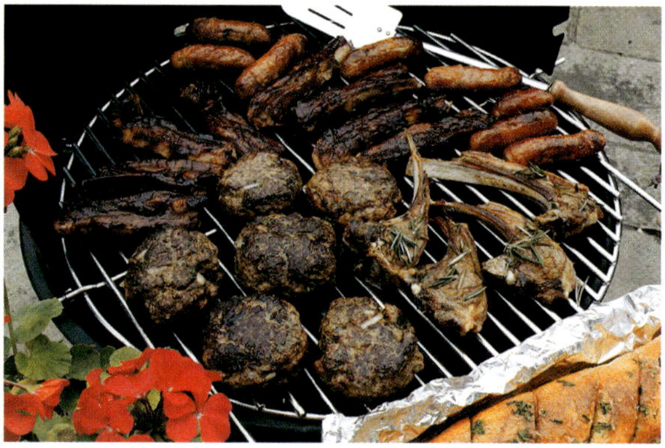

Die durchschnittliche Cholesterinaufnahme pro Tag beträgt 600 – 700 mg Cholesterin. Sie sollte jedoch nur 300 mg betragen.

Erhöht wird der Blutcholesterinspiegel durch gesättigte Fettsäuren (hauptsächlich in tierischen Fetten enthalten) und durch ballaststoffarme Kost.

Als risikoreich gelten heute Gesamtcholesterinkonzentrationen ab 200 mg/dl. Befindet sich der gemessene Wert im Risikobereich, müssen die Fraktionen LDL (low density lipoprotein oder »schlechtes Cholesterin«) und HDL (high density lipoprotein oder »gutes Cholesterin«) getrennt bestimmt werden, da es vorkommen kann, dass manche Menschen einen sehr hohen HDL-Spiegel haben, was von Vorteil wäre.

Cholesterin-Lebensmittel-Tabelle / Cholesterin pro 100 g

Leberkäse	435 mg	Shrimps	145 mg	Extrawurst	56 mg
Ei	396 mg	Austern	128 mg	Sauerrahm	9 mg
Schweineleber	393 mg	Salami	94 mg	Hüttenkäse	13 mg
Butterschmalz	340 mg	Schweineschmalz	86 mg	Vollmilch	12 mg
Kalbsbries	312 mg	Schweinefleisch	86 mg	Margarine	7 mg
Kaviar	300 mg	Huhn	81 mg	Magermilch	1 mg
Butter	240 mg	Kalbfleisch	74 mg		
Mayonnaise, 80% Fett	237 mg	Rindfleisch	73 mg		

Durch einen hohen HDL-Spiegel erscheint aber auch das Gesamtcholesterin erhöht, was in diesem Fall keine Rolle spielt. Prinzipiell gilt hier: HDL-Spiegel sollte bei Männern nicht unter 35 mg/dl und bei Frauen nicht unter 45 mg/dl liegen.

Der LDL-Spiegel ist bis 130 mg/dl normal; zwischen 130 und 160 mg/dl gilt er als risikoreich und über 160 mg/dl als sehr risikoreich.

Eine Cholesterinsenkung (durch eine Reduktion der Fettzufuhr, durch die Auswahl des richtigen Fettes mit gleichzeitiger Erhöhung der Ballaststoffzufuhr) um 1 % reduziert das Risiko, eine Herz-Kreislauf-Erkrankung zu erleiden, um 2 %!

Zur Verhütung von Herz-Kreislauf-Erkrankungen empfiehlt auch die Weltgesundheitsorganisation Folgendes:

- Verringerung der Fettzufuhr und Abbau von deutlichem Übergewicht.
- Auswahl des richtigen Fettes: gesättigte Fettsäuren meiden, da diese den Cholesterinspiegel erhöhen und durch ungesättigte Fettsäuren ersetzen.
- Speisen, die viel Cholesterin enthalten, meiden.
- Regelmäßige Kontrolle und Normalisierung des Blutdruckes.
- Einschränkung der Salzzufuhr.
- Tabakabstinenz.
- Vermehrte körperliche Bewegung.
- Mäßiger Alkoholkonsum.

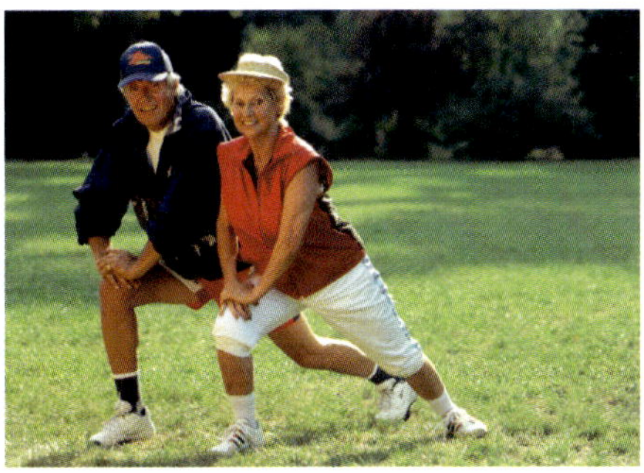

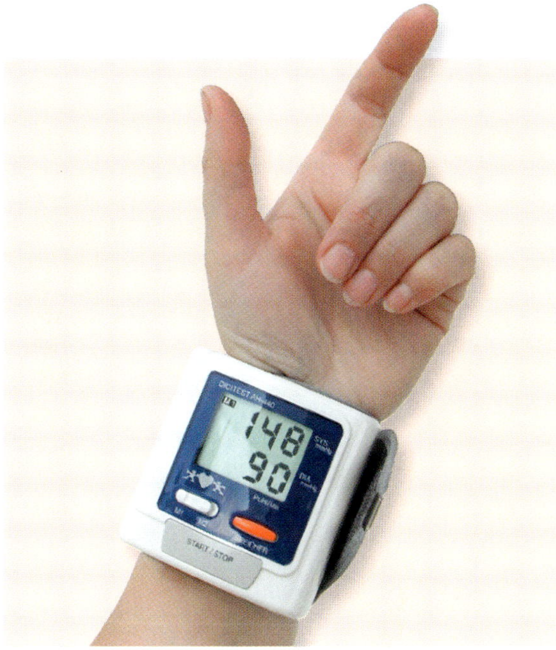

Bluthochdruck

Bluthochdruck (Hypertonie) besteht, wenn der obere (systolische) Wert ständig über 160 und/oder der untere (diastolische) ständig über 95 liegt. Bluthochdruck an sich tut nicht weh. Tatsächlich gibt es für Hypertonie keine typischen Beschwerden.

Zwar können manchmal Kopfschmerzen, Schwindelgefühl, Atemnot beim Treppensteigen oder Laufen, Herzschmerzen, Herzklopfen, Sehstörungen oder Schlafstörungen durch Bluthochdruck hervorgerufen werden, aber diese Symptome können auch andere Ursachen haben, da diese nicht für die Hypertonie typisch sind.

Durch den ständigen Überdruck verengen und verhärten sich die Arterien. Die Blutgefäße werden unelastisch und die Durchblutung der Organe wird behindert.

Durch diese ständige Überbelastung des Herzens und des Gefäßsystems kann es zu Abnützungserscheinungen (z. B. Atherosklerose) kommen.

Kochsalz und speziell das darin enthaltene Natrium spielt bei der Entstehung von Bluthochdruck eine wichtige Rolle (siehe Natrium).

Übergewicht

Übergewicht und Fettsucht entstehen, wenn der Körper mehr Energie zugeführt bekommt, als er verbraucht. Dieser mit der Nahrung zugeführte Energieüberschuss (meist in Form von Fetten, Kohlenhydraten oder Alkohol) wird in körpereigenes Fett umgewandelt und gespeichert.

Zur Definition des Körpergewichtes wird der **Body-Mass-Index** herangezogen (BMI = Körpergewicht in kg, dividiert durch Körpergröße in Meter zum Quadrat).

$$\text{BMI: } \frac{\text{Körpergewicht in kg}}{\text{Körpergröße in m}^2}$$

- BMI zwischen 18,5 und 24,9 kg/m² = Normalgewicht
- BMI zwischen 25,0 und 29,9 kg/m² = Übergewicht
- BMI zwischen 30,0 und 39,9 kg/m² = schweres Übergewicht / Adipositas / Fettsucht
- BMI ab 40 kg/m² = extremes Übergewicht / morbide Adipositas / massive Fettsucht

Beispiel: Ein Mann ist 180 cm groß und hat 101 kg.

Sein BMI ist 31,2 kg/m²
(1,80 x 1,80 = 3,24; 101 : 3,24).
Er ist bereits schwer übergewichtig.

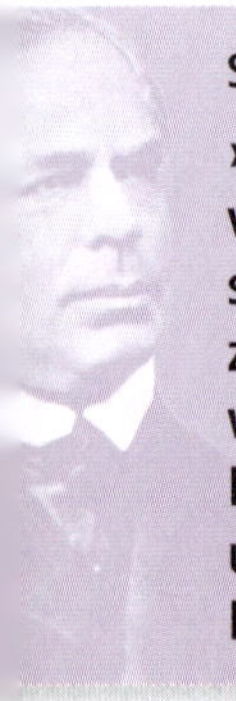

Sebastian Kneipp über das Fasten:

»Grosse Aerzte haben längst gesagt, es wäre viel besser, wenn nicht nur für die Katholiken, sondern für die ganze Welt nicht ein sondern zwei oder drei Abstinenztage in der Woche wären; denn Fasten und sich hie und da des Fleischgenusses enthalten, hat noch Keinen umgebracht, wohl aber das Gegentheil schon Manchen.«

Da es sich beim Body-Mass-Index um einen Index handelt, der Körpergröße und Körpergewicht beinhaltet, kann damit aber keine Aussage über den tatsächlichen Fettgehalt des Körpers gegeben werden.

Jeder Bodybuilder ist nach dieser Definition auch schwer übergewichtig, da durch die große Muskelmasse auch das Körpergewicht steigt.

Entscheidend ist der Körperfettanteil und wo das Fett im Körper gespeichert wird.

Auf die Fettverteilung kommt es an!

Neben dem Körperfettgehalt ist auch ausschlaggebend, wo das Fett am Körper sitzt. Ist die Fettvermehrung hauptsächlich im Bereich des Bauches, spricht man auch von androider oder viszeraler Form oder umgangssprachlich vom **Bierbauch (= Apfel-Typ).** Dieses gespeicherte Körperfett ist metabolisch sehr aktiv und stellt ein großes Risiko für Begleit- und Folgeerkrankungen (Herzkrankheiten, Schlaganfälle, Bluthochdruck, Zuckerkrankheit und Fettstoffwechselstörungen) dar. Es hat aber den Vorteil, dass es leichter abzubauen ist. Diese Form der Fettverteilung findet man bei ca. 80 % der Männer.

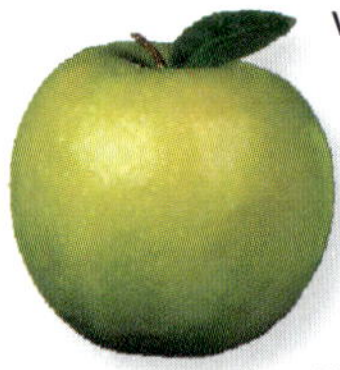

Liegen die Fettpölsterchen im Bereich der Hüften und der Oberschenkel, spricht man von der **Birnenform** oder auch gynoiden oder femoralen Form. Dieses Körperfett stellt kein so großes Risiko dar, lässt sich aber viel schwerer abnehmen. Der Grund dafür dürfte im Hormonhaushalt liegen.

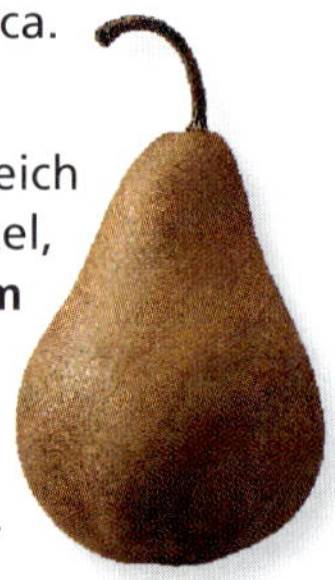

Warum werden wir dick?

Übergewicht ist die Folge eines Ungleichgewichtes zwischen der Energieaufnahme und dem Energieverbrauch. Dem Körper wird mehr Energie zugeführt, als er eigentlich braucht. Dieses Zuviel an Energie wird im Körper zu körpereigenem Fett umgewandelt und so gespeichert. Zusätzlich ist der Energieverbrauch durch unsere weitgehend bewegungsarme Lebensweise noch herabgesetzt.

Die Mehrzahl der Berufe besteht vorwiegend aus Tätigkeiten, die im Sitzen verrichtet werden.

Obwohl es in den letzten Jahren immer populärer wird, Sport zu treiben, ist das Ausmaß der körperlichen Aktivität noch immer zu gering.

Bedeutend bei der Entstehung von Übergewicht ist auch die Qualität der zugeführten Nahrung, das heißt die Art und die Zusammensetzung unserer Kost.

Grundsätzlich gibt es aber keine »Dickmacher«, sondern nur Lebensmittel mit mehr oder weniger Energie. Viele Menschen wehren sich gegen psychische Belastung, Stress oder Anspannung mit erhöhter Nahrungsaufnahme.

Bei der Reduktion von Übergewicht sollten niemals einseitige Diäten eingehalten werden. Es gilt die Energiezufuhr so zu reduzieren, dass durchschnittlich 0,5 kg/Woche an Gewicht abgenommen werden, was primär durch eine energiearme fettreduzierte Mischkost mit einem hohen Anteil an Ballaststoffen geschehen sollte. Jede Energiezufuhr und Energieabgabe (Bewegung) sollte zur Kontrolle protokolliert werden.

Alternative Ernährungsformen

Vegetarier

Es gibt verschiedene Formen von Vegetarismus. Ovo-lakto-Vegetarier lehnen Fleisch und Fisch ab, essen aber Eier, Milch und Milchprodukte. Veganer, die strengste Form der Vegetarismus, lehnen alle tierischen Produkte strikt ab, bis hin zum Honig.

Je nach Körpergewicht und Aktivität verbrauchte Kalorienmenge

	10 Min. Sitzen
55 – 60 kg	10 kcal
65 – 70 kg	12 kcal
80 kg	14 kcal
90 kg	16 kcal
110 – 115 kg	20 kcal

	10 Min. Hausarbeit
55 – 60 kg	34 kcal
65 – 70 kg	41 kcal
80 kg	47 kcal
90 kg	53 kcal
110 – 115 kg	68 kcal

	10 Min. Treppensteigen (aufwärts)
55 – 60 kg	146 kcal
65 – 70 kg	175 kcal
80 kg	202 kcal
90 kg	229 kcal
110 – 115 kg	288 kcal

	10 Min. Joggen (10 km/h)
55 – 60 kg	90 kcal
65 – 70 kg	108 kcal
80 kg	125 kcal
90 kg	142 kcal
110 – 115 kg	178 kcal

	10 Min. Radfahren (21 km/h)
55 – 60 kg	89 kcal
65 – 70 kg	107 kcal
80 kg	124 kcal
90 kg	142 kcal
110 – 115 kg	178 kcal

	10 Min. Schwimmen
55 – 60 kg	40 kcal
65 – 70 kg	48 kcal
80 kg	56 kcal
90 kg	63 kcal
110 – 115 kg	80 kcal

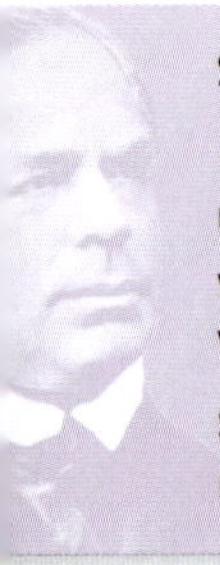

Sebastian Kneipp über Vegetarier und Fleischesser:

»Solange ich denke, besteht ein Streit unter Gelehrten und Nichtgelehrten, was vorzuziehen sei: der Genuß von Fleisch oder Vegetabilien. Die Ansichten hierüber konnten sich nie vereinigen und haben sich stets unversöhnlich einander gegenübergestanden.«

Vegetarier essen grundsätzlich mehr Obst, mehr Gemüse und mehr Getreide. Dadurch haben sie eine verringerte Fett- und Cholesterinaufnahme. Sie erhalten ausreichend Ballaststoffe und Vitamin C.

Strenger Vegetarismus ist sowohl für Erwachsene und natürlich auch für Kinder sehr problematisch und deshalb abzulehnen. Mangel gibt es auf alle Fälle bei der Zufuhr von Kalzium, Eisen, Vitamin D, B_2 und B_{12}. Ovo-lakto-Vegetarismus eignet sich für Erwachsene, setzt aber ein großes ernährungswissenschaftliches Grundwissen voraus, da durch die richtige Kombination von pflanzlichen Produkten die möglichen Defizite zu vermeiden sind.

Vollwert-Ernährung

Das Prinzip der Vollwert-Ernährung ist der Verzehr vorwiegend pflanzlicher Kost in höchstmöglichem biologischem Wertzustand. Die Vollwert-Ernährung nach Kollath teilt die Lebensmittel nach Wertstufen ein, die sich am Verarbeitungsgrad orientieren.

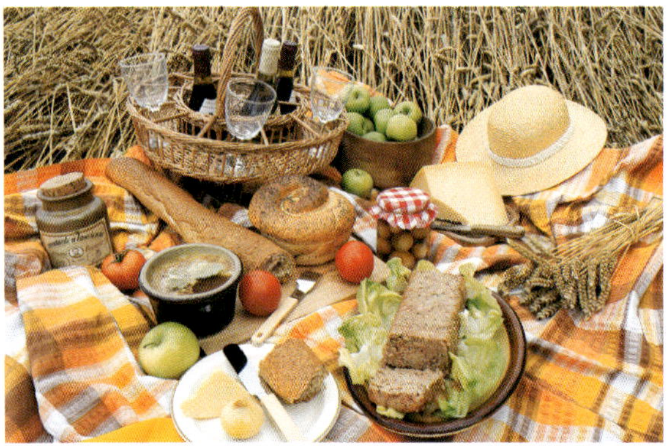

Je mehr ein Lebensmittel verarbeitet wird, desto minderwertiger ist es. Erhitzte Produkte, wie Kartoffeln, Vollkornbrot, Fisch, aber auch Gemüsegerichte oder pasteurisierte Milch werden weniger gut eingestuft als unverarbeitete Lebensmittel.

Grundsätzlich ist diese Ernährungsform für Erwachsene als Dauerkost geeignet. Nur muss bedacht werden, dass Heilungsversprechen (Prävention und Heilung von Zivilisationskrankheiten) nicht haltbar sind. Problematisch ist allerdings die Versorgung mit Kalzium, weiters die Versorgung mit hochwertigen Proteinen und natürlich die Versorgung mit Eisen.

Hay'sche Trennkost

Bei der Hay'schen Trennkost dürfen kohlenhydrathaltige Lebensmittel (Getreide und Getreideprodukte, Obst und Gemüse) nicht mit eiweißhaltigen (Eier, Fleisch, Fisch, Milch und Milchprodukte) zusammen gegessen werden. Neutral sind Fette. Wird alles gemeinsam gegessen, käme es zu einer »Übersäuerung«.

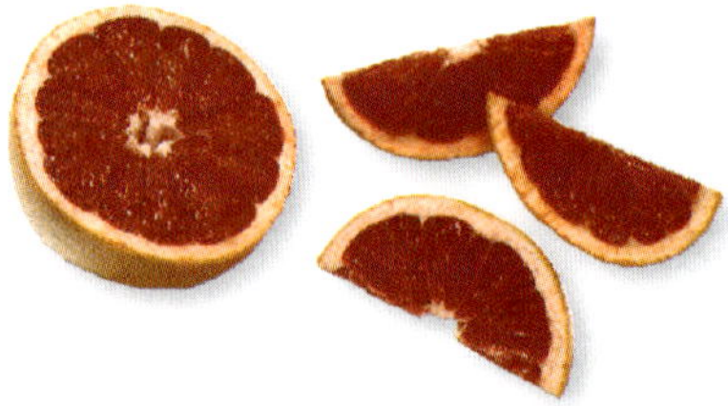

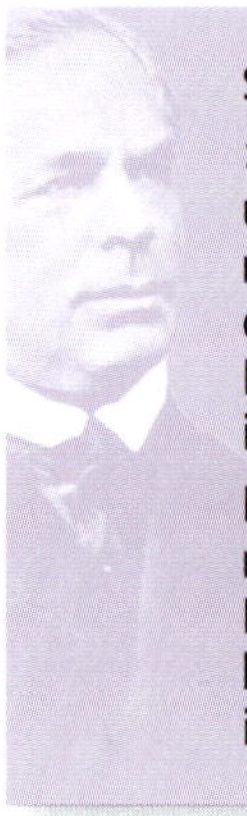

Sebastian Kneipp übers Naturmehl:

»Soll es bei der Menschheit besser werden und Blutarmut und Gebrechlichkeit wieder mehr verschwinden, so muß große Sorge darauf verwendet werden, daß unverfälschte Nahrungsmittel und besonders gutes Naturmehl in die Küche kommen.

Man macht viel Rühmens von dem Auszugsmehl ; man kann aber sagen, es ist das Meiste und Beste an wahrer Kraft und Güte herausgekünstelt, und nur armseliger Nährstoff ist im feinsten Mehle übriggeblieben.«

Dazu: Beim gesunden Menschen (ohne Nierenstörung) gibt es keine Über- oder Untersäuerung, da der Körper sowohl einen Säure- als auch einen Basenüberschuss ausgleichen kann. Puffersysteme im Blut sowie spezifische Ausscheidungsmechanismen über die Atmung und Niere sorgen dafür, dass keine größeren Schwankungen im Säure-Basen-Haushalt des Körpers auftreten.

Der Körper ist sehr wohl in der Lage, alle Nährstoffe gleichzeitig zu verdauen. Gerade durch die Kombination bestimmter Lebensmittel (z. B. Käse und Brot oder Kartoffel und Ei) erhöht sich beispielsweise die biologische Wertigkeit von Eiweiß.

Viele Lebensmittel enthalten von Natur aus bereits eine Mischung von Eiweiß und Kohlenhydraten.

Außerdem ist die Versorgung mit Kalzium, Eisen, Jod und Vitamin D problematisch. Die positiven Effekte der Trennkost, wie zum Beispiel eine Senkung des Cholesterinspiegels, sind auf eine geringe Fett-, Fleisch- und Cholesterinzufuhr zurückzuführen und nicht auf die Trennung der Nährstoffe.

Trotz aller Kritik am Trennungsprinzip muss festgestellt werden, dass es sich um eine ballaststoffreiche, fett- und fleischarme Mischkost mit einem hohen Anteil an Obst und Gemüse handelt.

Makrobiotik

Makrobiotik ist eine »Ernährungsphilosophie«. Grundprinzip der makrobiotischen Ernährung ist das Streben nach einem Gleichgewicht zwischen komplementären Kräften, Yin und Yang.

Hauptbestandteile der Makrobiotik sind Getreide, Nüsse, Bohnen und Samen, ergänzt durch Algen. Verboten sind unter anderem auch Milch und Milchprodukte.

Aus ernährungswissenschaftlicher Sicht ist die Makrobiotik abzulehnen. Schwere Mangelerscheinungen sind unvermeidbar.

Betroffen sind vor allem Eiweiß, die Vitamine A, D, B_2, B_{12}, Niacin, Folsäure sowie die Mineralstoffe Eisen, Kalzium, Kupfer, Zink und Jod.

Rezepte und Tagespläne

Wir können selbst sehr viel tun um gesund zu bleiben und gesund zu werden – wesentliche Voraussetzung ist aber, dass man sich möglichst gut auskennt.

Das gilt im Besonderen auch für die Ernährung. Es erscheint vielen Menschen schwierig, die genauen Empfehlungen der Ernährungswissenschaft – man braucht täglich so und so viel mg von diesem Vitamin und von jenem Mineralstoff – in die Praxis umzusetzen.

Speziell Menschen, die Gewicht reduzieren möchten, auf die Cholesterinwerte achten müssen oder deren Arzt z. B. erhöhte Blutfettwerte festgestellt hat, können mit allgemeinen Empfehlungen wenig anfangen.

Deshalb wollen wir mit Nährwert-berechneten Rezepten und Tagesplänen dazu beitragen, Licht ins Dunkel zu bringen.

Bei den einzelnen Rezepten sieht man neben dem Nährwert pro Portion, den Vitaminen und Mineralstoffen, Eiweiß und Kohlenhydraten auch den Gehalt an gesättigten, einfach und mehrfach ungesättigten Fettsäuren und den Cholesteringehalt der Speisen.

Im Anschluss an den Rezeptteil finden Sie Tagespläne, die Sie bei Bedarf leicht heranziehen können. Der Brennwert pro Tag liegt bei unseren Vorschlägen zwischen 1.350 kcal und 1.600 kcal. Wenn Sie abnehmen möchten, kann es sein, dass Sie bei dieser Tageskalorienzufuhr noch keinen Erfolg haben, das hängt von Ihrem persönlichen Bedarf und Verbrauch ab.

Sie können dann einfach einzelne Mahlzeiten kalorienärmer gestalten, zur Jause z. B. statt der Banane eine Kiwi essen oder 1 Scheibe Vollkornbrot durch Knäckebrot ersetzen.

Nicht vergessen: Pro Tag sollten Sie mindestens 1,5 Liter Flüssigkeit trinken (Wasser, Mineralwasser, ungesüßten Früchtetee).

Hirsesuppe

Zutaten:

1 l Wasser, 1 Gemüsebrühwürfel, 1 Lorbeerblatt, 1 Zweig Rosmarin, 100 g Hirse, 400 g Karotten, 1 Zwiebel, Salz, Pfeffer, Muskat, Cayennepfeffer, Petersilie

Zubereitung:

Wasser, Gemüsebrühwürfel, Lorbeerblatt und den Rosmarinzweig in einem Topf zum Kochen bringen, Hirse waschen und gut abtropfen lassen. Karotten waschen, in Scheiben schneiden.

Zwiebel fein hacken. Hirse, Karotten und Zwiebel zu der Suppe geben.

Suppe würzen und bei mäßiger Hitze das Gemüse bissfest garen, Hirse ausquellen lassen, mit Petersilie garnieren.

Nährwert pro Portion:

Energie: 115 kcal/481 kJ
Fett: 1,4 g
einfach ungesättigte Fettsäuren: 0,25 g
mehrfach ungesättigte Fettsäuren: 0,54 g
gesättigte Fettsäuren: 0,36 g
Cholesterin: 0 mg
Eiweiß: 3,7 g
Kohlenhydrate: 21,5 g
Ballaststoffe: 6,8 g
Vitamin A und Vorstufen: 7,6 mg
Vitamin E: 0,47 mg
Vitamin B_6: 0,28 mg
Vitamin B_{12}: 0 µg
Folsäure: 20,4 µg
Natrium: 415 mg
Kalium: 386 mg

Zwiebelsuppe

Zutaten:

4 Zwiebeln, 1 l Wasser, 1 Gemüsebrühwürfel, Pfeffer, 2 Lorbeerblätter, 2 Scheiben Vollkorntoast

Zubereitung:

Zwiebeln schälen, in Ringe schneiden und in einer beschichteten Pfanne goldbraun rösten. Wasser und Gemüsebrühwürfel zum Kochen bringen und die Zwiebeln damit aufgießen.

Mit Pfeffer und den Lorbeerblättern würzen und die Suppe 20 Minuten kochen.

Die Toastscheiben toasten, halbieren, in die Suppenschalen legen und die fertige Zwiebelsuppe darüber gießen.

Nährwert pro Person:

Energie: 103 kcal/433 kJ **Fett:** 6,7 g
einfach ungesättigte Fettsäuren: 1,6 g
mehrfach ungesättigte Fettsäuren: 4,1 g
gesättigte Fettsäuren: 0,93 g
Cholesterin: 0 mg **Eiweiß:** 1,8 g
Kohlenhydrate: 9,1 g **Ballaststoffe:** 1,1 g
Vitamin A und Vorstufen: 0,02 mg
Vitamin E: 3 mg **Vitamin B_6:** 0,05 mg
Vitamin B_{12}: 0 µg **Folsäure:** 15,2 µg
Natrium: 393,7 mg **Kalium:** 74,4 mg

Erbsensuppe

Zutaten:

2 Zwiebeln, 600 g Erbsen (tiefgekühlt), 1 l Wasser, 1 Gemüsebrühwürfel, 1 TL Vollkornmehl, 1 Lorbeerblatt, Salz, Thymian, Majoran, Petersilie

Zubereitung

Zwiebeln schälen, fein hacken und in einer beschichteten Pfanne goldgelb rösten.

Erbsen dazugeben und zusammen mit dem Wasser und dem Brühwürfel aufgießen. Mit Salz, Thymian, Majoran und dem Lorbeerblatt würzen.

Die Suppe passieren und mit dem Vollkornmehl stauben. Noch einmal kurz aufkochen und mit fein gehackter Petersilie garnieren.

Nährwert pro Person:

Energie: 160 kcal/670 kJ
Fett: 1,3 g
einfach ungesättigte Fettsäuren: 0,34 g
mehrfach ungesättigte Fettsäuren: 0,25 g
gesättigte Fettsäuren: 0,44 g
Cholesterin: 0 mg
Eiweiß: 12,1 g
Kohlenhydrate: 24,1 g
Ballaststoffe: 9,8 g
Vitamin A und Vorstufen: 1,2 mg
Vitamin E: 0,6 mg
Vitamin B_6: 0,27 mg
Vitamin B_{12}: 0 µg
Folsäure: 46,5 µg
Natrium: 703,1 mg
Kalium: 557,6 mg

Linsenrisotto

Zutaten:

160 g Linsen, 160 g Naturreis, 2 Lorbeerblätter, 800 ml Wasser, 2 Zwiebeln, 1 Gemüsebrühwürfel, 120 g Karotten, 120g Knollensellerie, 120g Lauch, 120g Chinakohl, 2 TL Thymianblättchen, 4 frisch gehackte Liebstöckelblätter, 3 TL frisch gehackter Majoran, Salz, 4 EL frisch gehackte Petersilie

Zubereitung:

Linsen mit den Lorbeerblättern 6 – 10 Std. in Wasser einweichen. Zwiebeln würfelig schneiden und in einer beschichteten Pfanne kurz andünsten. Reis, Linsen und den Gemüsebrühwürfel zugeben.

Bei schwacher Hitze ca. 10 Minuten garen. Inzwischen das Gemüse putzen. Karotten und Sellerie würfelig, Lauch und Chinakohl in schmale Streifen schneiden.

Das Gemüse, Thymian und Liebstöckel unter den Linsen-Reis mischen. 10 – 15 Min. garen. Lorbeerblatt entfernen. Majoran zugeben, sparsam salzen und mit Petersilie bestreuen.

Nährwert pro Portion:

Energie: 302 kcal/1.267 kJ
Fett: 2,1 g
einfach ungesättigte Fettsäuren: 0,42 g
mehrfach ungesättigte Fettsäuren: 0,81 g
gesättigte Fettsäuren: 0,48 g
Cholesterin: 0 mg
Eiweiß: 14,7 g
Kohlenhydrate: 55 g
Ballaststoffe: 8,8 g
Vitamin A und Vorstufen: 4 mg
Vitamin E: 1,2 mg
Vitamin B_6: 0,65 mg
Vitamin B_{12}: 0 µg
Folsäure: 140,3 µg
Natrium: 806,2 mg
Kalium: 733,5 mg

Pikanter Polenta-Auflauf

Zutaten:

200 g Polenta (Maisgrieß), 1 Gemüsebrühwürfel, 50 g fein geh. Zwiebel, Oregano, Salz, 5/8 l Wasser, 40 g ger. Bierkäse, 40 g ger. Gouda; Füllung: 500 g Tomaten, 200 g Zwiebeln, 200 g Tofu, 1 EL Olivenöl, Salz, Majoran, Pfeffer

Zubereitung:

Wasser, Gemüsebrühwürfel, fein gehackte Zwiebel, Oregano zum Kochen bringen. Polenta unter ständigem Rühren einrieseln lassen; 5 Min. kochen, vom Herd nehmen, 30 Min. ausquellen lassen. In eine beschichtete Auflaufform 2/3 der Polentamasse ca. 2 cm hoch einfüllen. Restliche Polentamasse im Topf auskühlen lassen. Stielansätze der Tomaten entfernen, kurz in kochendes Wasser geben, kalt abschrecken, Haut abziehen, halbieren, fein hacken. Tofu zerkleinern. Füllung: Zwiebeln fein hacken, in Olivenöl andünsten. Tomaten zugeben, kurz mitdünsten. Tofu hinzufügen, würzen. Polenta mit der halben Menge Käse bestreuen. Die Tomaten-Tofu-Masse beigeben. Restliche Polentamasse und Käse darüber streuen. Bei 200 Grad: ca. 30 Min. zugedeckt, dann 15 Min. abgedeckt fertig backen.

Nährwert pro Portion:

Energie: 310 kcal/1.299 kJ **Fett:** 7,7 g
einfach ungesättigte Fettsäuren: 2,6 g
mehrfach ungesättigte Fettsäuren: 1,9 g
gesättigte Fettsäuren: 2,7 g
Cholesterin: 7 mg **Eiweiß:** 15,5 g
Kohlenhydrate: 43,5 g **Ballaststoffe:** 5 g
Vitamin A und Vorstufen: 0,96 mg
Vitamin E: 1,8 mg **Vitamin** B_6**:** 0,33 mg
Vitamin B_{12}**:** 0,4 µg **Folsäure:** 94,8 µg
Natrium: 615 mg **Kalium:** 463,6 mg

Gemüse-Grünkern-Topf

Zutaten:

240 g Grünkern, 800 ml Wasser, 400 g Karotten, 400 g Karfiol (Blumenkohl), 400 g Erbsen, 1/2 Gemüsebrühwürfel, 3 TL frisch gehackter Majoran, 2 EL frisch gehackte Petersilie

Zubereitung:

Den Grünkern kalt abspülen und 6 – 10 Stunden in Wasser einweichen. Gemüse waschen und putzen.

Karotten in dünne Scheiben schneiden. Karfiol (Blumenkohl) in kleine Röschen teilen, den Strunk in Scheiben schneiden. Erbsen auslösen.

Den Grünkern mit dem Quellwasser und dem 1/2 Suppenwürfel aufkochen. Die Karotten und den Karfiol (Blumenkohl) zugeben. Ca. 8 Minuten kochen, Erbsen beigeben und weitere 5 Minuten kochen lassen.

Abschließend Kräuter unterrühren.

Nährwert pro Portion:

Energie: 356 kcal/1.493 kJ
Fett: 12,4 g
einfach ungesättigte Fettsäuren: 2,3 g
mehrfach ungesättigte Fettsäuren: 6,2 g
gesättigte Fettsäuren: 2,9 g
Cholesterin: 0, mg
Eiweiß: 11,7 g
Kohlenhydrate: 48,9 g
Ballaststoffe: 12,2 g
Vitamin A und Vorstufen: 9,2 mg
Vitamin E: 8,9 mg
Vitamin B_6**:** 0,45 mg
Vitamin B_{12}**:** 0 µg
Folsäure: 89,2 µg
Natrium: 354,2 mg
Kalium: 862,6 mg

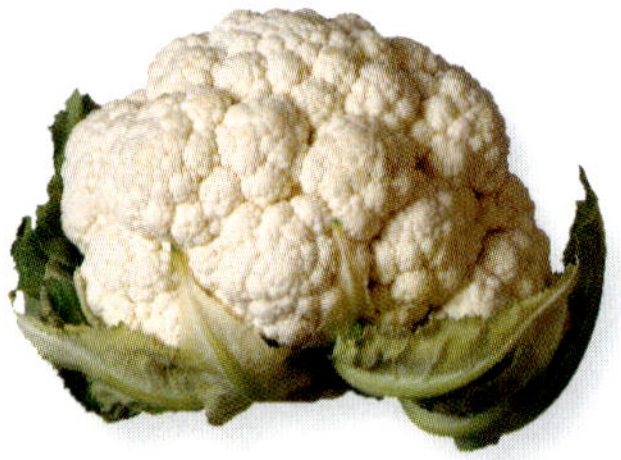

Brokkoli-Käse-Strudel

Zutaten:

200 g Brokkoli, 300 g Karfiol (Blumenkohl), 30 g Zwiebel, 1 Zehe Knoblauch, 20 g Weizenmehl, 3/8 l Magermilch, 40 g Parmesan, 120 g Blätterteig, tiefgefroren, 60 g Mozzarella;

Zubereitung:

Brokkoli und Karfiol (Blumenkohl) teilen und bissfest dünsten. Unter kaltem Wasser abschrecken, abgießen. Zwiebel und Knoblauch in einer beschichteten Pfanne weich dünsten, Mehl dazugeben und 1 Minute weiterdünsten. Vom Herd nehmen und nach und nach Milch dazugeben.

Die Soße aufkochen, bis sie eindickt. Parmesan, Brokkoli und Blumenkohl dazugeben.

Blätterteigblätter mit zerlassener Margarine bestreichen und die Füllung an einem Rand der langen Teigseite verteilen. Rundherum einen 5 cm breiten Rand lassen. Mozzarella über die Füllung streuen. Teigenden einschlagen, einrollen und festdrücken. Strudel mit zerlassener Margarine bestreichen. Mit der Naht nach unten auf ein Backblech legen. Backzeit: bei 200 Grad 30 Minuten.

Nährwert pro Portion:

Energie: 322 kcal/1.351 kJ **Fett:** 22,1 g
einfach ungesättigte Fettsäuren: 5,6 g
mehrfach ungesättigte Fettsäuren: 5,2 g
gesättigte Fettsäuren: 8,6 g
Cholesterin: 16 mg **Eiweiß:** 12,2 g
Kohlenhydrate: 18,7 g **Ballaststoffe:** 3,4 g
Vitamin A und Vorstufen: 0,7 mg
Vitamin E: 2,3 mg **Vitamin B_6:** 0,09 mg
Vitamin B_{12}: 0,3 µg **Folsäure:** 15,7 µg
Natrium: 341,6 mg **Kalium:** 409,7 mg

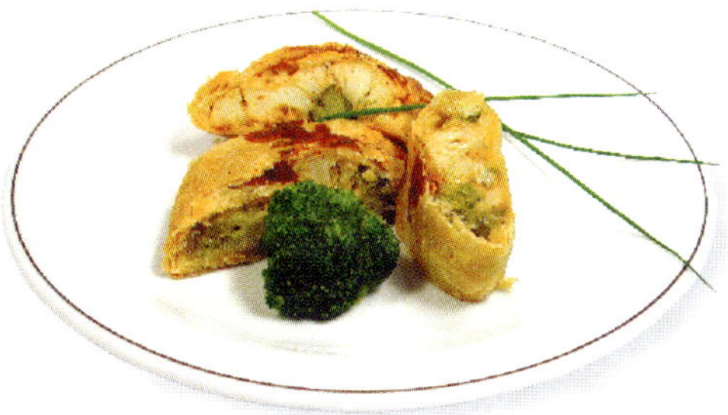

Gemüserisotto

Zutaten:

300 g Langkornreis, 3/4 l Wasser, 1/2 Gemüsebrühwürfel, 1 Zwiebel, 1/2 Lorbeerblatt, 2 Gewürznelken, 2 grüne und jeweils 1 gelber und 1 roter Paprika, 2 kleine Zucchini, Salz, Pfeffer, Petersilie

Zubereitung:

Reis in einem Sieb waschen, abtropfen lassen und in einen Topf geben. Wasser und Gemüsebrühwürfel kochen und über den Reis geben.

Zwiebel schälen, Lorbeerblatt mit den beiden Gewürznelken in die Zwiebel stecken. Zwiebel zum Reis geben, mit Salz und Pfeffer würzen, aufkochen lassen und ca. 40 Minuten ausquellen lassen. Paprika waschen, Stielansätze und Trennwände entfernen, Schoten vierteln und in Streifen schneiden.

Zucchini längs halbieren und ebenfalls in Streifen schneiden. Nach 20 Minuten Quellzeit die Paprikastreifen unter den Reis mischen und 10 Minuten vor Ende der Garzeit die Zucchinistreifen zugeben.

Abschließend die gespickte Zwiebel herausnehmen.

Nährwert pro Portion:

Energie: 340 kcal/1.424 kJ
Fett: 3 g
einfach ungesättigte Fettsäuren: 0,55 g
mehrfach ungesättigte Fettsäuren: 1,2 g
gesättigte Fettsäuren: 0,7 g
Cholesterin: 0 mg
Eiweiß: 9,6 g
Kohlenhydrate: 67,1 g
Ballaststoffe: 9,67 g
Vitamin A und Vorstufen: 2,8 mg
Vitamin E: 5,7 mg
Vitamin B_6: 1,2 mg
Vitamin B_{12}: 0 µg
Folsäure: 41,9 µg
Natrium: 319,4 mg
Kalium: 744,1 mg

Tofu-Ragout

Zutaten:

400 g Tofu, 2 EL Sojasoße, 500 g Chinakohl, 750 g Tomaten, Salz, Pfeffer, grüne Pfefferkörner

Zubereitung:

Tofu würfelig schneiden, mit Sojasoße beträufeln. Äußere Blätter vom Chinakohl entfernen, waschen, Kohl halbieren, Mittelstrunk entfernen, Hälften in Streifen schneiden.

Tomaten kurz in kochendes Wasser geben, kalt abschrecken, Haut abziehen, halbieren, Kerne entfernen, würfelig schneiden. Chinakohlstreifen in einer beschichteten Pfanne kurz andünsten, Tomaten, Salz und Pfeffer zugeben.

Wenn der Kohl zusammengefallen ist, Tofu dazugeben und heiß werden lassen.

Das Ragout mit grünem Pfeffer abschmecken.

Nährwert pro Portion:

Energie: 118 kcal/497 kJ **Fett:** 5 g
einfach ungesättigte Fettsäuren: 0,88 g
mehrfach ungesättigte Fettsäuren: 2,9 g
gesättigte Fettsäuren: 0,76 g
Cholesterin: 0 mg **Eiweiß:** 10,9 g
Kohlenhydrate: 6,7 g **Ballaststoffe:** 4,1 g
Vitamin A und Vorstufen: 1,5 mg
Vitamin E: 2,2 mg **Vitamin B_6:** 0,37 mg
Vitamin B_{12}: 0 µg **Folsäure:** 147,6 µg
Natrium: 228,7 mg **Kalium:** 625,5 mg

Gefüllte Auberginen

Zutaten:

2 Auberginen, 200 g Saunaschinken, 300 g Champignons, 4 EL Parmesan, Saft einer halben Zitrone, 4 Tomaten, Salz, Pfeffer, Petersilie

Zubereitung:

Auberginen waschen, Strunk entfernen, halbieren. Auberginenhälften aushöhlen, das Fruchtfleisch fein hacken. Champignons waschen, mit dem Saunaschinken fein hacken und mit dem Auberginenfruchtfleisch vermischen.

Mit Salz, Pfeffer und fein gehackter Petersilie würzen. Zitronensaft zur Fülle geben und gut durchmischen. Die ausgehöhlten Auberginen damit füllen und mit Parmesan bestreuen.

Die Tomaten waschen, in dicke Scheiben schneiden und den Boden einer beschichteten Auflaufform damit bedecken. Darüber die Auberginenhälften legen.

Backzeit: bei 200 Grad 35 Minuten.

Nährwert pro Portion:

Energie: 165 kcal/693 kJ **Fett:** 6,7 g
einfach ungesättigte Fettsäuren: 2,3 g
mehrfach ungesättigte Fettsäuren: 0,75 g
gesättigte Fettsäuren: 2,9 g
Cholesterin: 32 mg **Eiweiß:** 17 g
Kohlenhydrate: 17 g **Ballaststoffe:** 5,4 g
Vitamin A und Vorstufen: 2,5 mg
Vitamin E: 2,2 mg **Vitamin B_6:** 0,38 mg
Vitamin B_{12}: 1,9 µg
Folsäure: 83,1 µg
Natrium: 751,7 mg
Kalium: 1,2 g

Gefüllte Kartoffelrolle

Zutaten:

700 g mehlig kochende Kartoffeln, 750 g Blattspinat, 1 Ei, 100 g Mehl, 70 g Parmesan, 1 Bund Petersilie, 125 g Kräuterfrischkäse, Milch zum Bestreichen, Salz, Pfeffer, Petersilie

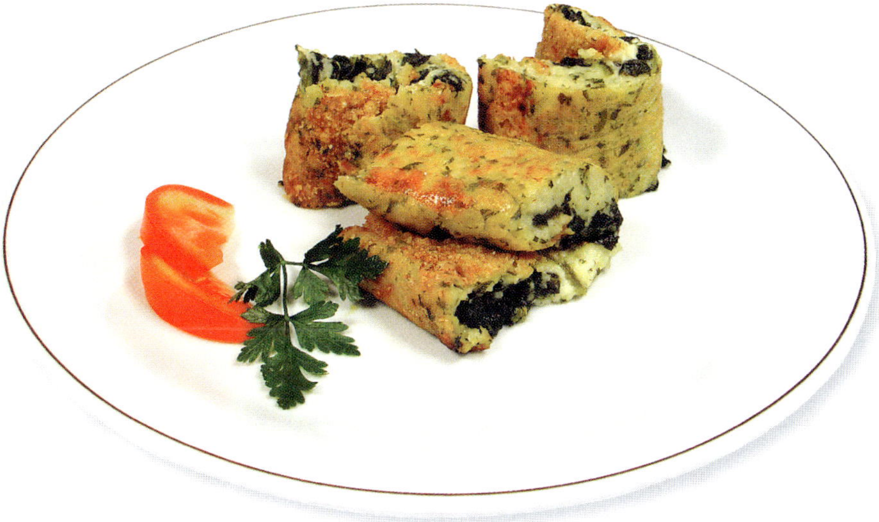

Zubereitung:

Kartoffeln waschen, kochen, abschälen und durch eine Kartoffelpresse drücken. Während die Kartoffelmasse auskühlt, den Spinat waschen, putzen und in kochendem Salzwasser blanchieren, herausnehmen und abtropfen lassen.

Kartoffelmasse mit dem Ei, der Hälfte des Parmesans und einer Prise Salz zu einer bröseligen Masse vermischen. Petersilie waschen, fein hacken, zum Kartoffelgemisch geben und zu einem glatten Teig verkneten.

Teig auf einer mit etwas Mehl bestäubten Folie zu einem Rechteck von etwa 30 x 20 cm ausrollen. Lauwarme Spinatblätter mit Muskat und Frischkäse mischen und mit Salz und Pfeffer würzen. Spinat auf der Mitte des Teiges verteilen.

Teig mit Hilfe der Folie der Länge nach über der Spinatfüllung zusammenschlagen und die Rolle auf ein mit Backpapier ausgelegtes Backblech legen.

Abschließend die Rolle mit etwas Milch bestreichen.

Backzeit: bei 160 Grad 40 Minuten, nach 35 Minuten den restlichen Parmesan über die Rolle geben.

Nährwert pro Portion:

Energie: 435 kcal/1.322 kJ
Fett: 18,8 g
einfach ungesättigte Fettsäuren: 5,6 g
mehrfach ungesättigte Fettsäuren: 1,4 g
gesättigte Fettsäuren: 10,4 g
Cholesterin: 105 mg
Eiweiß: 21,9 g
Kohlenhydrate: 42,4 g
Ballaststoffe: 10 g
Vitamin A und Vorstufen: 12,4 mg
Vitamin E: 3,4 mg
Vitamin B_6: 0,35 mg
Vitamin B_{12}: 0,3 µg
Folsäure: 91,1 µg
Natrium: 569,2 mg
Kalium: 2 g

Kürbisauflauf

Zutaten:

400 g Kürbisfleisch, Saft einer halben Zitrone, 250 g Saunaschinken, 200 g Nudeln, 2 Salbeiblätter, 100 g Gorgonzola, 150 g Magerjogurt, 30 g Sauerrahm (saure Sahne)

Zubereitung:

Kürbisfleisch würfelig schneiden, mit Salz und Zitronensaft marinieren. Schinken ebenfalls würfelig schneiden. Nudeln im Salzwasser kochen und in eine beschichtete Auflaufform füllen. Kürbisfleisch, Schinken, gehackte Salbeiblätter und den fein geschnittenen Käse darüber verteilen. Jogurt und Sauerrahm (saure Sahne) vermischen und die Kürbismasse damit übergießen.

Backzeit: bei 220 Grad 20 Minuten.

Nährwert pro Portion:

Energie: 400 kcal/1.677 kJ **Fett:** 15,1 g
einfach ungesättigte Fettsäuren: 4,7 g
mehrfach ungesättigte Fettsäuren: 1,4 g
gesättigte Fettsäuren: 7,3 g
Cholesterin: 110 mg **Eiweiß:** 25,7 g
Kohlenhydrate: 39,5 g **Ballaststoffe:** 3,1 g
Vitamin A und Vorstufen: 1,2 mg
Vitamin E: 0,43 mg
Vitamin B_6: 0,36 mg **Vitamin B_{12}:** 2,7 µg
Folsäure: 32,4 µg **Natrium:** 1,2 g
Kalium: 692 mg

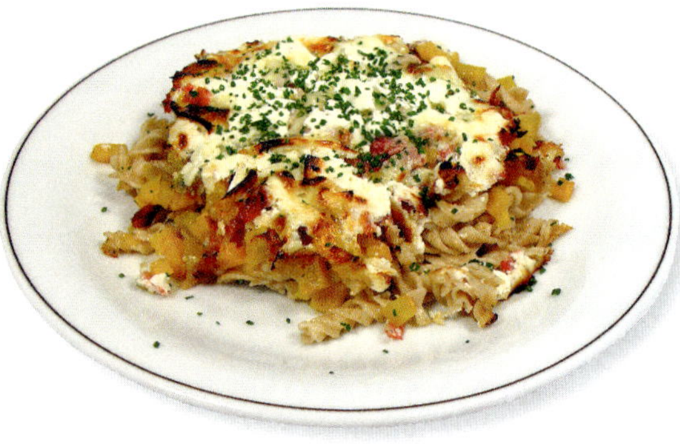

Fischpfanne

Zutaten:

4 Zwiebeln, 3 Fenchelknollen, 6 Tomaten, 750 g Kartoffeln, 600 g Schellfischfilet, 2 EL Zitronensaft, Salz

Zubereitung:

Zwiebeln abziehen, in Scheiben schneiden. Fenchelknollen putzen, von dem Grün etwas beiseite stellen, Knollen waschen und in Streifen schneiden. Zwiebelscheiben und Fenchelstreifen in einer beschichteten Pfanne 15 Minuten dünsten.

Tomaten kurz in kochendes Wasser geben, mit kaltem Wasser abschrecken, enthäuten, Stängelansätze entfernen, Tomaten achteln, Kartoffeln schälen, in dünne Scheiben schneiden und mit den Zwiebelscheiben und Fenchelstreifen die letzten 5 Minuten mitdünsten. Zwiebeln, Fenchel und Kartoffeln herausnehmen und in eine beschichtete Auflaufform füllen.

Schellfischfilet trockentupfen, in Stücke schneiden, mit Zitronensaft beträufeln und in die Form geben.

Tomatenachteln zugeben, mit Salz sparsam würzen und mit geschnittenem Fenchelgrün bestreuen.

Garzeit: bei 180 Grad 12 – 15 Minuten.

Nährwert pro Portion:

Energie: 301 kcal/1.262 kJ
Fett: 2 g
einfach ungesättigte Fettsäuren: 0,23 g
mehrfach ungesättigte Fettsäuren: 0,84 g
gesättigte Fettsäuren: 0,42 g
Cholesterin: 85 mg
Eiweiß: 35,5 g
Kohlenhydrate: 33 g
Ballaststoffe: 11,7 g
Vitamin A und Vorstufen: 1,3 mg
Vitamin E: 10,5 mg **Vitamin B_6:** 1,1 mg
Vitamin B_{12}: 0,9 µg **Folsäure:** 140 µg
Natrium: 361,1 mg **Kalium:** 2,2 g

Paprikaschoten mit Pilzfüllung

Zutaten:

8 Stk. grüner Paprika, 200 g Semmelwürfel (alte Semmeln), 2 Eiweiß, 1/4 l Magermilch, 40 g Kleie, 80 g Saunaschinken, 120 g Zwiebel, 20 g Olivenöl, 400 g Champignons, 1/2 l klare Gemüsebrühe, gehackte Petersilie, Muskat, Salz, Pfeffer oder Paprika

Zubereitung:

Paprikaschoten zum Füllen vorbereiten. Die Weizenkleie mit Wasser anfeuchten, 20 bis 30 Minuten ziehen lassen (ab und zu rühren).

Eiweiße und Milch vermengen, Semmelwürfel dazugeben. Saunaschinken klein würfeln und mit Zwiebelnwürfeln in Öl kurz anbraten. Champignons klein schneiden und kurz mitdünsten.

Alle Zutaten mit der Semmelmasse und der Suppe vermengen, mit Salz, gehackter Petersilie, Muskat, Pfeffer oder Paprika gut würzen.

Die Paprikaschoten damit füllen, mit wenig Wasser angießen, das Gericht 20 bis 25 Minuten garen.

NÄHRWERT PRO PORTION:

Energie: 352 kcal/1.478 kJ **Fett:** 11,0 g
einfach ungesättigte Fettsäuren: 5,0 g
mehrfach ungesättigte Fettsäuren: 3,0 g
gesättigte Fettsäuren: 2,0 g
Cholesterin: 11 mg
Eiweiß: 20,4 g
Kohlenhydrate: 41,6 g
Ballaststoffe: 19,0 g
Vitamin A und Vorstufen: 1,99 mg
Vitamin E: 9,6 mg
Vitamin B_6: 0,97 mg
Vitamin B_{12}: 0,8 µg
Folsäure: 116 µg
Natrium: 810 mg
Kalium: 1,3 g

Apfel-Marillen-Creme

Zutaten:

2 Äpfel, 500 g Marillen, 1/8 l Apfelsaft, Saft einer halben Zitrone, 150 g Magerjogurt

Zubereitung:

Obst waschen, entsteinen bzw. entkernen, in Stücke schneiden und mit Zitronensaft mischen.

Früchte und Apfelsaft im Mixer pürieren, Jogurt zugeben und nochmals kurz aufschlagen.

Nährwert pro Portion:

Energie: 122 kcal/512 kJ
Fett: 0,92 g
einfach ungesättigte Fettsäuren: 0,18 g
mehrfach ungesättigte Fettsäuren: 0,25 g
gesättigte Fettsäuren: 0,31 g
Cholesterin: 1 mg
Eiweiß: 2,7 g
Kohlenhydrate: 24 g
Ballaststoffe: 3,7 g
Vitamin A und Vorstufen: 2,5 mg
Vitamin E: 1,1 mg
Vitamin B_6: 0,15 mg
Vitamin B_{12}: 0,2 µg
Folsäure: 15,6 µg
Natrium: 28,5 mg
Kalium: 540,6 mg

Jogurt-Beeren-Eis

Zutaten:

100 g Erdbeeren, 100 g Himbeeren,
50 g Ribiseln (Johannisbeeren),
Saft einer halben Zitrone, 100 g Magerjogurt,
60 g Fruchtzucker, 60 g Magertopfen (-quark)

Zubereitung:

Erdbeeren, Himbeeren waschen und verlesen. Ribiseln (Johannisbeeren) waschen und von den Rispen streifen. Einige Beeren zum Garnieren beiseite legen. Die Beeren mit dem Zitronensaft pürieren.

Jogurt mit dem Fruchtzucker verrühren, Beerenpüree unterheben. Magertopfen (-quark) cremig rühren und unter die Beeren-Jogurt-Mischung ziehen.

Masse in eine Edelstahlschüssel geben und in den Kühlschrank stellen. Von Zeit zu Zeit kräftig durchschlagen. Ist die Masse gefroren, Kugeln ausstechen und in gekühlte Gläser geben.

Mit Beeren garnieren.

Nährwert pro Portion:

Energie: 104 kcal/438 kJ
Fett: 0,48 g
einfach ungesättigte Fettsäuren: 0,11 g
mehrfach ungesättigte Fettsäuren: 0,13 g
gesättigte Fettsäuren: 0,17 g
Cholesterin: 0 mg
Eiweiß: 3,4 g
Kohlenhydrate: 20,3 g
Ballaststoffe: 3 g
Vitamin A und Vorstufen: 0,03 mg
Vitamin E: 0,35 mg
Vitamin B_6: 0,06 mg
Vitamin B_{12}: 0,3 µg
Folsäure: 14 µg
Natrium: 22,3 mg
Kalium: 167,1 mg

Fruchtsalat mit Heidelbeernocken

Zutaten:

3 Orangen, 1 Grapefruit, 3 EL Fruchtzucker,
1 Msp. Zimt, 30 g Heidelbeeren,
80 g Magertopfen (-quark)

Zubereitung:

Orangen und Grapefruit abschälen, mit einem Messer an den Zwischenhäuten bis zur Mitte einschneiden und die einzelnen Filets herauslösen. Die Orangen- und Grapefruitfilets mit Fruchtzucker und Zimt mischen und kurze Zeit kühl stellen. Die Heidelbeeren waschen, verlesen, mit dem Mixer pürieren und das Püree durch ein Haarsieb streichen. Den Magertopfen (-quark) mit dem Heidelbeerpüree verrühren und ebenfalls kurz kalt stellen.

Die Orangen und Grapefruitfilets abwechselnd sternförmig auf den Teller legen. Mit einem Teelöffel von der Heidelbeermasse Nocken ausstechen und jeweils 3 davon in die Mitte des Tellers legen.

Nährwert pro Portion:

Energie: 105 kcal/443 kJ — **Fett:** 0,26 g
einfach ungesättigte Fettsäuren: 0,06 g
mehrfach ungesättigte Fettsäuren: 0,09 g
gesättigte Fettsäuren: 0,06 g
Cholesterin: 0 mg — **Eiweiß:** 3,4 g
Kohlenhydrate: 20,8 g — **Ballaststoffe:** 2 g
Vitamin A und Vorstufen: 0,08 mg
Vitamin E: 0,37 mg
Vitamin B_6: 0,05 mg — **Vitamin B_{12}:** 0,2 µg
Folsäure: 22,2 µg — **Natrium:** 9,4 mg
Kalium: 183,1 mg

Hirseauflauf

Zutaten:

250 g Hirse, 1/2 l Wasser, 2 Eier,
2 EL Magermilch, 70 g Honig, 1 TL Zimt,
500 g Äpfel

Zubereitung:

Hirse in das kochende Wasser streuen, aufkochen lassen, von der Herdplatte nehmen und 20 Minuten ausquellen lassen.

Eigelbe mit Honig und Zimt verquirlen und anschließend unter die Hirsemasse mengen. Eiweiße steif schlagen und unter die Masse heben. Die Hälfte der Masse in eine beschichtete Auflaufform geben.

Die Äpfel schälen, in dünne Scheiben schneiden und auf der Masse verteilen. Abschließend die restliche Hirsemasse darüber geben.

Backzeit: bei 200 Grad ca. 45 Minuten.

NÄHRWERT PRO PORTION:

Energie: 378 kcal/1.582 kJ
Fett: 6,1 g
einfach ungesättigte Fettsäuren: 1,8 g
mehrfach ungesättigte Fettsäuren: 1,7 g
gesättigte Fettsäuren: 1,6 g
Cholesterin: 119 mg
Eiweiß: 11,2 g
Kohlenhydrate: 68,4 g
Ballaststoffe: 10,7 g
Vitamin A und Vorstufen: 0,19 mg
Vitamin E: 1 mg
Vitamin B_6: 0,42 mg
Vitamin B_{12}: 0,5 µg
Folsäure: 32,9 µg
Natrium: 61,1 mg
Kalium: 529,8 mg

Sellerieschnitzel mit Mozzarella

Zutaten:

2 Stück Knollensellerie, 500 g Tomaten, 1 Zitrone,
2 Zehen Knoblauch, 1 EL Tomatenmark,
1 EL Basilikumblätter, 200 g Mozzarella, Salz, Pfeffer

Zubereitung:

Knollensellerie schälen und in Scheiben schneiden. In kochendem Salzwasser mit etwas Zitronensaft dünsten, anschließend gut trockentupfen.

Tomaten waschen, Stielansätze entfernen, kurz in kochendes Wasser geben, enthäuten und würfelig schneiden. In einer beschichteten Pfanne kurz mit den in Streifen geschnittenen Basilikumblättern anschwitzen. Tomatenmark beigeben, mit Salz, Pfeffer und Knoblauch abschmecken.

Die Selleriescheiben mit Salz, Pfeffer und Zitrone würzen. In eine beschichtete Auflaufform legen, mit den Tomaten und Mozzarellascheiben belegen. Backzeit: bei 200 Grad ca. 10 Minuten.

Nährwert pro Portion:

Energie: 175 kcal/732 kJ **Fett:** 10,5 g
einfach ungesättigte Fettsäuren: 2,7 g
mehrfach ungesättigte Fettsäuren: 0,52 g
gesättigte Fettsäuren: 6,6 g
Cholesterin: 23 mg **Eiweiß:** 12,6 g
Kohlenhydrate: 6,8 g **Ballaststoffe:** 5,3 g
Vitamin A und Vorstufen: 0,3 mg
Vitamin E: 1,8 mg **Vitamin B_6:** 0,36 mg
Vitamin B_{12}: 1 µg **Folsäure:** 68,6 µg
Natrium: 380 mg **Kalium:** 728,4 mg

Gefüllte Tomaten

Zutaten:

1 kg Tomaten, 200 g magerer Hüttenkäse, 3 grüne Paprika, Basilikum

Zubereitung:

Tomaten halbieren und aushöhlen. Paprikaschoten entkernen und gemeinsam mit dem Tomatenfleisch sehr fein hacken.

Hüttenkäse, Paprika, Tomatenfleisch mit Basilikum abschmecken. Ausgehöhlte Tomaten mit der Mischung füllen.

Nährwert pro Portion:

Energie: 90 kcal/377 kJ
Fett: 2,6 g
einfach ungesättigte Fettsäuren: 0,7 g
mehrfach ungesättigte Fettsäuren: 0,34 g
gesättigte Fettsäuren: 1,3 g
Cholesterin: 6 mg
Eiweiß: 8,1 g
Kohlenhydrate: 7,6 g
Ballaststoffe: 2,8 g
Vitamin A und Vorstufen: 1,5 mg
Vitamin E: 2,2 mg
Vitamin B_6: 0,28 mg
Vitamin B_{12}: 0,5 µg
Folsäure: 98,1 µg
Natrium: 153,6 mg
Kalium: 640,1 mg

Apfel-Karotten-Salat

Zutaten:

500 g Karotten, 250 g Äpfel, Saft einer Zitrone, 1 EL Distelöl, Salz, Zucker

Zubereitung:

Karotten waschen, putzen, Äpfel waschen, vierteln, entkernen, beide Zutaten raspeln.

Für die Salatsoße Zitronensaft mit Öl verrühren, mit Salz und Zucker würzen.

Karotten und Äpfel mit der Soße vermengen.

Nährwert pro Portion:

Energie: 72 kcal/302 kJ
Fett: 1,7 g
einfach ungesättigte Fettsäuren: 0,17 g
mehrfach ungesättigte Fettsäuren: 1,2 g
gesättigte Fettsäuren: 0,21 g
Cholesterin: 0 mg
Eiweiß: 1,2 g
Kohlenhydrate: 12,5 g
Ballaststoffe: 4,9 g
Vitamin A und Vorstufen: 9,3 mg
Vitamin E: 1,3 mg
Vitamin B_6: 0,13 mg
Vitamin B_{12}: 0 µg
Folsäure: 16,4 µg
Natrium: 111,8 mg
Kalium: 385,6 mg

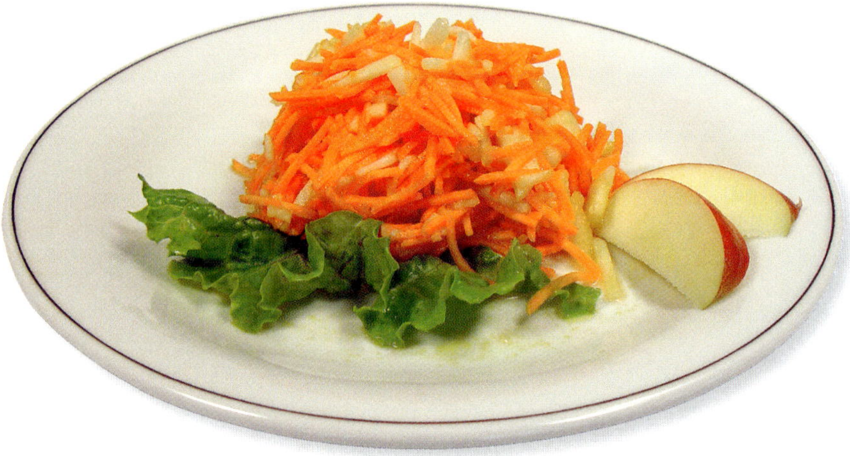

Salat nach italienischer Art

Zutaten:

1 grüner Salat, 3 Tomaten, 1/2 Gurke, 1 Zwiebel, 2 EL Obstessig, 2 EL Wasser, 1 EL Olivenöl, Salz, Pfeffer, Petersilie

Zubereitung:

Tomaten waschen, Stielansätze entfernen und gemeinsam mit der Gurke in Scheiben schneiden, Zwiebel in feine Ringe schneiden.

Salat waschen und zerkleinern. In einer großen Schüssel mit den anderen Zutaten vermischen.

Aus Essig, Wasser, Olivenöl, fein gehackter Petersilie, Salz und Pfeffer eine Marinade zubereiten und über den Salat geben.

Nährwert pro Portion:

Energie: 53 kcal/224 kJ
Fett: 2,9 g
einfach ungesättigte Fettsäuren: 1,8 g
mehrfach ungesättigte Fettsäuren: 0,41 g
gesättigte Fettsäuren: 0,45 g
Cholesterin: 0 mg
Eiweiß: 1,7 g
Kohlenhydrate: 4,6 g
Ballaststoffe: 1,8 g
Vitamin A und Vorstufen: 1,1 mg
Vitamin E: 1,4 mg
Vitamin B_6: 0,15 mg
Vitamin B_{12}: 0 µg
Folsäure: 59,2 µg
Natrium: 61,6 mg
Kalium: 390,1 mg

Nudelsalat

Zutaten:

250 g Vollkornnudeln, 1 Gurke, 4 Radieschen, 1 Zwiebel, 3 Tomaten, 1 Apfel, 1 EL Distelöl, 4 EL Magerjogurt, 4 EL Essig, 2 EL Wasser, 2 TL Senf, Salz, Pfeffer, Schnittlauch

Zubereitung:

Vollkornnudeln in Salzwasser kochen. Apfel waschen, entkernen, würfelig schneiden. Gurke und Radieschen waschen und mit der geschälten Zwiebel würfelig schneiden.

Aus Öl, Magerjogurt, Essig, Wasser und Senf eine Marinade bereiten, mit Salz und Pfeffer würzen.

Alle Zutaten mischen und den Salat mit Schnittlauch bestreuen.

Nährwert pro Portion:

Energie: 293 kcal/1.229 kJ
Fett: 5,8 g
einfach ungesättigte Fettsäuren: 1 g
mehrfach ungesättigte Fettsäuren: 3 g
gesättigte Fettsäuren: 0,93 g
Cholesterin: 46 mg
Eiweiß: 11,3 g
Kohlenhydrate: 47,4 g
Ballaststoffe: 8,9 g
Vitamin A und Vorstufen: 1 mg
Vitamin E: 3,1 mg
Folsäure: 78 µg
Vitamin B_{12}: 0 µg
Natrium: 105,3 mg
Vitamin B_6: 0,23 mg
Kalium: 581,7 mg

Buchweizencrêpes

Zutaten:

150 g Buchweizenmehl, 1 Radieschen, 1/4 l fettarme Milch, 1 Karotte, 1/2 Zucchini, 1/4 Sellerieknolle, 2 Eiweiß, 2 EL Olivenöl, 1 EL Petersilie, Salz, Pfeffer

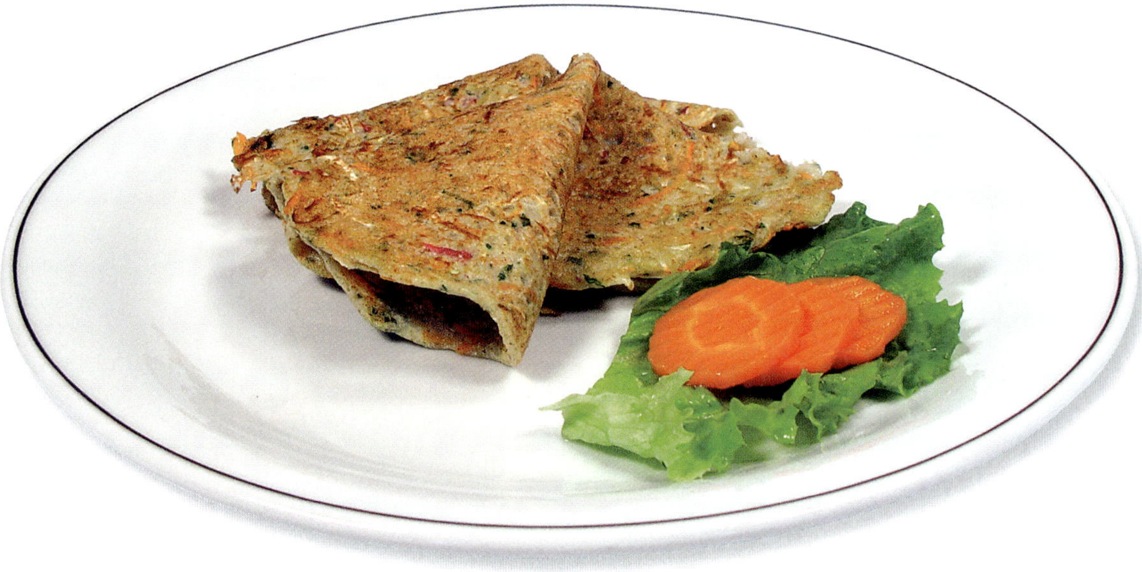

Zubereitung:

Mehl mit Salz, Pfeffer, fein geriebenem Radieschen und fein gehackter Petersilie mischen. In eine Schüssel geben und nach und nach Milch zugeben, bis ein dickflüssiger Teig entsteht.

Die Karotte, den Zucchini und die Sellerieknolle waschen und grob raspeln.

Das Gemüse mit dem Teig vermischen. Die Eiweiße zu steifem Schnee schlagen und unter die Masse heben. 1 TL Olivenöl in einer Pfanne erhitzen, ein Viertel des Teiges hineingießen, mit einem Pfannenwender glatt streichen und von beiden Seiten goldbraun braten. So vier Crêpes zubereiten.

Als Beilage eignet sich frischer Blattsalat.

Nährwert pro Portion:

Energie: 209 kcal/877 kJ **Fett:** 4,5 g
einfach ungesättigte Fettsäuren: 0,9 g
mehrfach ungesättigte Fettsäuren: 2,3 g
gesättigte Fettsäuren: 1,1 g
Cholesterin: 0 mg **Eiweiß:** 6,9 g
Kohlenhydrate: 34,6 g **Ballaststoffe:** 2,5 g
Vitamin A und Vorstufen: 0,6 mg
Vitamin E: 3,8 mg **Folsäure:** 25,8 µg
Vitamin B_{12}: 0,2 µg **Natrium:** 137,6 mg
Vitamin B_6: 0,21 mg **Kalium:** 440,3 mg

Tagespläne

Tagesplan

Frühstück:	Tee oder Kaffee (ohne Zucker) 50 g Müsli 250 g Jogurt 1 % Fett
2. Frühstück:	1/4 l Orangensaft 1 Kiwi
Mittagessen:	Zwiebelsuppe Brokkoli-Käse-Strudel Birnenkompott
Jause:	2 Bananen
Abendessen:	Apfel-Karotten-Salat 2 Scheiben Vollkornbrot

Nährwert pro Person:

Energie: 1.592 kcal/6.664 kJ
Fett: 46,8 g
einfach ungesättigte Fettsäuren: 13,4 g
mehrfach ungesättigte Fettsäuren: 9,8 g
gesättigte Fettsäuren: 18,8 g
Cholesterin: 53 mg
Eiweiß: 42,1 g
Kohlenhydrate: 240,6 g
Ballaststoffe: 33,7 g
Vitamin A und Vorstufen: 11,6 mg
Vitamin E: 9,7 mg
Vitamin B_6: 1,5 mg
Vitamin B_{12}: 2 µg
Folsäure: 256 µg
Natrium: 1,5 g
Kalium: 3,2 g

Nährwert in Prozent:	
Eiweiß	11 %
Fett	27 %
Kohlenhydrate	62 %

Tagesplan

Frühstück:	Tee oder Kaffee (ohne Zucker) 2 Scheiben Vollkornbrot 60 g Cottage Cheese 1 grüner Paprika
2. Frühstück:	1 Apfel
Mittagessen:	Gemüserisotto Jogurt-Beeren-Eis
Jause:	1 Banane
Abendessen:	Pikanter Polenta-Auflauf

Nährwert pro Person:

Energie: 1.465 kcal/6.134 kJ
Fett: 39,1 g
einfach ungesättigte Fettsäuren: 15,8 g
mehrfach ungesättigte Fettsäuren: 8,7 g
gesättigte Fettsäuren: 11,9 g
Cholesterin: 25 mg
Eiweiß: 49,0 g
Kohlenhydrate: 222,9 g
Ballaststoffe: 38,1 g
Vitamin A und Vorstufen: 6 mg
Vitamin E: 14,3 mg
Vitamin B_6: 2,2 mg
Vitamin B_{12}: 1 µg
Folsäure: 262 µg
Natrium: 1,6 g
Kalium: 3,1 g

Nährwert in Prozent:	
Eiweiß	14 %
Fett	25 %
Kohlenhydrate	62 %

Tagesplan

Frühstück:	Tee oder Kaffee (ohne Zucker) 50 g Müsli 250 g Jogurt 1 % Fett
2. Frühstück:	1 Orange 1 Grapefruit
Mittagessen:	Tomatensuppe mit Croûtons Linsenrisotto Apfelkompott
Jause:	180 g Fruchtjogurt (1 % Fett)
Abendessen:	2 Scheiben Vollkornbrot 60 g Bierkäse 2 Radieschen 1 roter Paprika

Nährwert pro Person:

Energie: 1.512 kcal/6.346 kJ
Fett: 24,6 g
einfach ungesättigte Fettsäuren: 6,85 g
mehrfach ungesättigte Fettsäuren: 6,5 g
gesättigte Fettsäuren: 6,4 g
Cholesterin: 23 mg
Eiweiß: 66,9 g
Kohlenhydrate: 243,7 g
Ballaststoffe: 38,7 g
Vitamin A und Vorstufen: 7,8 mg
Vitamin E: 17,8 mg
Vitamin B_6: 2,5 mg
Vitamin B_{12}: 3 µg
Folsäure: 481,7 µg
Natrium: 2,7 g
Kalium: 3,2 g

Nährwert in Prozent:	
Eiweiß	18 %
Fett	15 %
Kohlenhydrate	67 %

Tagesplan

Frühstück:	Tee oder Kaffee (ohne Zucker) 2 Scheiben Vollkornbrot 60 g Bierkäse 1/8 l Orangensaft
2. Frühstück:	1 Banane
Mittagessen:	Salat nach italienischer Art 2 Scheiben Vollkornbrot
Jause:	2 Kiwis
Abendessen:	Hirsesuppe Kürbisauflauf

Nährwert pro Person:

Energie: 1.408 kcal/5.895 kJ
Fett: 30,3 g
einfach ungesättigte Fettsäuren: 10,6 g
mehrfach ungesättigte Fettsäuren: 4,3 g
gesättigte Fettsäuren: 12,1 g
Cholesterin: 123 mg
Eiweiß: 71,1 g
Kohlenhydrate: 201,6 g
Ballaststoffe: 38,9 g
Vitamin A und Vorstufen: 11,1 mg
Vitamin E: 6,2 mg
Vitamin B_6: 1,6 mg
Vitamin B_{12}: 4 µg
Folsäure: 297 µg
Natrium: 3,5 g
Kalium: 3,6 g

Nährwert in Prozent:	
Eiweiß	21 %
Fett	20 %
Kohlenhydrate	59 %

Tagesplan

Frühstück: Tee oder Kaffee (ohne Zucker)
Getreideporridge

2. Frühstück: 1 Kornweckerl
50 g Putenextrawurst
1 grüner Paprika

Mittagessen: Gemüserisotto
250 g Apfelmus

Jause: 2 Orangen

Abendessen: 2 Scheiben Vollkornbrot
60 g Bierkäse
1/4 l Apfelsaft

Nährwert pro Person:

Energie: 1.559 kcal/6.526 kJ
Fett: 19,5 g
einfach ungesättigte Fettsäuren: 5 g
mehrfach ungesättigte Fettsäuren: 4,9 g
gesättigte Fettsäuren: 7 g
Cholesterin: 44 mg
Eiweiß: 67,9 g
Kohlenhydrate: 266,8 g
Ballaststoffe: 39,9 g
Vitamin A und Vorstufen: 5,7 mg
Vitamin E: 18,5 mg
Vitamin B_6: 3,1 mg
Vitamin B_{12}: 4 µg
Folsäure: 310 µg
Natrium: 2,5 g
Kalium: 3,5 g

Nährwert in Prozent:	
Eiweiß	18 %
Fett	12 %
Kohlenhydrate	70 %

Tagesplan

Frühstück: Tee oder Kaffee (ohne Zucker)
50 g Müsli
250 ml Magermilch
1 Orange

2. Frühstück: 1 Banane
1 Orange

Mittagessen: Hirsesuppe
Putenschnitzel mit Zucchini und Petersilkartoffeln

Jause: 1 Birne

Abendessen: Nudelsalat
1 Scheibe Vollkornbrot

Nährwert pro Person:

Energie: 1.441 kcal/6.032 kJ
Fett: 35,3 g
einfach ungesättigte Fettsäuren: 9,4 g
mehrfach ungesättigte Fettsäuren: 17,7 g
gesättigte Fettsäuren: 6,3 g
Cholesterin: 122 mg
Eiweiß: 65,1 g
Kohlenhydrate: 208,3 g
Ballaststoffe: 34,8 g
Vitamin A und Vorstufen: 9,2 mg
Vitamin E: 18,1 mg
Vitamin B_6: 2,1 mg
Vitamin B_{12}: 3 µg
Folsäure: 271 µg
Natrium: 1 g
Kalium: 3,6 g

Nährwert in Prozent:	
Eiweiß	18 %
Fett	23 %
Kohlenhydrate	59 %

Tagesplan

Frühstück:	Tee oder Kaffee (ohne Zucker) 50 g Müsli 250 ml Magermilch
2. Frühstück:	1/4 l Orangensaft 180 g Fruchtjogurt
Mittagessen:	Gemüse-Grünkern-Topf Apfel-Marillen-Creme
Jause:	1 Banane
Abendessen:	2 Scheiben Vollkornbrot 60 g Cottage Cheese 1 roter Paprika

Nährwert pro Person:

Energie: 1.385 kcal/5.800 kJ
Fett: 23,6 g
einfach ungesättigte Fettsäuren: 5,9 g
mehrfach ungesättigte Fettsäuren: 8,8 g
gesättigte Fettsäuren: 6,8 g
Cholesterin: 15,1 mg
Eiweiß: 53,8 g
Kohlenhydrate: 228,9 g
Ballaststoffe: 36,2 g
Vitamin A und Vorstufen: 7,1 mg
Vitamin E: 18,4 mg
Vitamin B_6: 2,2 mg
Vitamin B_{12}: 2 µg
Folsäure: 342,2 µg
Natrium: 1,5 g
Kalium: 3,8 g

Nährwert in Prozent:	
Eiweiß	16 %
Fett	16 %
Kohlenhydrate	68 %

Tagesplan

Frühstück:	Tee oder Kaffee (ohne Zucker) 50 g Müsli 250 ml Magermilch 1 Orange
2. Frühstück:	2 Pfirsiche
Mittagessen:	Gemüsesuppe Tofu-Ragout Apfel-Marillen-Creme
Jause:	1 Orange 1 Banane
Abendessen:	1/4 l Apfelsaft 2 Scheiben Vollkornbrot 60 g Saunaschinken 1 grüner Paprika

Nährwert pro Person:

Energie: 1.450 kcal/6.070 kJ
Fett: 29 g
einfach ungesättigte Fettsäuren: 7,7 g
mehrfach ungesättigte Fettsäuren: 13,1 g
gesättigte Fettsäuren: 5,3 g
Cholesterin: 57 mg
Eiweiß: 72 g
Kohlenhydrate: 213 g
Ballaststoffe: 40 g
Vitamin A und Vorstufen: 9,8 mg
Vitamin E: 18,3 mg
Vitamin B_6: 2,2 mg
Vitamin B_{12}: 4 µg
Folsäure: 528 µg
Natrium: 2,1 g
Kalium: 4,9 g

Nährwert in Prozent:	
Eiweiß	21 %
Fett	19 %
Kohlenhydrate	61 %

Tagesplan

Frühstück:	Tee oder Kaffee (ohne Zucker) 30 g Cornflakes 250 ml Magermilch 1 Orange
2. Frühstück:	5 Zwetschgen 1 Kiwi
Mittagessen:	Tomatensuppe Zanderfilet mit Gemüse und Petersilkartoffeln 250 g Apfelmus
Jause:	5 Datteln
Abendessen:	2 Kornweckerln 60 g Cottage Cheese 2 Essiggurken 1/4 l Orangensaft

Nährwert pro Person:

Energie: 1.439 kcal/6.025 kJ
Fett: 14,1 g
einfach ungesättigte Fettsäuren: 4 g
mehrfach ungesättigte Fettsäuren: 3,6 g
gesättigte Fettsäuren: 4,5 g
Cholesterin: 151 mg
Eiweiß: 79,3 g
Kohlenhydrate: 235,6 g
Ballaststoffe: 27,8 g
Vitamin A und Vorstufen: 5 mg
Vitamin E: 9,3 mg
Vitamin B_6: 1,8 mg
Vitamin B_{12}: 4 µg
Folsäure: 239 µg
Natrium: 2 g
Kalium: 4,3 g

Nährwert in Prozent:	
Eiweiß	23 %
Fett	9 %
Kohlenhydrate	68 %

Tagesplan

Frühstück:	Tee oder Kaffee (ohne Zucker) Getreideporridge
2. Frühstück:	1 Pfirsich 1 Orange
Mittagessen:	Fischpfanne 250 g Apfelkompott
Jause:	1 Banane 1 Orange
Abendessen:	Sellerieschnitzel mit Mozzarella 2 Scheiben Vollkornbrot

Nährwert pro Person:

Energie: 1.483 kcal/6.211 kJ
Fett: 29,7 g
einfach ungesättigte Fettsäuren: 8,2 g
mehrfach ungesättigte Fettsäuren: 6,1 g
gesättigte Fettsäuren: 12,9 g
Cholesterin: 85 mg
Eiweiß: 67,3 g
Kohlenhydrate: 226,4 g
Ballaststoffe: 43,2 g
Vitamin A und Vorstufen: 16 mg
Vitamin E: 23,1 mg
Vitamin B_6: 2,7 mg
Vitamin B_{12}: 2 µg
Folsäure: 482 µg
Natrium: 1,4 g
Kalium: 5,7 g

Nährwert in Prozent:	
Eiweiß	19 %
Fett	19 %
Kohlenhydrate	63 %

Tagesplan

Frühstück: Tee oder Kaffee (ohne Zucker)
Haferflockenmüsli mit Früchten

2. Frühstück: 2 Orangen

Mittagessen: Gemüsesuppe
Gefüllte Kartoffelrolle
Jogurt-Beeren-Eis
1/4 l Apfelsaft

Jause: 2 Bananen

Abendessen: Gefüllte Tomaten
2 Scheiben Vollkornbrot

Nährwert pro Person:

Energie: 1.443 kcal/5.541 kJ
Fett: 27,9 g
einfach ungesättigte Fettsäuren: 7,9 g
mehrfach ungesättigte Fettsäuren: 4 g
gesättigte Fettsäuren: 13,4 g
Cholesterin: 137 mg
Eiweiß: 61,8 g
Kohlenhydrate: 223,1 g
Ballaststoffe: 34,8 g
Vitamin A und Vorstufen: 4,1 mg
Vitamin E: 10,7 mg
Vitamin B_6: 1,9 mg
Vitamin B_{12}: 2,3 µg
Folsäure: 366,1 µg
Natrium: 1,6 g
Kalium: 5 g

Nährwert in Prozent:	
Eiweiß	18 %
Fett	18 %
Kohlenhydrate	64 %

Tagesplan

Frühstück: Tee oder Kaffee (ohne Zucker)
50 g Müsli
250 ml Magermilch
1 Orange

2. Frühstück: 2 Bananen

Mittagessen: Gemüsesuppe
Brokkoli-Käse-Strudel
250 g Apfelmus

Jause: 1 Apfel
1 Birne

Abendessen: 2 Scheiben Vollkornbrot
60 g Krakauer
1 gelber Paprika

Nährwert pro Person:

Energie: 1.431 kcal/5.991 kJ
Fett: 37 g
einfach ungesättigte Fettsäuren: 10,7 g
mehrfach ungesättigte Fettsäuren: 8,9 g
gesättigte Fettsäuren: 12,9 g
Cholesterin: 61 mg
Eiweiß: 54 g
Kohlenhydrate: 214 g
Ballaststoffe: 35 g
Vitamin A und Vorstufen: 1,9 mg
Vitamin E: 12,6 mg
Vitamin B_6: 2 mg
Vitamin B_{12}: 2 µg
Folsäure: 259 µg
Natrium: 1,6 g
Kalium: 3,3 g

Nährwert in Prozent:	
Eiweiß	15 %
Fett	24 %
Kohlenhydrate	61 %

Bewegung

Bewegung

Prof. Hannelore Pilss-Samek
Primarius Dr. Michael Vitek

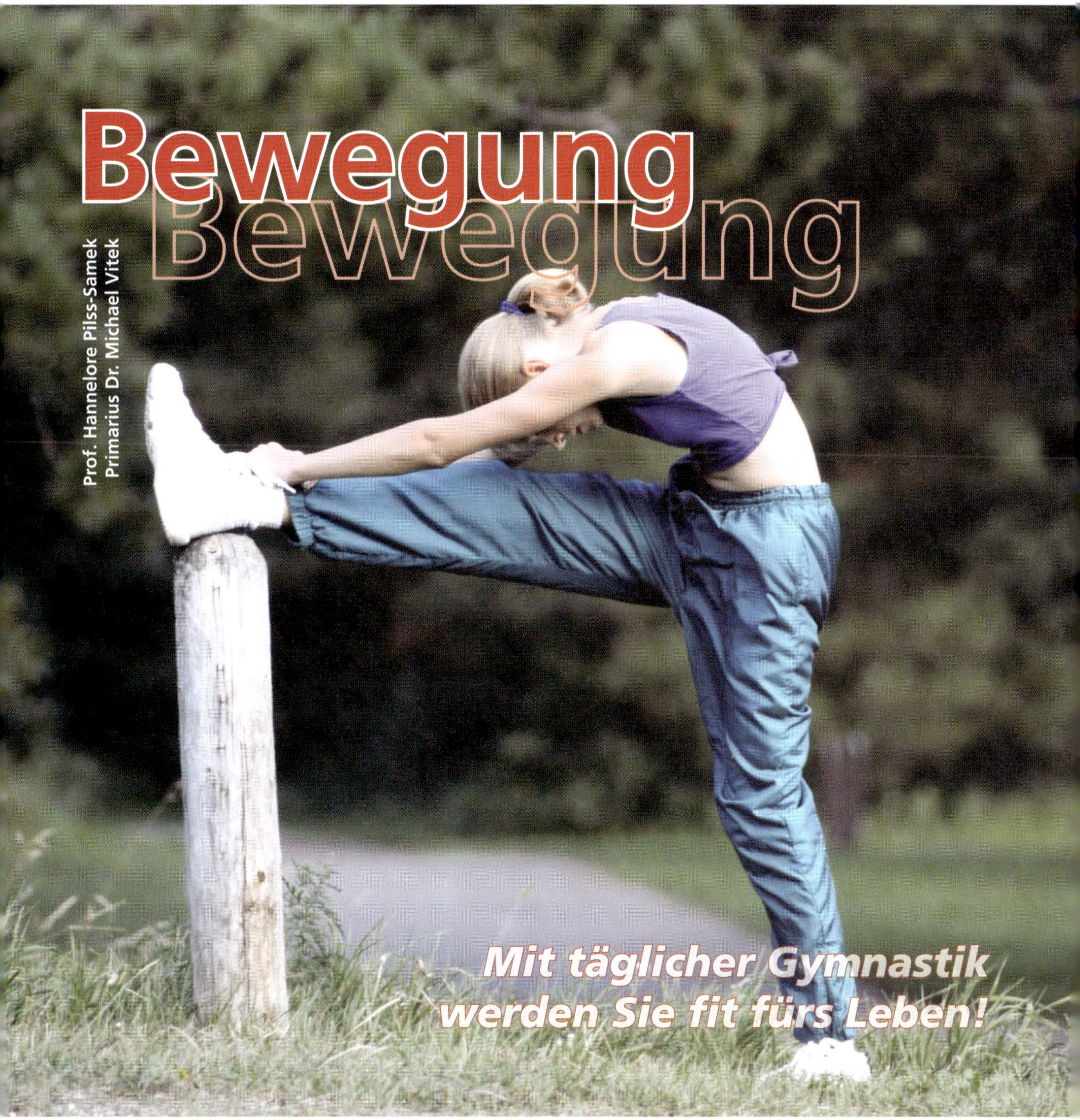

Mit täglicher Gymnastik werden Sie fit fürs Leben!

»Der Weg in die Hölle ist mit guten Vorsätzen gepflastert« – eine immer wiederkehrende Tatsache, die besonders dann zutrifft, wenn es darum geht, endlich bewusst und gezielt Vernünftiges für die Gesundheit, im weitesten Sinne fürs Wohlbefinden und für mehr Vitalität zu unternehmen.

Immer wieder hatte man sich vorgenommen – und das nicht nur in Richtung Gesundheit – ab sofort mehr zu tun. Und schon werden kleine Ausreden laut: »Habe keine Zeit..., nach den Ferien starte ich mit Gymnastik..., aber im neuen Jahr geht's los...« usw. Dieses Kapitel wird es Ihnen leicht machen, künftig ein »bewegteres« Leben zu führen. Es ist nie zu spät, damit anzufangen! Einfache, leichte Bewegungsaufgaben werden Sie begeistern.

Es geht nicht darum, irgendetwas zu üben, also ein paar Kniebeugen oder das Rumpfkreisen wie anno dazumal zu absolvieren, sondern gezielt Ihre »Problemzonen« zu erkennen und die Gymnastik darauf auszurichten, denn: Wer hat nicht hin und wieder Probleme mit dem »Kreuz«, mit den Beinen, mit der Atmung und mit schlaffen Muskeln rund um Bauch und Hüften?

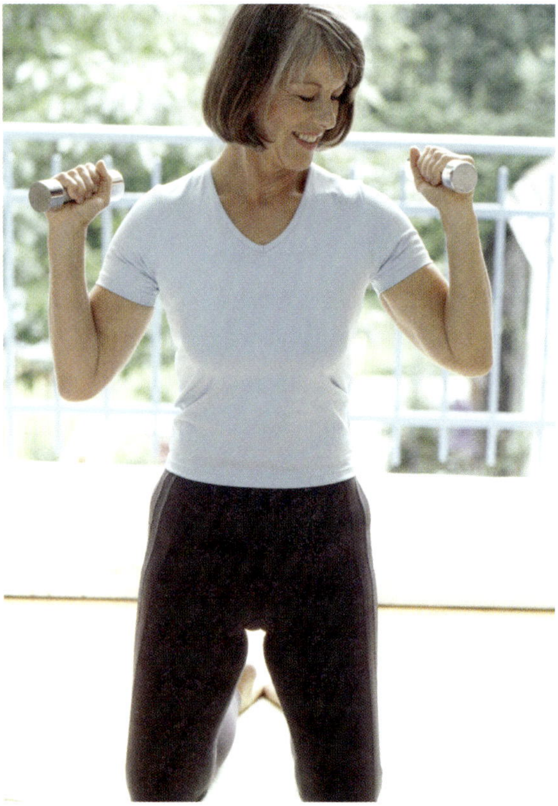

Falsch wäre es, mit anstrengenden und komplizierten Übungen ans Ziel kommen zu wollen, denn nur allzu bald würde die Freude an der Bewegung dahin sein. Auch die Ansicht, nur schweißtreibendes Training hätte Erfolg, ist längst widerlegt. Gewiss, wer beim Sport an Leistungssteigerung und Wettstreit denkt, muss Herz und Kreislauf fordern. In unserem Bewegungskapitel wollen wir Sie jedoch davon überzeugen, wie wichtig vernünftige Bewegung für Ihren gesamten Lebensrhythmus ist.

Sinn der Gymnastik ist es:

- Muskeln und Gelenke zu aktivieren,
- die Tiefatmung anzuregen,
- Muskelverspannungen zu lösen,
- Herz und Kreislauf zu mobilisieren,
- Körpergefühl zu erleben,
- mehr Selbstsicherheit und -bewusstsein zu gewinnen.

Denn: Bewegung ist Leben! Es lässt sich nicht leugnen: Wir alle werden von Tag zu Tag älter, doch sollte man im Rahmen des Möglichen alles tun, um den Prozess des Alterns nicht zu beschleunigen. Im Gegenteil: Sinnvolle Gymnastik ist die Basis, um jeden Tag besser gestalten und genießen zu können!

Bedeutende Menschen, Künstler, Wissenschaftler nutzen diese Erkenntnis, um daraus Energie und Spannkraft zu schöpfen, ebenso wie wir alle, die im Berufsleben und bei Alltagsaufgaben mit Freude bestehen wollen.

So soll dieses Kapitel zu positivem Lebensgefühl, zu mehr Körperbewusstsein und Bewegungsfreude führen, denn die einfachen Übungen werden alle begeistern, auch jene, die bis heute nichts von Gymnastik hielten und zu wenig über den hohen Wert vernünftiger Körperschulung informiert waren.

Bevor Sie damit starten, einige wichtige Tipps:

1. Die Informationen im Übungstext beachten, achten worauf es speziell ankommt, wo Spannung und Entspannung erfolgen.
2. Jeden Bewegungsablauf mit der richtigen Atmung verbinden, um die Muskelarbeit, z. B. der Bauchmuskeln, nicht zu blockieren. Dann gelingt die Übung leichter, man wiederholt öfter, tankt mehr Sauerstoff.
3. Jede Übung nicht nur ein paar Mal und möglichst rasch wiederholen, sondern bewusst ausführen, denn nur dann kommt's zum richtigen Bewegungserlebnis.
4. Für ausreichende Bewegungsfreiheit sorgen, also keine einengenden Kleidungsstücke anziehen wie knappe Mieder, die sowohl die Atmung als auch die Übungsfreude hemmen. Egal, wie Sie sich daheim kleiden, es muss nicht modisch sein, Sie sollen sich nur wohl fühlen. Auf den Übungsfotos finden Sie eng anliegende Anzüge, um den Übungsablauf deutlich erkennbar zu zeigen. Sie sind nicht als »Kleidungsvorschrift« gedacht!
5. Keine schweren Sportschuhe anziehen, die nur belasten und die Aktivität der Fußmuskulatur behindern. Möglichst barfuß z. B. auf dem Teppichboden üben.
6. Für ausreichenden Platz und frische Luft sorgen, um sowohl unbehindert als auch »sauerstoffreich« üben zu können.
7. Und vor allem: Zeit und Ruhe finden, um ungestört – möglichst täglich – mindestens 15 Minuten Ihre Gymnastik zu genießen.

Atem-Gymnastik

Warum nur so viel Aufhebens um das bisschen Luftholen machen, atmet man denn nicht allein aus Selbsterhaltungstrieb genügend? Diese Ansicht ist leider noch immer weit verbreitet.

Begriffe wie Gesundatmen, Aufatmen als Ausdruck einer positiven Reaktion geben zu denken. Schon Voltaire, Schriftsteller aus Frankreich, behauptete Ende des 17. Jahrhunderts: »Ein gut' Teil der Krankheiten kann weggeatmet, weggearbeitet werden, denn: Bewegung ist Leben!« und er meinte damit, dass intensive Bewegung zwangsläufig zu mehr Tiefatmung und damit zu Gesundheit führt.

Tatsache ist: Wer bewusst atmet, hat mehr Energie und Ausdauer.

Man könnte auch bei nur oberflächlicher Atmung existieren, doch würde man sehr bald schwach, energielos und anfällig für Erkältungskrankheiten sein. Grund genug, die Atmung an die erste Stelle unseres Ratgebers zu stellen.

Sie werden bei allen Übungstexten Hinweise auf die sinnvolle Atmungsfolge finden. Schon nach den ersten Versuchen ist zu bemerken, wie viel leichter man sich bewegt, wie man an Ausdauer ohne Anstrengung gewinnt.

Viele Gründe, bei allen körperlichen Aktivitäten mehr aufs Atmen zu achten: Sei es bei Tätigkeiten in Haus und Garten, beim Bücken, Heben, Treppensteigen usw., sei es beim Sport, z. B. Rudern, Tennis, Springen usw., immer wird beim Krafteinsatz ausgeatmet, um noch mehr Energie zu gewinnen und ein Optimum an Leistung zu erzielen.

Nutzen wir also diese Erkenntnis und starten wir gleich mit der Atem-Gymnastik. Jede Übung sollten Sie mehrmals wiederholen!

Bei diesem grundlegenden Thema wird sowohl die Bewegungsphase beim Einatmen als auch jene beim Ausatmen im Bild gezeigt!

Wie atmet man richtig?

Jeder Bewegungsablauf, angefangen vom einfachen Bücken bis hin zum Laufen, muss mit der Atmungsfolge in Einklang sein. Das heißt:

1. Bewusst ausatmen, um Platz für den Sauerstoff zu schaffen.
2. Stets bei der Muskelspannung ausatmen.
3. Das Tempo der Atmung nach dem Tempo des Bewegungsablaufs richten.
4. Die Phase des Ausatmens betont durchführen, zur Kontrolle sogar hörbar durch den Mund ausblasen.
5. Spannung der Muskeln bedeutet Ausatmen, Entspannung der Muskeln bedeutet Einatmen!
6. Jeden Übungsablauf öfter wiederholen, um ein Optimum an Sauerstoff zu »tanken« und die Atmung besser zu erlernen.
7. Bei gleichmäßig verlaufenden Bewegungen, z. B. Gehen oder Laufen, in regelmäßigen Phasen bewusst ausatmen.

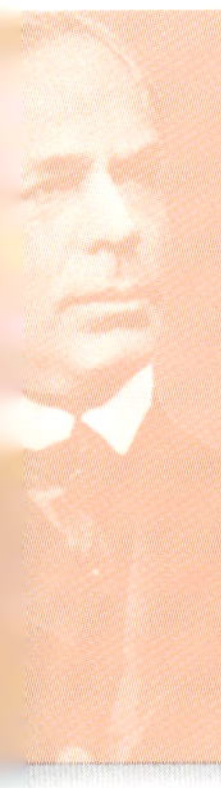

Sebastian Kneipp über die Atemgymnastik:

»Auch die Atemgymnastik kann mit dem Spaziergang leicht verbunden werden. Man bleibe unterwegs einige Minuten stehen und ziehe ganz langsam, tief Atem holend, die frische Lust ein, halte sie ein wenig in den Lungen zurück und atme sie dann ebenso langsam wieder aus.«

1

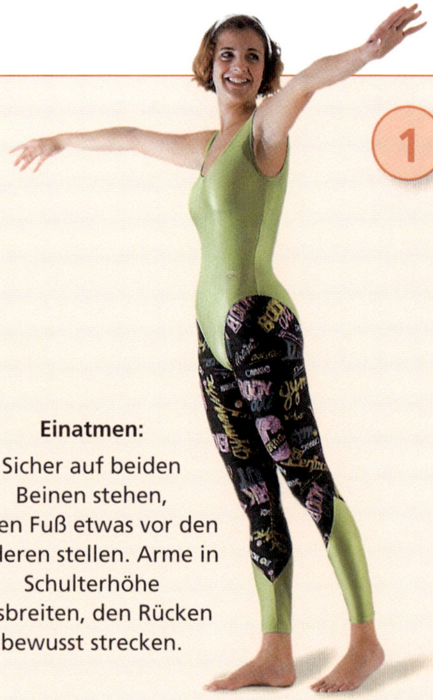

Einatmen:

Sicher auf beiden Beinen stehen, einen Fuß etwas vor den anderen stellen. Arme in Schulterhöhe ausbreiten, den Rücken bewusst strecken.

Ausatmen:

Oberkörper vorneigen, locker in den Beinen nachgeben, Arme und Schultern hängen lassen, verharren.

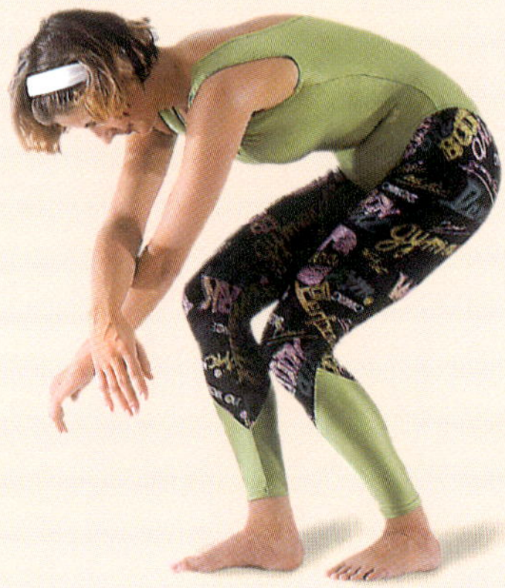

2

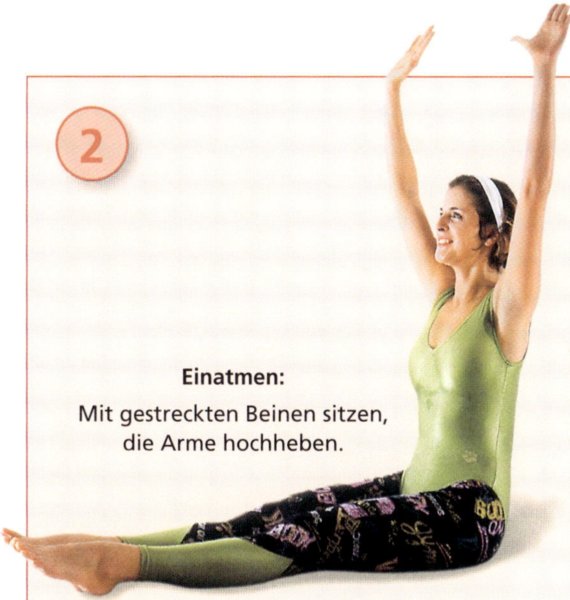

Einatmen:
Mit gestreckten Beinen sitzen,
die Arme hochheben.

Rücken bereits von
der Sitzfläche aus aufrichten,
Rücken strecken.

Ausatmen:
Ein Bein anwinkeln,
mit beiden Händen zum Körper drücken.

Kopf senken und
im „Kreuz“ elastisch nach
hinten ausweichen.
Je Bein öfter
wiederholen.

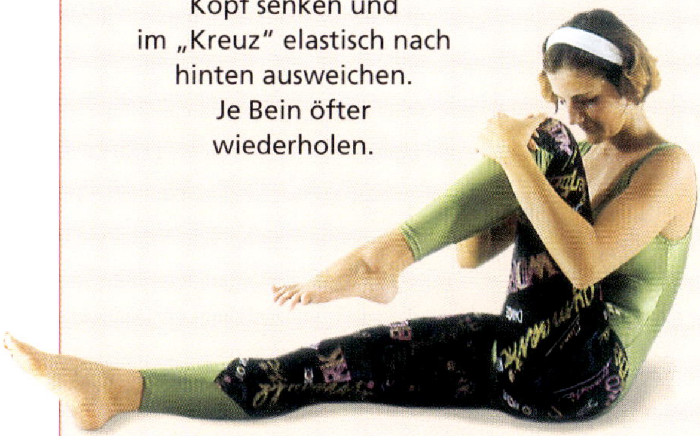

3

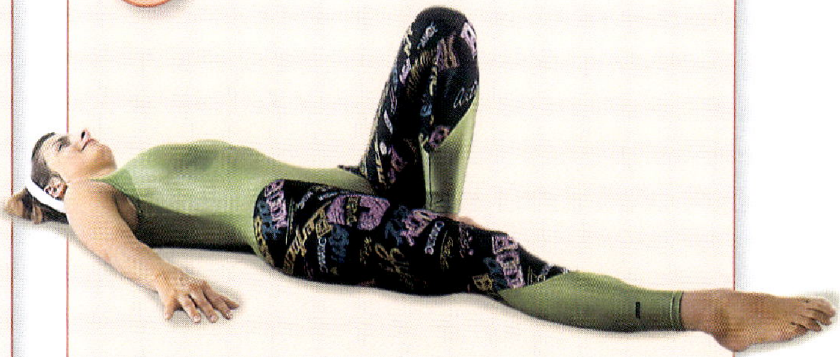

Einatmen:
Flach auf dem Rücken liegen,
einen Fuß nahe zum Becken stellen,
Arme neben den Körper legen,
entspannen.

Ausatmen:
Ein Bein schwungvoll
heben, über den
Körper
bringen wollen,
im Rücken nach unten
ausweichen.
Je Bein gut 5-mal üben.

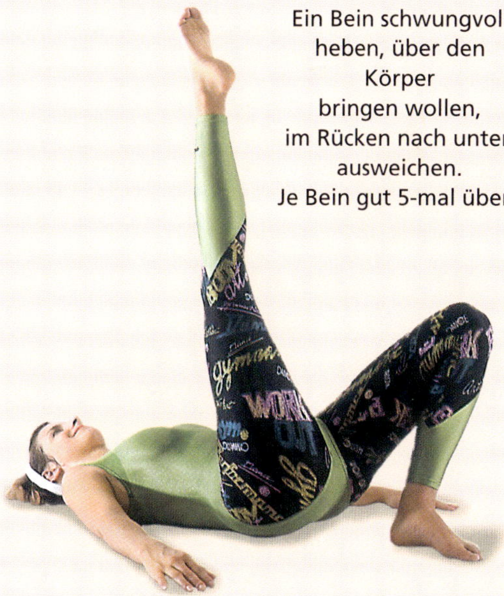

4

Einatmen:
Rückenlage, die Füße stehen nahe beim Becken.

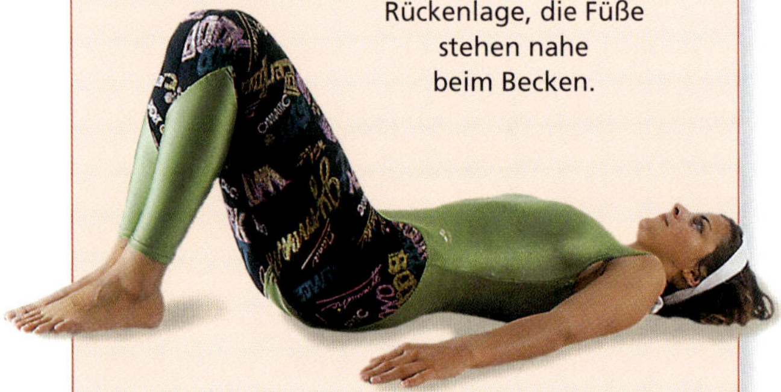

Die Arme liegen mit den Handflächen nach unten neben dem Körper.

Ausatmen:
Durch Spannung der Sitz- und Bauchmuskeln das Becken heben.

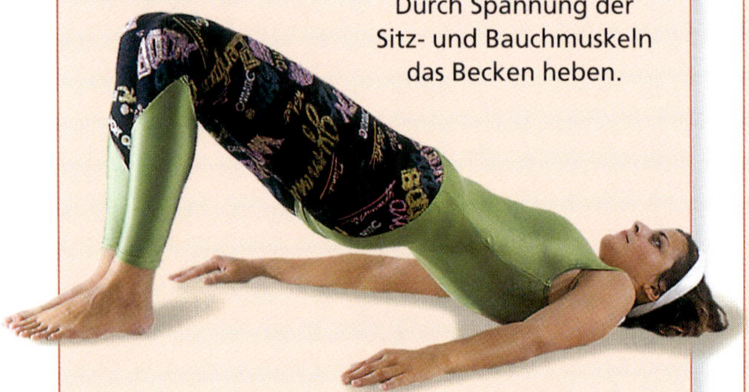

In Spannung halten, besonders aufs Baucheinziehen achten.

5

Einatmen:
In der Rückenlage die Beine angewinkelt halten, Füße vom Boden wegheben.

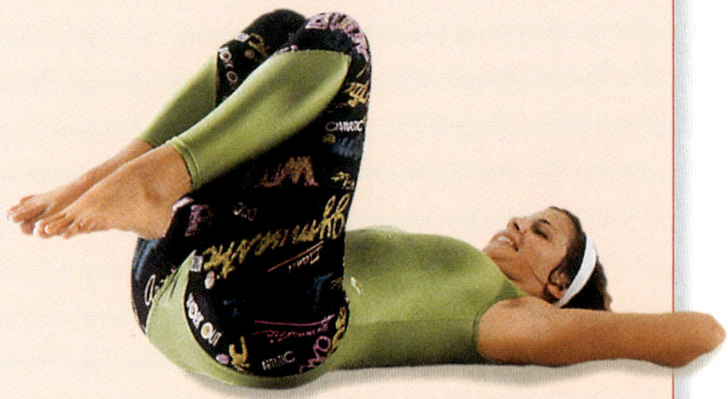

Die Hände entweder unter den Kopf oder neben den Körper legen.

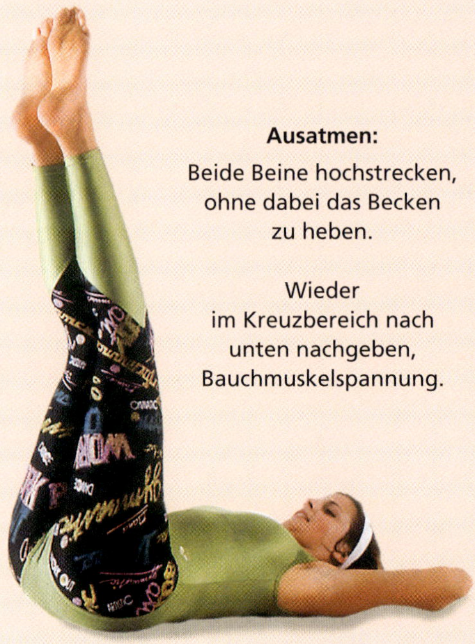

Ausatmen:
Beide Beine hochstrecken, ohne dabei das Becken zu heben.

Wieder im Kreuzbereich nach unten nachgeben, Bauchmuskelspannung.

6

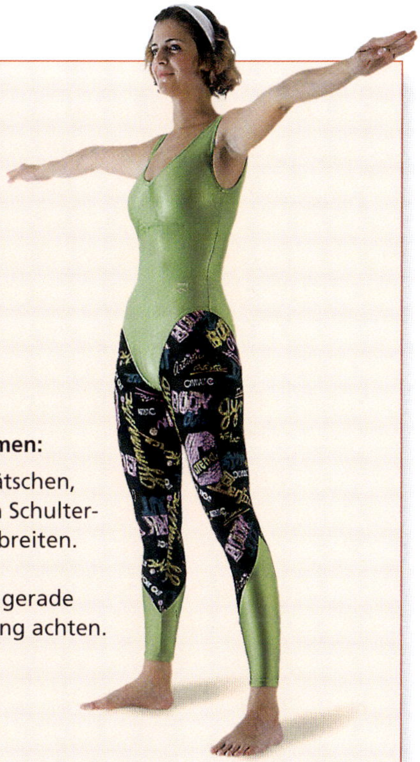

Einatmen:

Beine grätschen, die Arme in Schulterhöhe ausbreiten.

Auf eine gerade Körperhaltung achten.

Ausatmen:

Vorneigen, in den Knien locker nachgeben, die Arme zwischen den Beinen durchschwingen.

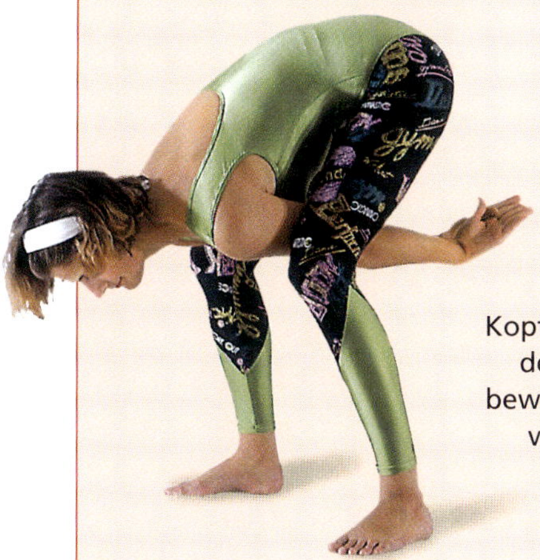

Kopf senken und den Rücken bewusst beugen, verharren.

Wie geht es Ihren Beinen?

Nicht nur der Sport verlangt nach kräftigen und elastischen Beinen, auch der Alltag mit Stehenmüssen und Herumlaufen fordert gesunde »Gehwerkzeuge«.

Wir alle verbringen mit Sicherheit zu viel Zeit im Sitzen – sowohl während der Arbeitszeit als auch in der Freizeit. Kein Wunder, wenn dann die Beine streiken, schmerzen, anschwellen und es zu einem Venenstau kommt.

Speziell die Füße werden nicht immer verwöhnt: Ungeeignete Schuhe (weder die Absatzhöhe noch die Schuhform passen), Übergewicht als zusätzliche Belastung und mangelhafte Fußpflege lassen die Füße ermüden und krank werden.

Dies ist keine Frage des Alters, denn Geh- und Stehprobleme findet man bereits bei jungen Beinen. Man beneidet jene, die immer flink auf den Füßen unterwegs sind, trotz Anstrengung nicht ermüden oder zumindest keinerlei Beschwerden zeigen.

Hier geht es in erster Linie darum,

1. den Venenstau zu vertreiben, also die Beine zu entlasten, um sie wieder einsatzfähig zu machen,
2. die Beinmuskeln und Gelenke zu festigen und zu stärken, um sie für Belastungen »fit« zu machen.

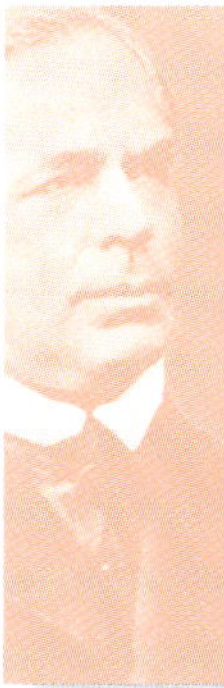

Sebastian Kneipp über Bewegungsmangel:

»Durch die großenteils herrschende Untätigkeit des Körpers wird das Blut nicht in dem gehörigen Umlauf erhalten, und es entstehen dadurch Anstauungen im Unterleib. Die Venen sind daselbst zu sehr gefüllt mit Blut, so daß Adererweiterungen, Knoten sich bilden, besonders im Darm, die man Hämorrhoiden nennt.«

Tipps für gesunde Beine

Allzu langes Sitzen und Stehen vermeiden, immer wieder Bewegung in die Beine bringen.

Die Zirkulation tagsüber bewusst durch Treppensteigen – aufwärts und abwärts – anregen.

Zur Entlastung die Beine hin und wieder – auch während der Bürozeit – hochlegen, je höher desto besser, um den Stau in den Waden zu beseitigen bzw. vorher schon zu vermeiden.

Sportarten bevorzugen, die die Beine trainieren, z. B. Laufen, Walking, Radfahren, Golfen usw.

Eines steht fest: Gesunde, verlässliche Beine sind Voraussetzung für unterschiedliche Aktivitäten, z. B. Reisen, Besuch von Ausstellungen. Machen Sie daher Gymnastik, damit es Ihren Beinen gut geht und Sie noch lange Zeit mithalten können.

Gegen Venenstau:

Übungen 1 bis 3

Zur Muskelstraffung:

Übungen 4 bis 6

1

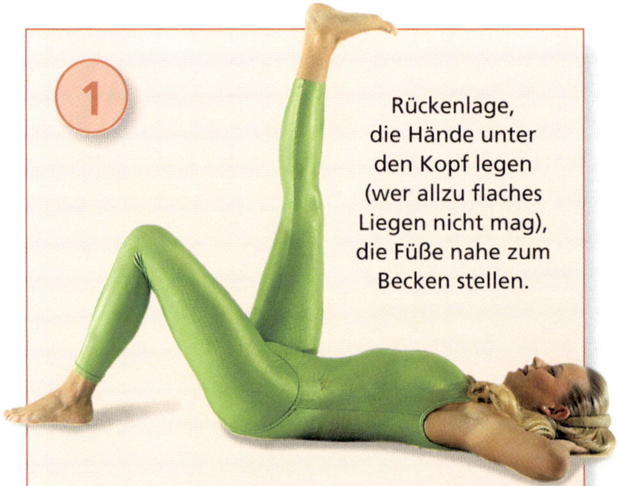

Rückenlage, die Hände unter den Kopf legen (wer allzu flaches Liegen nicht mag), die Füße nahe zum Becken stellen.

Übungsablauf: Ein Bein hochstrecken, den Fuß intensiv auf und ab kippen, immer das Hochdrücken der Ferse bewusst üben, dabei ausatmen. 10-mal wiederholen, dann ebenso mit dem anderen Bein üben.

2

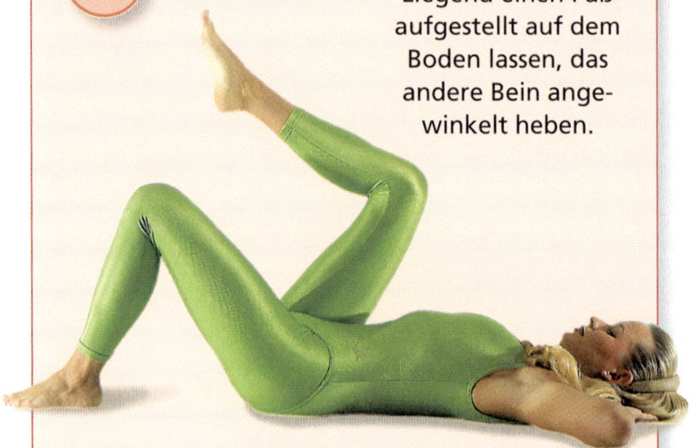

Liegend einen Fuß aufgestellt auf dem Boden lassen, das andere Bein angewinkelt heben.

Übungsablauf: Den angehobenen Unterschenkel 10-mal hochschleudern und wieder gegen den Oberschenkel fallen lassen, wobei das Hochschleudern stärker ausgeführt wird. 10-mal wiederholen, dann kommt das andere Bein zum Schleudern. Zwischendurch bewusst ausatmen.

3

Bauchlage, entweder flach liegen oder auf die Unterarme stützen, Beine strecken.

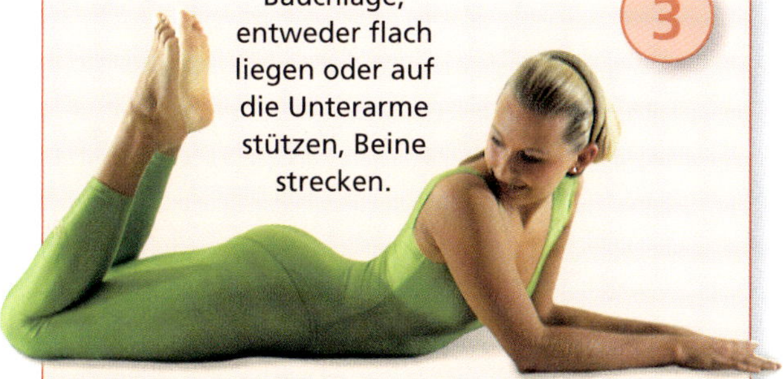

Übungsablauf: Beide Unterschenkel zugleich hinten hochschlagen, die Fersen 20-mal intensiv gegen den Po schleudern wollen, dadurch die Zirkulation in den Waden anregen. Ebenso können die Unterschenkel auch abwechselnd hinten hochfliegen. Nicht aufs Ausatmen vergessen!

4

Auf dem Stuhl sitzen, die Füße nebeneinander mit den Unterschenkeln senkrecht zum Boden stellen.

Übungsablauf: Ein Bein intensiv nach vor strecken und die Ferse weit vorn auf den Boden stellen, ausatmen, die Dehnung an der Wade spüren. Bein wieder anwinkeln, einatmen. Je Bein 10-mal wiederholen.

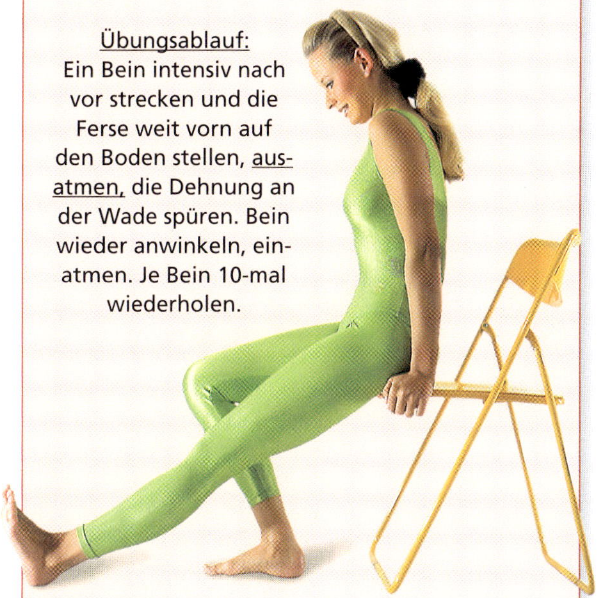

5

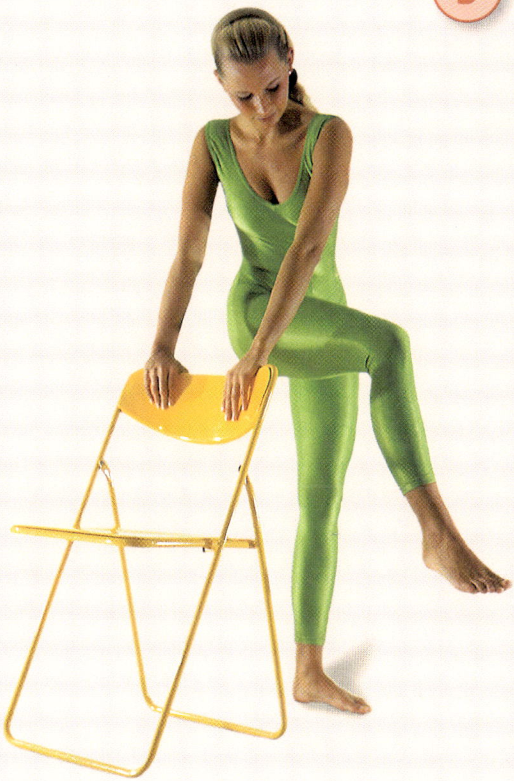

Hinter dem Stuhl stehen, beide Hände auf die Lehne stützen, die Füße stehen noch nahe beisammen.

Übungsablauf: Das rechte Bein locker anwinkeln und mit einer Beckendrehung nach links schleudern, dabei ausatmen.

Fuß wieder zurück auf den Boden stellen und einatmen.

Dann ebenso das linke Bein nach rechts wegschleudern, 20-mal hin und her bewegen und Schwung in die Beine bringen.

6

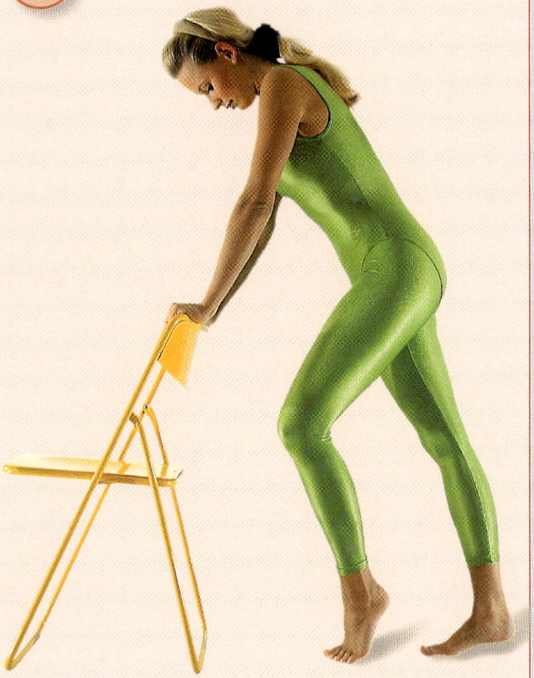

Beide Hände auf die Lehne stützen, die Füße stehen knapp beisammen, Arme vermehrt belasten.

<u>Übungsablauf:</u> Die Fersen abwechselnd heben und senken, leicht und locker auf und ab rollen, die Fersen sollen jedes Mal den Boden berühren, das Gewicht zum Vorfuß verlagern.

Nach 20 „Schritten" pausieren, die Beine schütteln, entspannen. Dann noch 20-mal die Wadenmuskeln tüchtig arbeiten lassen und auf der Stelle „gehen".

Während des Übens immer wieder bewusst <u>ausatmen.</u>

Gymnastik – dem Rücken zuliebe

Es ist schon ein »Kreuz« mit dem Kreuz! Noch nie zuvor wurde in jedem Alter und so viel über Beschwerden im Rücken geklagt. Wie kommt es zu diesen Schmerzen, was kann man vorbeugend, aber auch therapeutisch unternehmen? – Gehen wir der Sache auf den Grund. An so manchen Schmerzen sind wir oft selber schuld. Fehlverhalten während des Tages, aber auch mangelhafte Stärkung des Muskelkorsetts fördern diese Schmerzen.

Fehlverhalten ist gegeben,

- wenn man viele Stunden in gleich bleibender Körperstellung verbringt (wozu man mitunter bei einigen Tätigkeiten angehalten ist);
- wenn man bei körperlicher Arbeit lange Zeit gebückt verharrt, ohne sich zwischendurch aufzurichten, den Rücken zu strecken, um für den unbedingt erforderlichen Ausgleich der Bandscheibenbelastung zu sorgen;
- wenn man eine schwere Last nur mit einem Arm trägt, anstatt das Gewicht auf beide Arme – in zwei Tragtaschen – zu verteilen. Zwangsläufig wird durch diese einseitige Belastung eine Schiefhaltung der Wirbelsäule erzwungen. Rückenschmerzen sind die Folge.

Viele Menschen klagen über Bandscheibenprobleme in der Annahme, dass jeder Rückenschmerz grundsätzlich auf eine Veränderung der Bandscheiben zurückzuführen ist. Zum Glück gehen diese Schmerzen meist »nur« auf eine Verkrampfung im

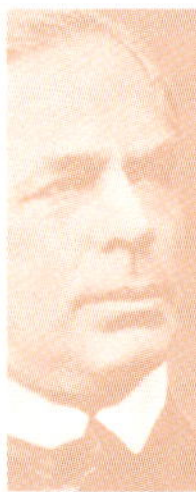

Sebastian Kneipp über mangelnde Bewegung:

»Sollte aber dennoch jemand gar keine Gelegenheit zu körperlichen Arbeiten finden können, so möge er, so gut es geht, durch die in neuerer Zeit vielfach eingeführte Zimmergymnastik Ersatz dafür suchen.«

Sebastian Kneipp über die Zimmergymnastik:

»Auch soll man sich nicht übermäßig dabei anstrengen, denn Übermaß taugt hier ebensowenig als sonst irgendwo. Besonders empfehlenswert ist es, des Morgens gleich nach dem Aufstehen einige Übungen anzustellen.«

Muskelbereich zurück und können mit gezielten Entspannungsübungen beseitigt werden. Kennt man die eigenen Schwächen, sollte man diesen rechtzeitig begegnen und jedes Fehlverhalten vermeiden.

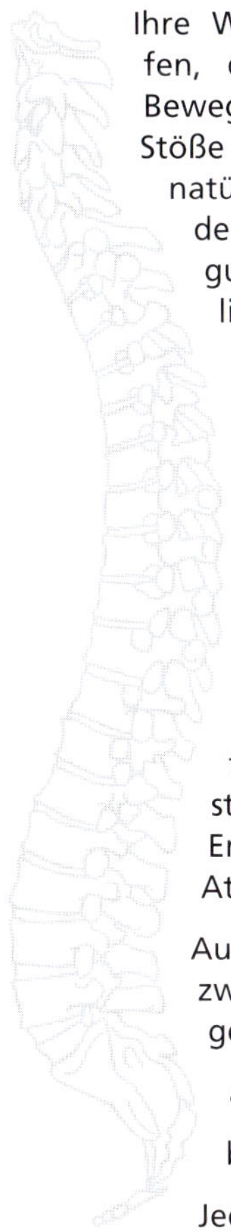

Ihre Wirbelsäule ist zum Bewegen geschaffen, die Wirbelgelenke ermöglichen diese Bewegungsfreiheit, die Bandscheiben federn Stöße und Belastungen ab. Fehlt es jedoch am natürlichen »Stützmieder«, sprich Elastizität der Rückenmuskeln, wird eine so genannte gute Körperhaltung auf Dauer nicht möglich sein.

Rundrücken, Skoliosen und Kreuzschmerzen sind die Folgen.

Die Erfahrung bestätigt: Erst nach einer, wenn auch geringen Spannungsphase der Muskeln kann eine Entspannung erfolgen, erst in diesem Wechselspiel liegt der Erfolg gymnastischer Übungen, die Ihrer Haltung und Ihrem Rücken nützen. Deshalb finden Sie auch in den Übungstexten stets die Hinweise auf Spannung bzw. Entspannung und auf die Verbindung von Atmung und Bewegung.

Auch in diesem Abschnitt werden die zwei Bewegungsphasen im Bild deutlich gemacht:

a) die »sanfte« Rückenspannung,

b) die bewusste Entspannung.

Jede Übung ein paar Mal wiederholen.

1

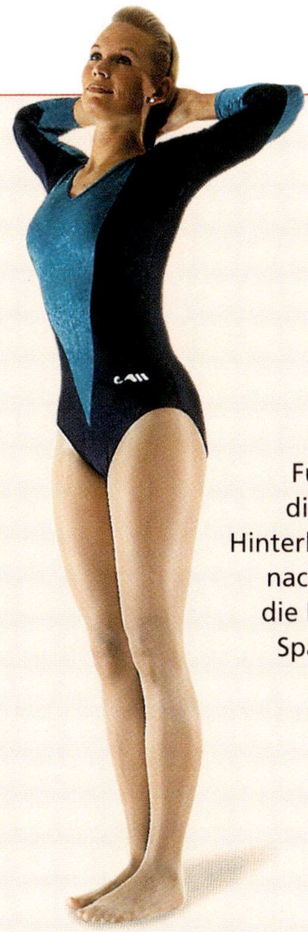

Spannung:

Füße zusammen, die Hände an den Hinterkopf legen, Ellbogen nach außen drücken, die Rückenmuskeln in Spannung bringen, einatmen.

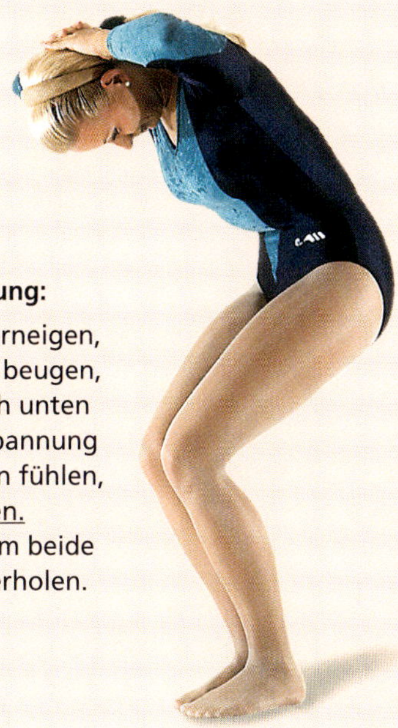

Entspannung:

Oberkörper vorneigen, die Knie leicht beugen, den Kopf nach unten drücken, Entspannung auch im Nacken fühlen, ausatmen.
10-mal langsam beide Phasen wiederholen.

2

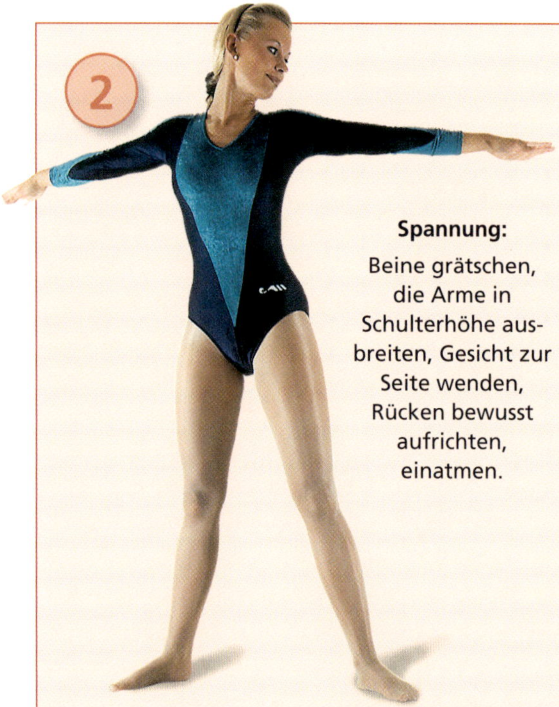

Spannung:

Beine grätschen, die Arme in Schulterhöhe ausbreiten, Gesicht zur Seite wenden, Rücken bewusst aufrichten, einatmen.

Entspannung:

Körpergewicht aufs linke Bein verlagern, Oberkörper, Arme und Kopf nach links hängen lassen, intensiv ausatmen.
Langsam wieder aufrichten und einatmen.
Dann zum anderen Bein neigen.

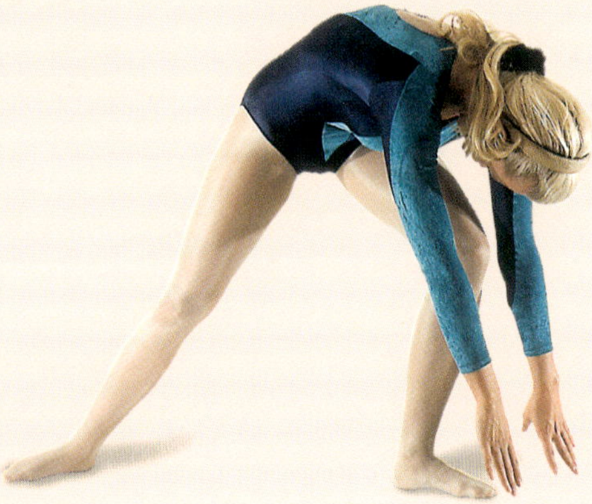

3

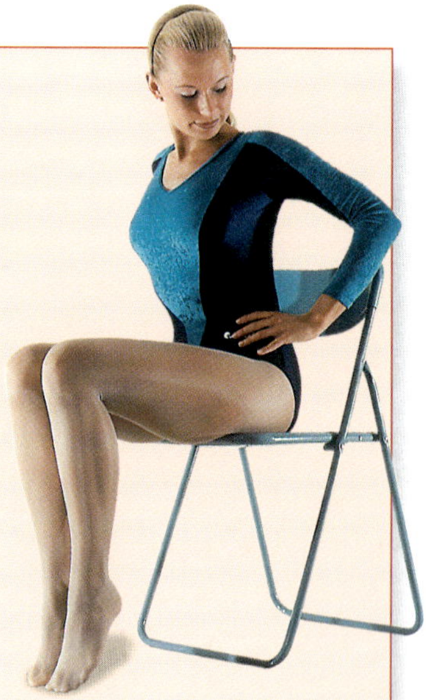

Spannung:

Sitzen, die Hände seitlich einstützen, Schultern und Arme nach hinten drücken, Rückenmuskeln „ansprechen".

Entspannung:

Oberkörper vorsenken, Unterarme auf die Beine legen, in sich zusammensinken, ausatmen, verharren.

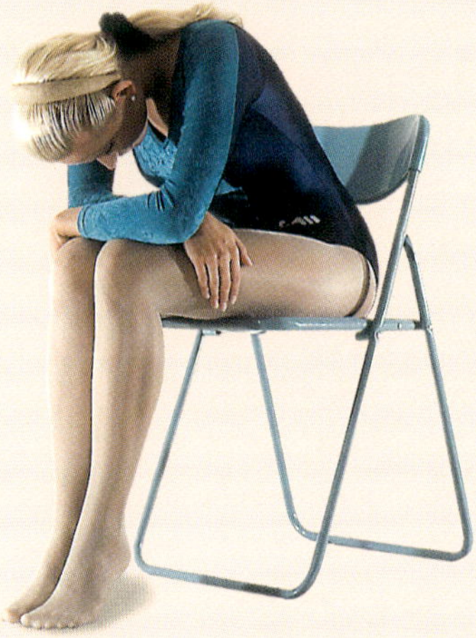

Zur Streckung des Rückens sich langsam aufrichten und einatmen.

4

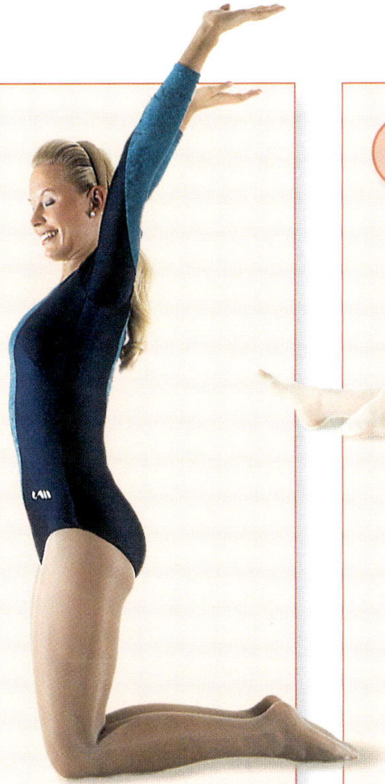

Spannung:

Auf einer weichen Unterlage knien, die Arme hochstrecken. Nicht nur die Rückenmuskeln aktivieren, sondern auch Bauch und Po einziehen, einatmen.

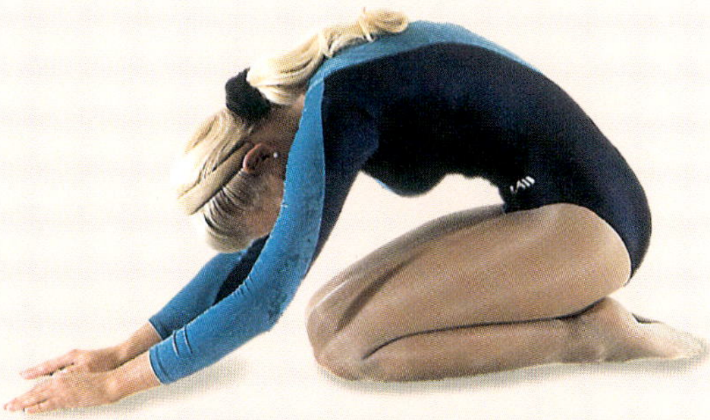

Entspannung:

Langsam zum Fersensitz zusammensinken, Arme vorn auf den Boden legen, Rücken rund machen, Kopf hängen lassen, ausatmen, verharren. Anschließend sich wieder strecken und die Muskeln mobilisieren.

5

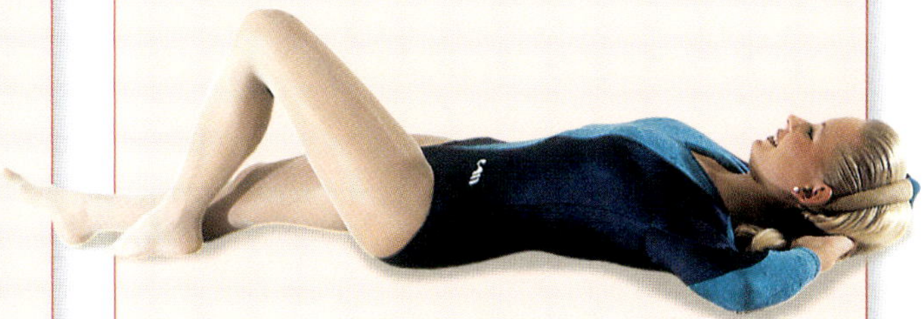

Spannung:

Rückenlage, ein Bein steht angewinkelt, Hände an den Hinterkopf legen, die Ellbogen zum Boden drücken, also die Rückenpartie aktivieren, einatmen.

Entspannung:

Ellbogen nach vorn drücken, elastisch im Rücken nach unten ausweichen, im Kreuzbereich bewusst nachgeben, ausatmen.

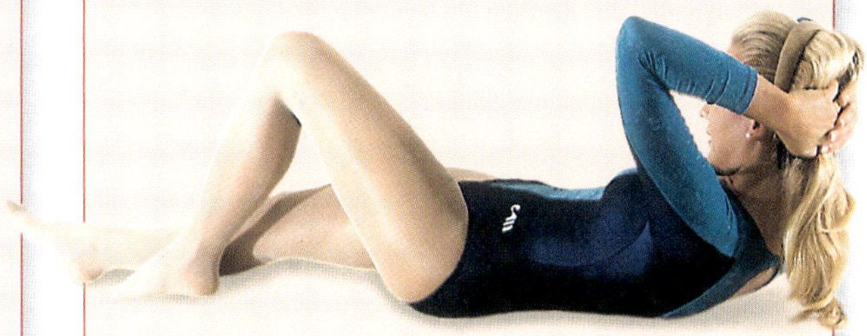

Langsam wieder zur Körperstreckung zurückgehen, einatmen.

6

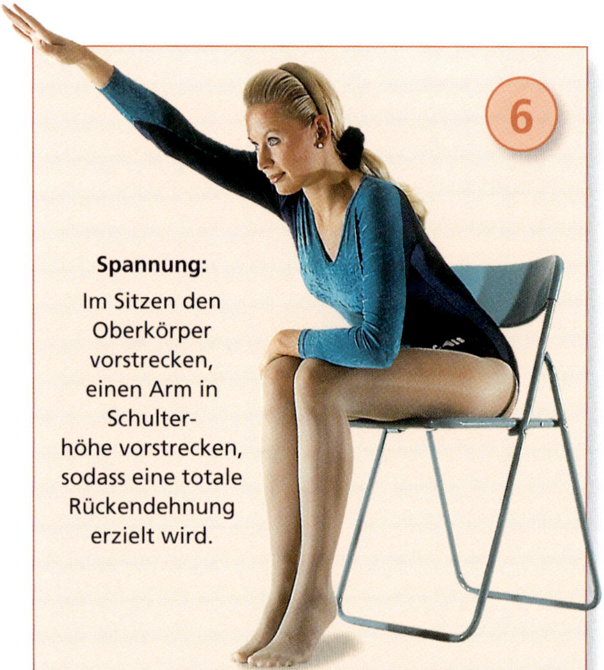

Spannung:

Im Sitzen den Oberkörper vorstrecken, einen Arm in Schulterhöhe vorstrecken, sodass eine totale Rückendehnung erzielt wird.

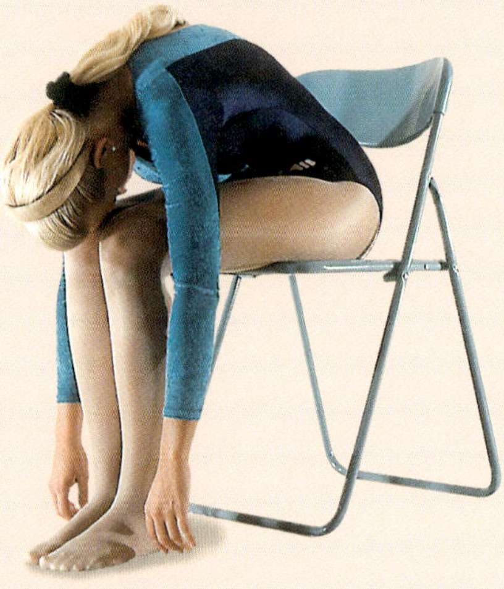

Entspannung:

Oberkörper, Arme und Schultern weit nach vorn hängen lassen, Stirn bis zu den Knien bringen, ausatmen, verharren. Langsam wieder aufrichten, den anderen Arm vorstrecken und in Rückenspannung kommen.

Bauchmuskeln aktivieren

Die Gesundheit beginnt im Darm! – Unsere Lebensweise ist geradezu ein Feind jeder geregelten Verdauung. Bewegungsmangel, einseitige Ernährung – vor allem zu wenig Ballaststoffe – lassen die Funktionstüchtigkeit des Darmes erlahmen. Gründe genug, um durch Bauchmuskelübungen aktiv einzugreifen.

Weshalb haben nun Menschen mit schwachen Bauchmuskeln oft Kreuzschmerzen, müde Beine oder eine Hohlkreuzstellung? Die Muskulatur ist nicht imstande, das Becken in der richtigen, der Gesundheit zuträglichen Lage zu halten.

So kippt das Becken nach vor, der belastende Druck auf die Wirbelsäule und auf die Bandscheiben besonders im Kreuzbereich – an der Schwachstelle unserer Wirbelsäule! – nimmt zu und löst Schmerzen aus.

Wie steht es aber mit dem Ermüden der Beine? Eben diese Hohlkreuzstellung führt zu einer negativen Belastung der Füße. Man überlastet auf Grund der ungesunden Beckenstellung stets ein Bein, anstatt fest und sicher auf beiden Beinen zu stehen.

Alle Bauchmuskelübungen wirken wie eine Art Darm-Massage. Durch die Wechselwirkung von Muskelspannung und -entspannung wird die Darmtätigkeit angeregt.

Gewiss steckt in jedem von uns der Wunsch schlank und straff zu werden und zu bleiben. Ohne Aktivierung der Bauchmuskeln geht's aber nicht. Und

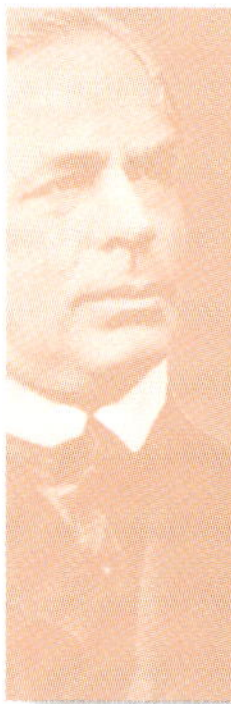

Sebastian Kneipp über Gymnastik:

»Es kommen bei der Zimmergymnastik die verschiedensten Übungen in Anwendung, als: Bewegung resp. Drehung der Hand- und Fußgelenke, Übung der Bein- und Armmuskeln, letztere insbesondere auch durch den Gebrauch der eisernen Hanteln, verschiedene Bewegungen des Kopfes, des Oberkörpers usw.«

wieder taucht die Frage auf: Weshalb kommt es zu Problemen mit dieser Körperpartie? Und immer wieder lautet die Antwort: Bewegungsmangel und zu viel Sitzen.

Tipps für alle Tage

- Jede Gelegenheit nutzen, um die Bauchmuskeln bewusst zu aktivieren, in Spannung zu bringen, den Bauch einzuziehen. In dieser Spannungsphase 2 bis 3 Sekunden verharren.
- Diese Muskelspannung durch Ausatmen intensivieren, sogar erst vollkommen möglich machen.
- Im Stehen oder Liegen so genannte »Bauchschnellen« durchführen, also den Bauch kräftig einziehen und wieder entspannen, sich auf diese Muskelpartie konzentrieren.

Schon im Kapitel »Atmung« wurde auf die Mitarbeit der Bauchmuskeln hingewiesen.

Der Gesundheit und Schlankheit zuliebe: Gymnastik für die Bauchmuskeln!

1

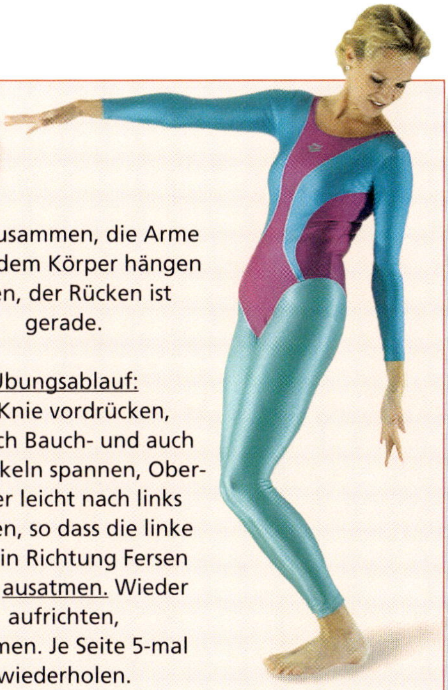

Füße zusammen, die Arme neben dem Körper hängen lassen, der Rücken ist gerade.

Übungsablauf:
Die Knie vordrücken, zugleich Bauch- und auch Sitzmuskeln spannen, Oberkörper leicht nach links wenden, so dass die linke Hand in Richtung Fersen zeigt, ausatmen. Wieder aufrichten, einatmen. Je Seite 5-mal wiederholen.

2

Auf dem Boden sitzen, die Beine langstrecken, anfangs die Hände auf den Boden stützen oder gleich „freihändig" üben.

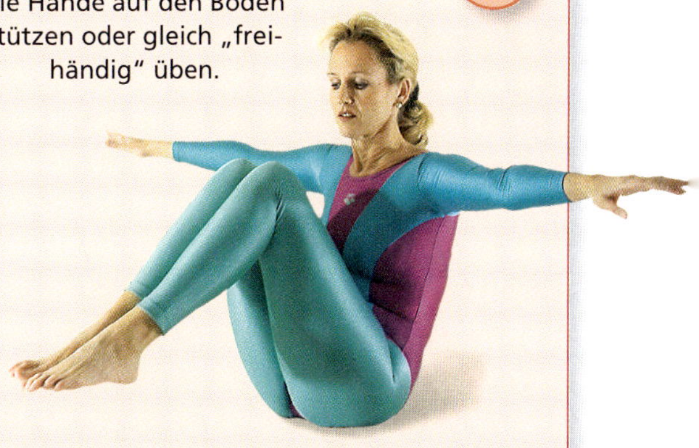

Übungsablauf: Beide Knie in Richtung Oberkörper anwinkeln, intensiv ausatmen, elastisch im Kreuzbereich nach hinten nachgeben. Beine wieder auf den Boden strecken, einatmen. Zuerst 10-mal langsam, dann 10-mal rasch wiederholen.

3

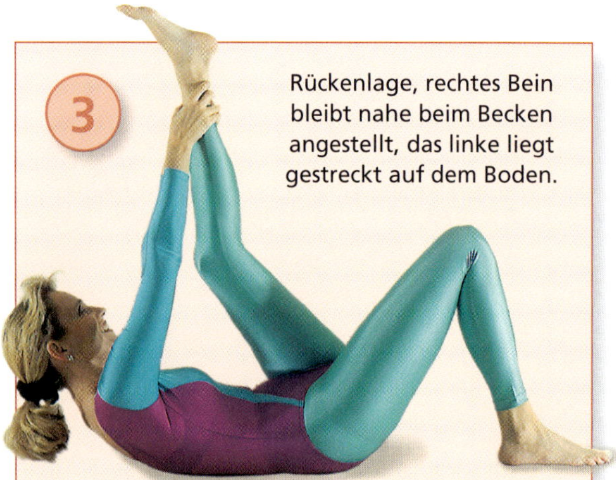

Rückenlage, rechtes Bein bleibt nahe beim Becken angestellt, das linke liegt gestreckt auf dem Boden.

Übungsablauf: Linkes Bein hochschwingen, zugleich die Arme heben, Hände und Fuß zusammenbringen, ausatmen, Kopf heben! Langsam wieder senken, einatmen. Je Bein 10-mal wiederholen, auch auf die Beweglichkeit im Kreuzbereich achten.

4

Rückenlage, die Beine senkrecht hochstrecken, anfangs an beiden Oberschenkeln festhalten.

Übungsablauf: Beide Füße langsam auf und ab kippen, stets beim Hochdrücken der Fersen die Dehnwirkung auch an den Waden spüren, ausatmen. 10-mal auf und ab bewegen, anschließend die Füße am Boden abstellen. Dann die Übung 10-mal, ohne die Beine zu halten, wiederholen.

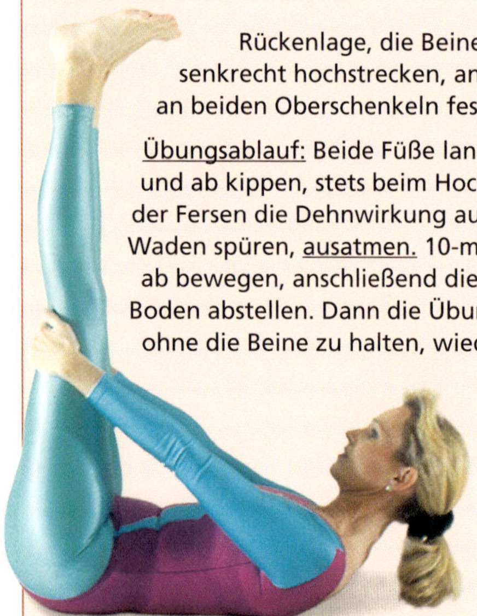

5

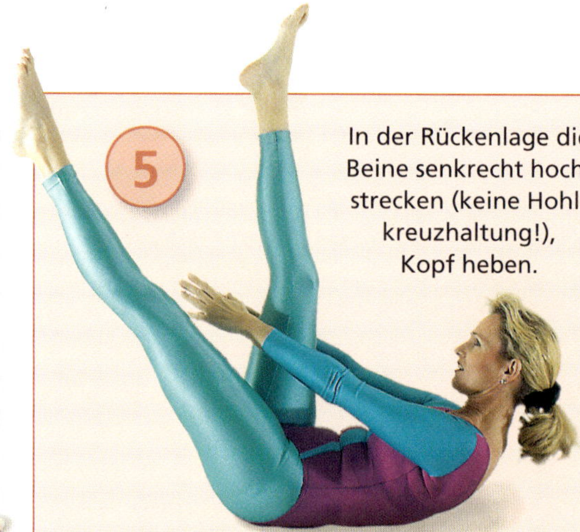

In der Rückenlage die Beine senkrecht hochstrecken (keine Hohlkreuzhaltung!), Kopf heben.

Übungsablauf: Die gestreckten Beine abwechselnd auf und ab schwingen, immer unter einem Bein in die Hände klatschen, bewusst ausatmen und nicht die Luft anhalten. Nach 20 Schwüngen pausieren, Füße auf den Boden legen, entspannen, dann wieder „starten".

Nochmals zur Aktivierung der Pomuskeln, zum Zusammenwirken von Bauch und Po: Mit der linken Hand auf die Lehne stützen.

6

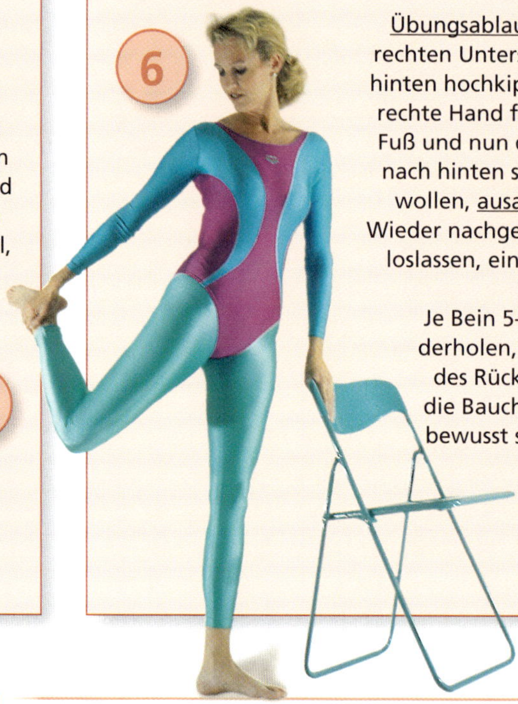

Übungsablauf: Den rechten Unterschenkel hinten hochkippen, die rechte Hand fasst den Fuß und nun das Bein nach hinten strecken wollen, ausatmen. Wieder nachgeben, Fuß loslassen, einatmen.

Je Bein 5-mal wiederholen, während des Rückziehens die Bauchmuskeln bewusst spannen.

Hüftgelenkig bleiben

Wie kommt es, dass heute viele Menschen über Beschwerden im Bereich der Hüfte klagen? Könnte man dies sowohl durch Änderung im Verhalten als auch durch vernünftige Gymnastik vermeiden?

Und wieder heißt die schon wiederholte Antwort: Eine Schwäche der Muskulatur, auch der Bauchmuskeln, ist mitschuldig. Wie schon im Kapitel »Bauchmuskeln« betont wurde, führt eine schwache Muskulatur zur Schräghaltung des Beckens und zu ungesunder einseitiger Belastung.

Übrigens: Auch die Sitzmuskeln und die Beckenbodenmuskeln tragen zur Haltung bei, sie dürfen daher nicht vernachlässigt werden.

Die medizinische Versorgung machte in letzter Zeit enorme Fortschritte, man kann nur staunen, wie viele Menschen bereits ein künstliches Hüftgelenk anstelle des geschädigten erhielten. So mancher ist weiterhin im Beruf voll einsatzfähig und findet auch Freude am »gebremsten« Sporterleben. Doch sollte man alles tun, um diesen medizinischen Eingriff zu vermeiden.

Es scheint nun so, dass Gymnastik als Allheilmittel gepriesen wird. So weit die verschiedenen Probleme auf Mangel an vernünftiger Körperschulung zurückführbar sind, hat diese Aussage eine Berechtigung.

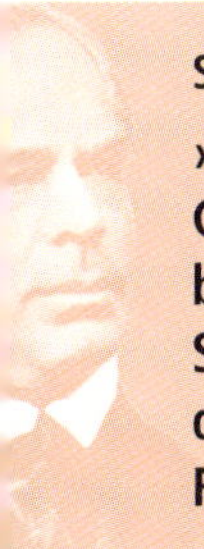

Sebastian Kneipp über Gymnastik nach dem Essen:

»Es sei jedoch bemerkt, daß man diese Gymnastik nicht alsbald nach dem Essen betreiben soll, sondern erst zwei bis drei Stunden nachher. Sogleich nach dem Essen die Übungen vorzunehmen, könnte sehr üble Folgen haben.«

Weiß man über gewisse Anfälligkeiten oder Schwächen Bescheid, sollte man die Sportarten mit Vernunft wählen, das heißt in Bezug auf die Schwäche im Hüftbereich:

- Ruckartige Bewegungsabläufe wie beim Tennis oder in der Leichtathletik vermeiden.
- Grundsätzlich Sportarten bevorzugen, die auf Ausdauer orientiert sind und die Hüfte weniger belasten, z. B. Radfahren, Schwimmen.

So weit es jedoch in Ihrer Hand liegt, an Ihrer Gesundheit zu arbeiten, soll sinnvolle Gymnastik eingesetzt werden – um auf lange Sicht gesund und vital zu bleiben.

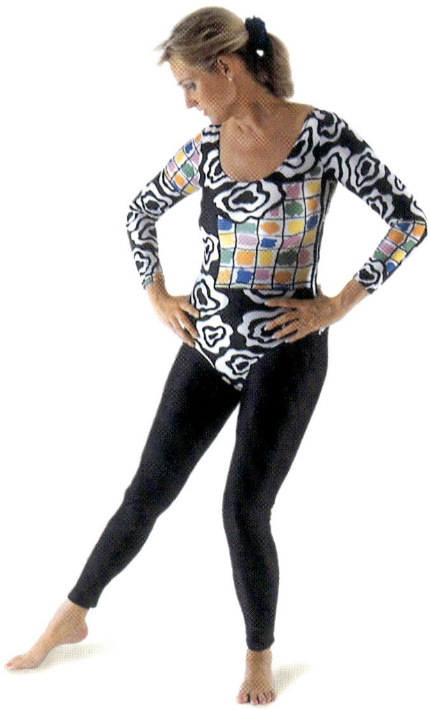

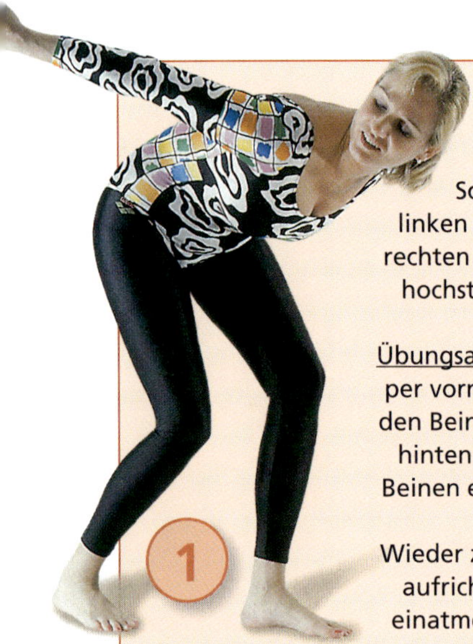

1

Schrittstellung, linken Fuß etwas vor den rechten stellen, beide Arme hochstrecken, einatmen.

Übungsablauf: Den Oberkörper vorneigen, die Arme an den Beinen vorbei weit nach hinten schwingen, in den Beinen elastisch nachgeben, ausatmen.
Wieder zur Körperstreckung aufrichten, Arme heben, einatmen. 10-mal langsam wiederholen.

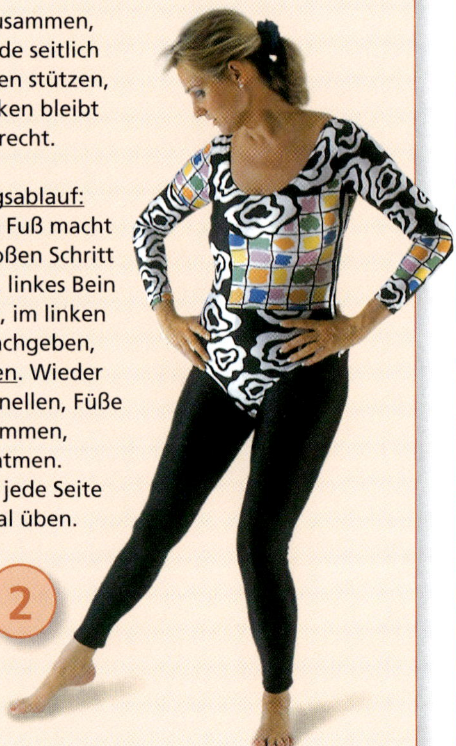

2

Füße zusammen, die Hände seitlich ans Becken stützen, der Rücken bleibt aufrecht.

Übungsablauf:
Der linke Fuß macht einen großen Schritt seitwärts, linkes Bein belasten, im linken Knie nachgeben, ausatmen. Wieder zurückschnellen, Füße zusammen, einatmen.
Je Bein, jede Seite 10-mal üben.

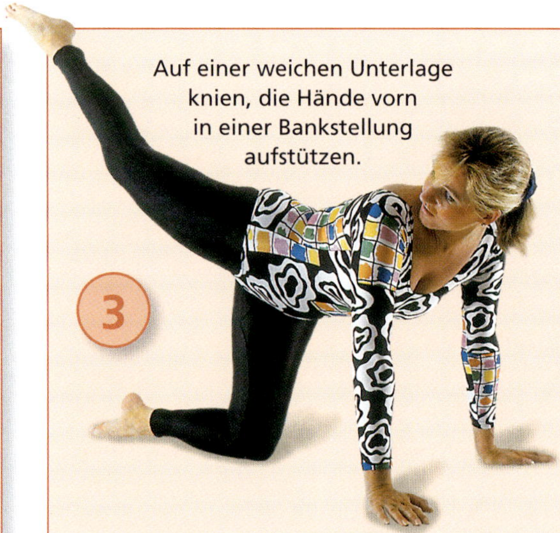

3

Auf einer weichen Unterlage knien, die Hände vorn in einer Bankstellung aufstützen.

Übungsablauf: Ein Bein mit Schwung nach hinten hochstrecken, in Richtung Bein blicken, ausatmen. Wieder zum anderen Knie senken, einatmen. Je Bein 5-mal wiederholen, stets beim Strecken des Beines einen sanften Ruck am Becken spüren.

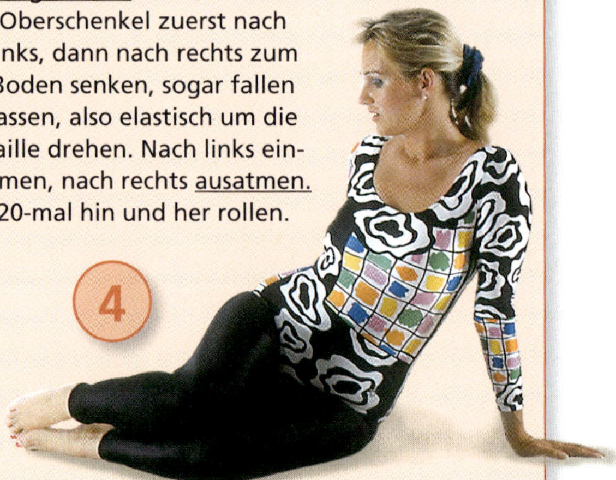

4

Sitzen, die Hände schräg hinten auf den Boden stützen, die Füße nahe zum Becken stellen.

Übungsablauf: Beide Knie bzw. Oberschenkel zuerst nach links, dann nach rechts zum Boden senken, sogar fallen lassen, also elastisch um die Taille drehen. Nach links einatmen, nach rechts ausatmen.
20-mal hin und her rollen.

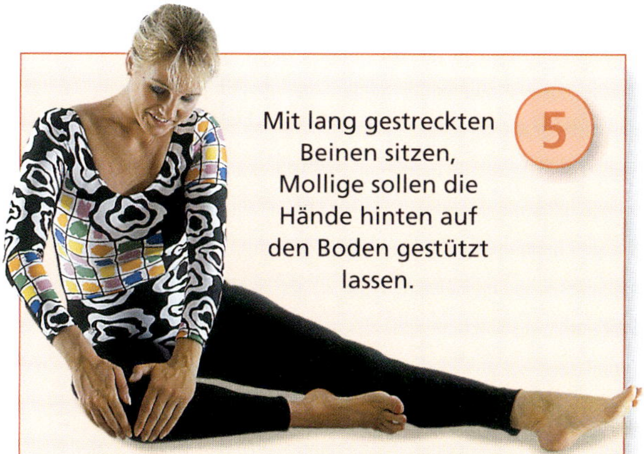

5

Mit lang gestreckten Beinen sitzen, Mollige sollen die Hände hinten auf den Boden gestützt lassen.

Übungsablauf: Rechtes Knie anwinkeln und nach rechts zum Boden drücken wollen, dabei ausatmen. Dann das Bein wieder zum anderen strecken, Rücken aufrichten, einatmen. Je Bein 5-mal wiederholen.

Auf der rechten Seite liegen, auf den Unterarm stützen, die Beine bleiben gestreckt, linken Arm als „Ziel" hochhalten.

Übungsablauf: Das linke Bein in Richtung Arm hochschwingen, elastisch im Hüftgelenk nachgeben, ausatmen. Wieder zum anderen senken, einatmen.

6

Öfter wiederholen, dann auf die andere Seite rollen und das rechte Bein hochschwingen.

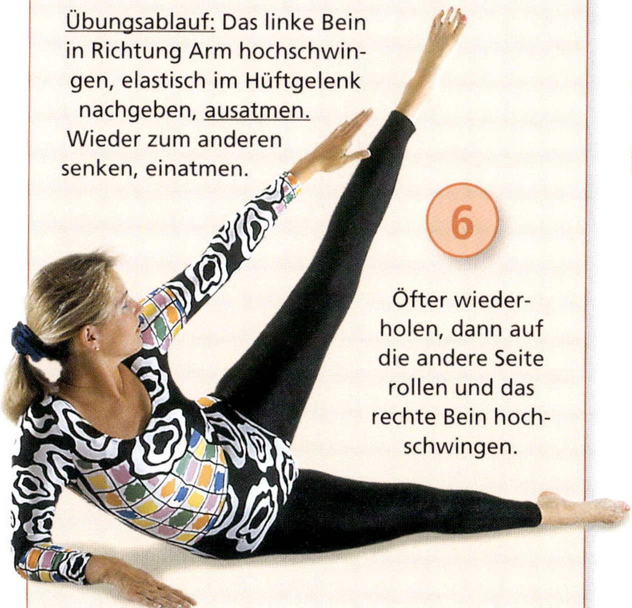

So manche Übung ist beim Durchblättern des Buches bereits bekannt, doch wussten Sie auch über den großen Wert Bescheid? Man hatte sich bisher geplagt, weil man nicht über die richtige Koordination von Bewegungsablauf und Atmung informiert war. Viel zu schnell und ohne Konzentration wurde geübt, um die Gymnastik rasch hinter sich zu bringen.

Die Freude an der Körperbeherrschung, an der Bewegungssicherheit blieb auf der Strecke, konnte nicht empfunden und erlebt werden.

Stürzen Sie sich nicht allein auf den Abschnitt über Ihre Problemzone! Als Beispiel: Nur den Beinen zuliebe zu üben, ohne ergänzend auch die Atmung zu fördern, wäre zu wenig. Nur die Atmung zu schulen, ohne auf die Mitarbeit der Bauchmuskeln zu achten, wäre schade. Unsere Gymnastik bietet ein »Von-Kopf-bis-Fuß-Programm«, eine vollständige, umfassende Methode um schlank, gesund und vital zu bleiben.

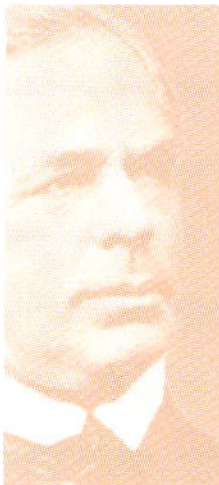

Sebastian Kneipp über Vorbeugung:

»Man kann allerdings verschiedene Mittel empfehlen, aber unter allen ragen besonders zwei hervor: erstens Übung der Körperkräfte und zweitens Anwendung des Wassers.«

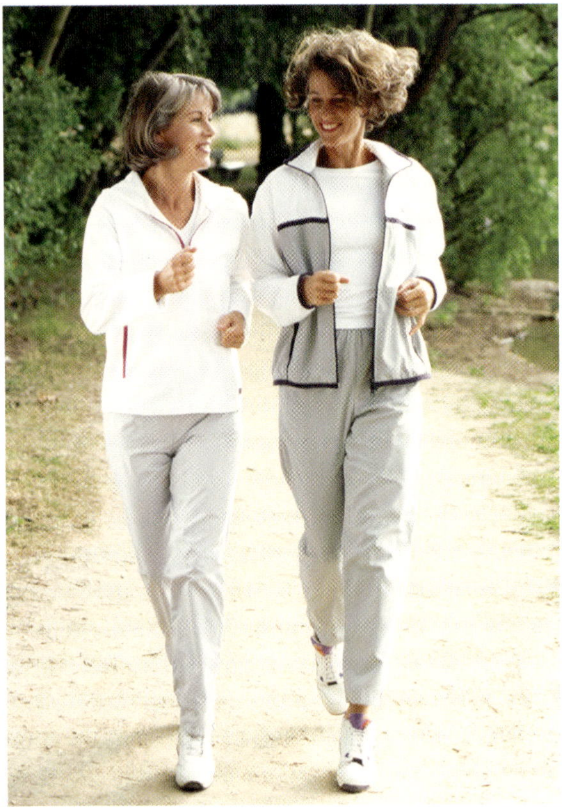

Gesunde Sportarten aus orthopädischer Sicht

Sportarten, die sich für die Gesundheit eignen, sind durchwegs Ausdauersportarten, deren Belastung für den Stütz- und Bewegungsapparat auf Grund der gleichmäßigen Bewegung geringer ist, als bei Sprint- und »stop and go«-Bewegungen, bei deren ungleichmäßiger Spitzenbelastung leichter Schäden auftreten können.

Langsames und ausdauerndes Laufen, Schwimmen, Radfahren und manche Trainingsmaschinen eignen sich wegen des größeren Energieverbrauchs und der weitaus größeren Schonung der Gelenke, Sehnen und Muskeln für die Gesundheit besser als beispielsweise Fußballspielen, Tennisspielen oder Schifahren.

Vor jeder neuen Bewegungstherapie sollte eine sportmedizinische bzw. orthopädische Untersuchung und Beratung erfolgen. Bei Patienten, die zur Gelenkabnützung also zur Arthrose neigen, ist vor Beginn einer Bewegungstherapie auch ein orthopädischer Check up notwendig.

Unter allen Umständen muss vermieden werden, dass durch ungeeignete bzw. zu intensive Bewegung Schäden an Gelenken oder Weichteilen die Folge sind.

Patienten mit sehr schweren Erkrankungen des Herzens oder anderer innerer Organe zum Beispiel der Lunge, der Leber oder der Niere benötigen eine internistische Behandlung und Beratung und werden mit Sicherheit nur ein eingeschränktes Bewegungsprogramm absolvieren können.

Das Laufen sowie diverse Trainingsmaschinen (z. B. Crosstrainer oder Rudermaschine) wird man nur jenen Patienten empfehlen können, die nicht allzu fortgeschrittene Arthrosezeichen in ihren Hüften, Knien und Füßen aufweisen. Ebenso werden Patienten mit Beschwerden an der Wirbelsäule und in den Schultern nur bedingt an den oben erwähnten Bewegungstherapieformen teilnehmen können.

Besonders differenziert muss man Patienten mit künstlichen Gelenken beraten: Während man nach künstlichem Hüftgelenkersatz (bei problemlosem Verlauf) jede Sportart durchführen kann, ist bei totalem Kniegelenk- und Sprunggelenkersatz vom Laufen abzuraten. Diese Patienten sollten eher schwimmen und Rad fahren und eventuell die Rudermaschine benützen.

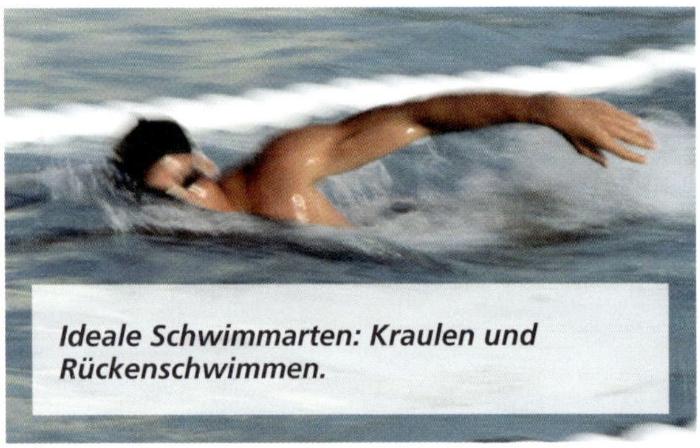

Ideale Schwimmarten: Kraulen und Rückenschwimmen.

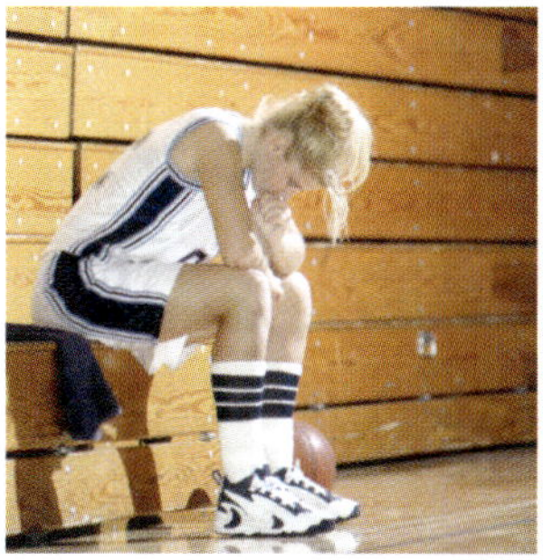

Ein besonderes Augenmerk ist auf die Form und insbesondere die Funktion der Füße zu legen. Der Fuß ist beim Laufen sehr mannigfaltigen Aufgaben unterworfen: Beim Auftreffen des Körpers auf den Boden ist er ein Stoßdämpfer, der die gesamte kinetische Energie abfedern muss, in der Standphase bildet er eine stabile Säule und beschleunigt anschließend als starrer Abstoßhebel den Körper zum nächsten Schritt.

Wird auf Grund von Funktionsstörungen eine dieser Aufgaben nicht oder nur mangelhaft bewältigt, erleiden beim Laufen nicht nur der Fuß selbst, sondern auch höher liegende Körperabschnitte, wie die Kniegelenke, die Hüfte und die gesamte Wirbelsäule eine übermäßige Belastung und früher oder später auch massive Schäden.

Einiges an Fehlfunktionen des Fußes lässt sich durch so genannte funktionelle Stützeinlagen und gut angepasste orthopädische Sportschuhe ausgleichen. Eine diesbezügliche fachmännische Beratung ist vor Laufbeginn unerlässlich!

Patienten mit mittleren und höheren Arthrosegraden ihrer Hüft- und Kniegelenke können und sollen ein begrenztes therapeutisches Programm absolvieren: Für mittlere Arthrosegrade empfiehlt sich das Fahrrad als ideale Bewegung, höhere Arthrosegrade werden wohl auf das Schwimmen zurückgreifen müssen, wobei auf Grund der hohen Belastung der Hals- und Brustwirbelsäule das Brustschwimmen abzulehnen ist. Ideale Schwimmarten sind das Kraulen bzw. das Rückenschwimmen!

Übergewichtige Patienten, deren Übergewicht jenseits von zwanzig Prozent über dem Normalgewicht liegt, sollen zu Beginn ihrer Bewegungstherapie nicht laufen, sondern besser Rad fahren und/oder schwimmen und erst dann zu laufen beginnen, wenn sie die zwanzig Prozent Marke erreicht haben. Andernfalls droht eine massive Schädigung der Hüft-, Knie- und Fußgelenke!

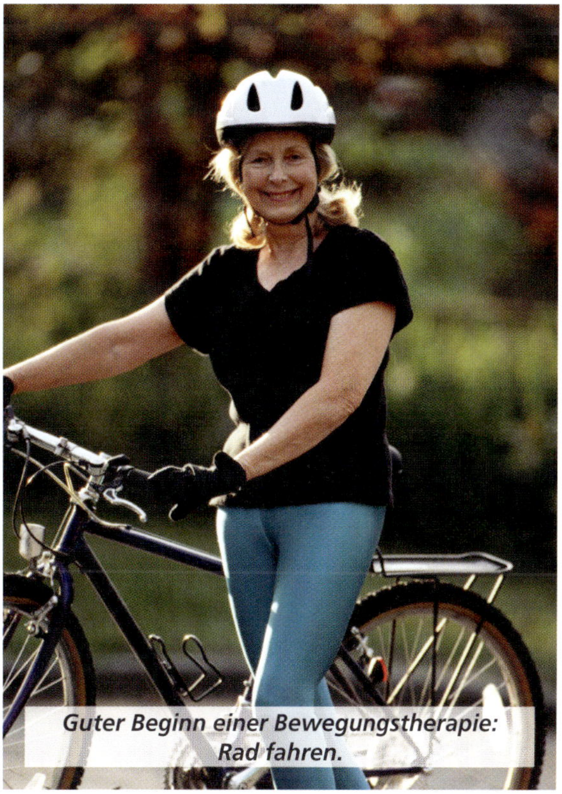

Guter Beginn einer Bewegungstherapie: Rad fahren.

Durch das Abnehmen soll es gelingen, Gelenkbeschwerden und auch Herz-Kreislauf-Beschwerden zu reduzieren.

Allerdings besteht eine gewisse Gefahr, durch die Bewegung, die zum Schlankwerden bzw. Schlankbleiben führen soll, gerade das Herz-Kreislauf-System und den Stütz- und Bewegungsapparat zu schädigen.

Daher ist es nicht möglich, jedem Abnehmwilligen kritiklos zu raten, täglich mindestens 40 Minuten zu laufen.

Die Reduktion überzähliger Kilos ist gerade für Patienten nach einem Herzinfarkt eine unbedingte Notwendigkeit, sodass ein angepasstes Programm – beispielsweise am Ergometer – sowohl das Körpergewicht reduzieren, als auch die Kondition, den Muskelzustand und nicht zuletzt auch die Herzleistung verbessern wird.

Abschließend noch ein Wort zur Problematik Übergewicht und Behandlung bzw. Operation:

Viele Patienten befinden sich in einem Teufelskreis aus Übergewicht und Gelenkschmerzen eines oder mehrerer Gelenke. Von ärztlicher Seite wird ihnen dringend zum Abnehmen geraten und ihnen erst dann eine Behandlung bzw. eine Operation der schmerzhaften Gelenke in Aussicht gestellt, und zwar mit dem Argument, dass eine Therapie bei massivem Übergewicht nicht helfe bzw. ein künstliches Gelenk (Totalendoprothese) nur eine sehr begrenzte Haltbarkeit habe. Diese leider sehr häufige Ansicht mancher Kollegen/-innen halte ich für gänzlich falsch. Wie soll sich denn der Patient bewegen, wenn er gerade dabei Schmerzen hat? Diese Schmerzen müssen ihn ja demotivieren und ihn einer weiteren Gewichtszunahme geradezu in die Arme treiben.

Daher empfinde ich folgendes Vorgehen als sinnvoll: Wenn die konservative Behandlung mit Bandagen, Injektionen, Infiltrationen, Knorpelaufbau, orthopädisch physikalischen Maßnahmen usw. nicht zum Erfolg führt, sollte der Patient durch einen gelenkerhaltenden oder gelenkersetzenden Eingriff schmerzfrei gemacht werden, um ihm die Bewegung überhaupt zu ermöglichen. Danach könnte dann die Abnahme seines Gewichtes mit einem sinnvollen Bewegungsprogramm unterstützt werden!

Übersicht der Bewegungstherapiearten und Zuordnung der dafür geeigneten Patienten

Laufen
Schi-Langlaufen, Eislaufen, Inlineskaten
(Laufband, Stepper, Crosstrainer etc.)

Gelenk- und muskelmäßig weitgehend gesunde Patienten, Übergewicht nicht mehr als zwanzig Prozent des Normalgewichtes.

Radfahren
(Ergometer, Rudermaschine)

Geeignet für Patienten mit mäßiger oder sogar ausgeprägter Arthrose in ihren Hüft- und Kniegelenken Stadium zwei bis drei.

Schwimmen

Geeignet für alle Patienten, auch mit schweren Gelenkabnützungen oder Muskelkontrakturen.

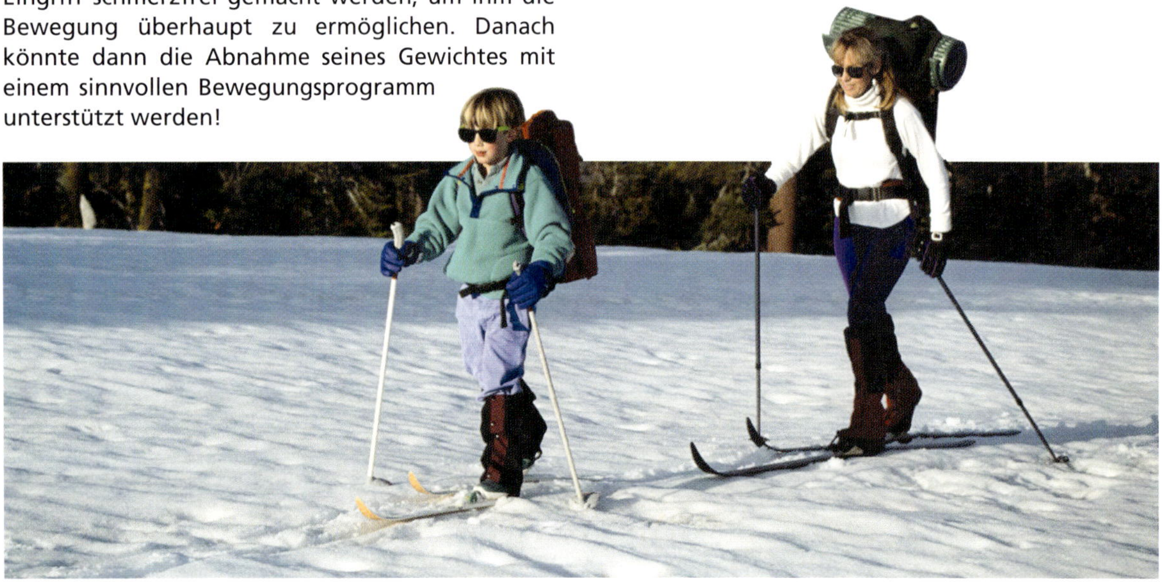

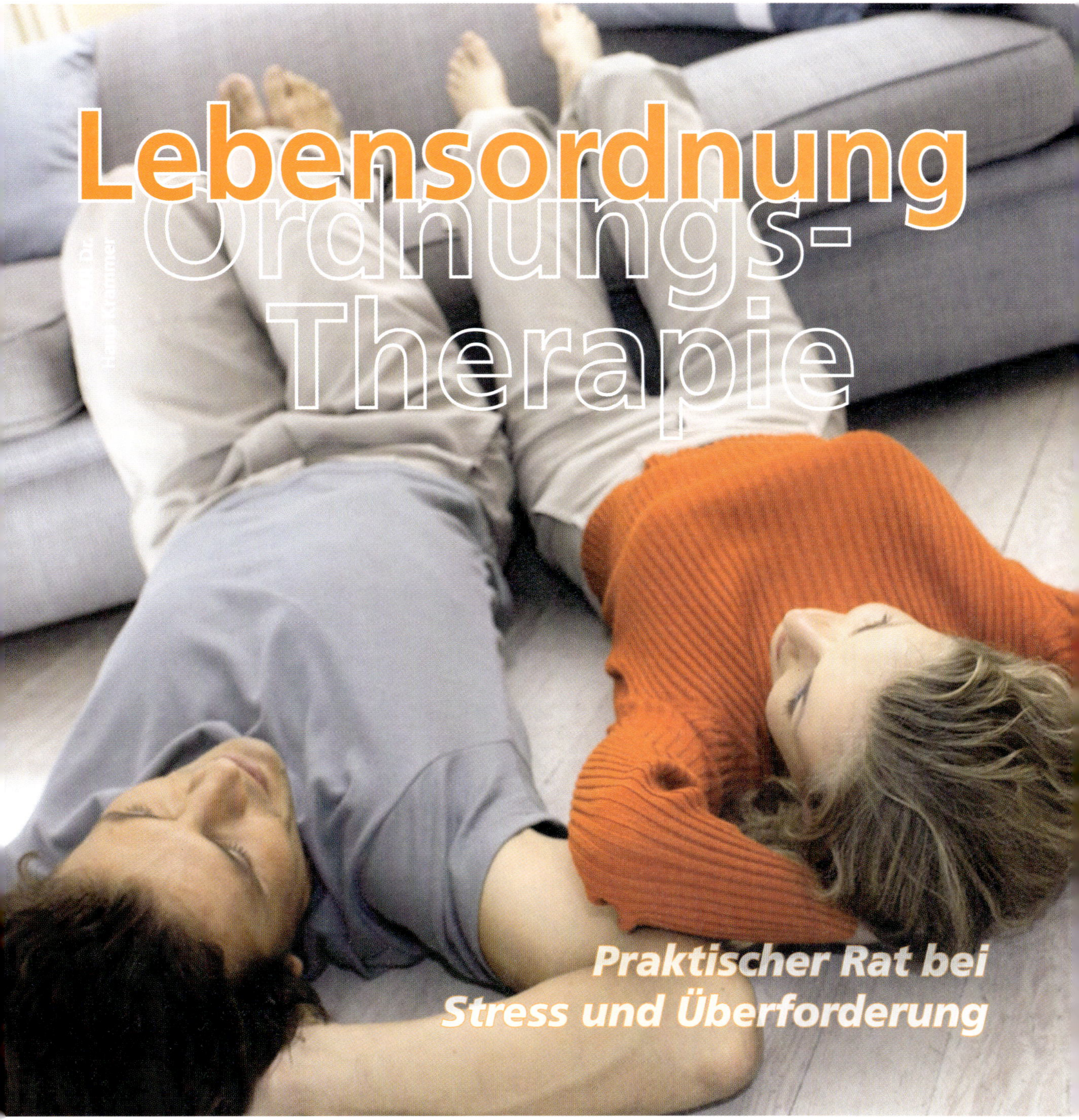

Lebensordnung

Ordnungs-Therapie

Praktischer Rat bei Stress und Überforderung

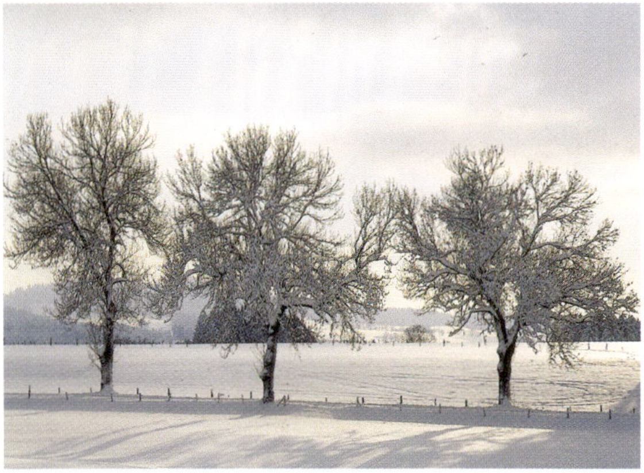

Sebastian Kneipp erkannte sehr früh die ursächlichen Zusammenhänge zwischen seelisch-psychischen Schwierigkeiten und körperlichen Erkrankungen. Erkenntnisse, die die Grundlage für die heutige psychosomatische Medizin bilden. Er suchte auch nach Abhilfe und hat seine medizinischen und Verhaltens-Empfehlungen unter dem Begriff **Ordnungstherapie** zusammengefasst. Er verstand darunter eine **Lebensordnung,** um klaglos die Anforderungen in allen Lebenslagen bewältigen zu können und sich wohl zu fühlen. Ein psychosoziales Vorsorgekonzept, das heute, weitgehend ident, auch als **Lebensstilmedizin** angeboten wird. Mit verschiedenen Schwergewichten bedient sich die gesamte Fitnesswelle dieser Grundlagen.

Gefährdend für das Ordnungssystem wirkt alles, was durch Art und Intensität die individuelle Belastbarkeit überfordert. Nicht selten kann aber auch eine zu geringe Belastung, z. B. zu geringe körperliche Tätigkeit oder zu geringe geistige Forderung (vor allem bei älteren Menschen) im Sinne einer Unterforderung zur Störung des Befindens führen. Fehlforderungen sind nach Ursprung und Einstrombereich außerordentlich variabel und erfordern verschiedene therapeutische Zugänge. Die Kneipptherapie mit ihren fünf Behandlungsrichtungen erreicht alle Teilbereiche, wobei die Ordnungstherapie, die als psychosomatisches Regulans verstanden wird, als übergeordneter Begriff verwendet werden müsste.

Der Hydro- und Bewegungstherapie ist bei situationsgerechtem Einsatz gleichermaßen ein ordnender Effekt zuzuordnen und auch die Ernährung kann das ihre zum klaglosen Funktionieren des Ordnungsgefüges beitragen. Außerdem kann deren Wirkung durch Einsatz der entsprechenden Phytotherapie ergänzt und gesteigert werden.

Lebensordnung und Ordnungstherapie reichen in alle Winkel des Seins und werden daher von zahllosen Facetten, einschließlich der Berücksichtigung von Gesetzmäßigkeiten, die allem Leben innewohnen, bestimmt. Zielführende prophylaktische und therapeutische Maßnahmen müssen sie in ihrer Gesamtheit berücksichtigen.

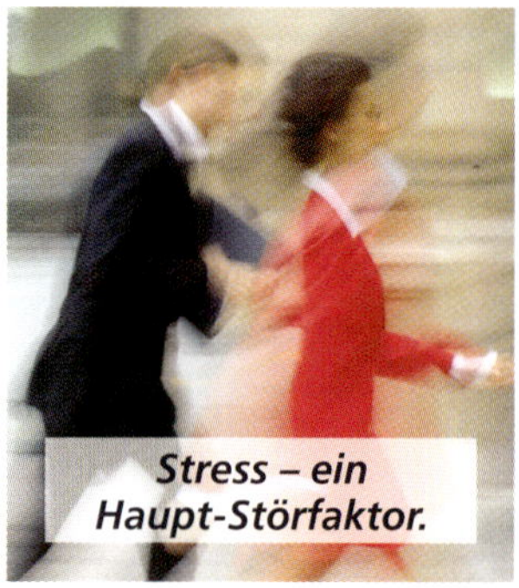

Stress – ein Haupt-Störfaktor.

In diesem Abschnitt des Kneipp'schen Wohlfühlbuches wird versucht, alle einschlägigen Bereiche auszuleuchten, Störfaktoren aufzuzeigen und den Weg zum Erfolg und zum Wohlfühlen zu weisen. Zum besseren Verständnis sind Erläuterungen und **Beispiele aus der täglichen Praxis** in deutlich abgesetzter Kursivschrift eingeschoben. In ihnen wird der Leser vielleicht die eine oder andere schwierige Situation seines eigenen Lebens, beziehungsweise manch eigenes Fehlverhalten, wieder erkennen und damit den ersten Schritt zur Beseitigung tun.

Im Zentrum stehen die psychischen Einflüsse (A) auf die Regelsysteme, denen die Bewältigung aller bewussten und unbewussten Anforderungen anvertraut ist. Sie stehen in enger Wechselbeziehung zur Chronobiologie (B), zu sozialen Gegebenheiten

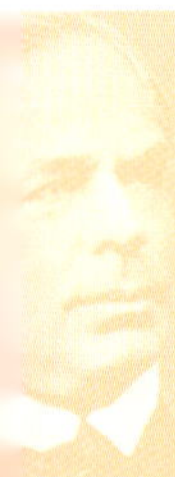

Sebastian Kneipp über das Glück:

»Glücklich der Mensch, der es versteht und sich bemüht, das Notwendige, Nützliche und Heilsame mehr und mehr sich anzueignen!«

mit Bewahrung der Mitte zwischen Leistung und Bescheidenheit (C) und letztlich auch zu körperlichen Krankheiten und Gebrechen (D).

(A) Der durch private und berufliche Konflikte psychisch Überforderte kann allmählich Kreislauf-Regulationsstörungen, Herzklopfen, unregelmäßige Herzaktionen oder auch andere funktionelle Organbeschwerden bekommen. Sein Ordnungsgefüge gerät aus dem Gleichgewicht und Belastungen können nicht mehr qualitativ und quantitativ ordnungsgemäß (adäquat) beantwortet werden.

(B) Der Schichtarbeiter mit wöchentlichem Wechsel der Arbeitszeit, kann nie seiner »inneren Uhr«, wie sie die Chronobiologie erforscht hat, folgen. Sein von der Natur vorgegebener Arbeits-Ruhe-Rhythmus (siehe Seite 156 ff.) wird immer wieder durchbrochen und das führt zu funktionellen Entgleisungen. Wird diesen Symptomen nicht begegnet, kann es im weiteren Verlauf auch zu organischen Krankheiten kommen. Die beträchtliche gesundheitliche Gefährdung der Schichtarbeiter durch Außerachtlassung rhythmologischer Gesetzmäßigkeiten, ist ein viel diskutiertes sozialmedizinisches Problem.

(C) Wir leben in einer Leistungsgesellschaft. Nur wer Leistung erbringen kann, wird als vollwertiges Mitglied anerkannt. Dieser gesellschaftliche Zwang führt nicht selten zur Überschreitung der eigenen Leistungsgrenze und damit zu einer gesundheitlichen Gefährdung. Wenn »die Latte zu hoch gelegt wird« und Körper und/oder Geist mit allen Konsequenzen überfordert werden, droht das Ordnungssystem zusammenzubrechen. Der moderne Mensch darf daher das richtige Maß an Bescheidenheit nicht verlieren und muss seine individuellen Grenzen erkennen. Tut er das nicht, wird er früher oder später Schaden erleiden. Ein typisches Beispiel hierfür sind Kinder, die von ehrgeizigen Eltern in Schulen gepresst werden, deren Leistungsanforderungen sie nicht gewachsen sind. Die Folgen sind morgendliche Kollapsneigung, funktionelles Erbrechen nach dem Frühstück und dergleichen.

(D) Der von längerfristigen Krankheiten oder Leiden Betroffene wird an den Rand der Gesellschaft gedrängt. Ein an sich zutiefst unmenschliches Beginnen, das zahlreiche Mahner auf den Plan ruft und dennoch traurige Realität ist. So muss der chronisch Kranke selbst dazu beitragen, die Begleiterscheinungen seiner Behinderungen zu meistern, um weitere Schäden, vor allem im psychischen Bereich, zu verhindern.

Die nachfolgenden Ausführungen und Empfehlungen gründen sich auf die Erfahrungen langjähriger Tätigkeit in der Kneipptherapie. In die eigentliche Fachdisziplin sind unter aufmerksamer Beobachtung die Erkenntnisse der Physiologie, im Speziellen der Neurophysiologie, der Chronobiologie, der Psychosomatik und Stellungnahmen von Philosophen und Theologen mit eingebunden. All dies unter Bedachtnahme fachlicher und situationsgegebener Grenzen.

Diagnose

Abklärendes Gespräch (Anamnese)

- Beschwerdesymptomatik
- Frage nach Konfliktsituationen und Fehlverhalten
- im beruflichen Bereich
- im familiären Bereich
- soziale Kommunikation im weiteren Bereich
- Verhalten nach biogenen Rhythmen (Arbeit – Ruhe – Rhythmus)

Zur Erfassung eventueller organischer Krankheiten:

- klinische Untersuchung durch den Arzt
- Laboruntersuchungen
- bildgebende Verfahren (Ultraschall, Röntgen usw.)

Wenn erforderlich weiterführende Untersuchungen

- z. B. Ergometerbelastung, Endoscopie usw.

Therapie

Funktionelle Beschwerden ohne Organschäden

therapeutische Gespräche

Konfliktbewältigung

Korrektur von Fehlverhalten

Berücksichtigung biogener Rhythmen (Arbeit – Ruhe – Rhythmus)

gesundheitsorientierte Freizeitnutzung

- Kompensation unvermeidbarer Über- oder Unterforderung
- Naturerlebnisse
- Ausdauersport

komplexe Kneipptherapie in Form der angeführten Beispiele aus der Praxis

Abkehr von Genussgiften

- kein Nikotin
- wenn, dann nur wenig (»genüsslich«) Alkohol
- maximal 2 Tassen Kaffee – mit Kneipp ist der Kreislauf besser zu stabilisieren (!)

Entspannungstechniken

Bei bestehenden Organschäden

krankheitsorientiert obige Maßnahmen

wenn ausreichend Therapie nach Kneipp,

sonst Ausschöpfung aller therapeutischen Möglichkeiten

In beiden Fällen soll die Suche nach Freude und Zufriedenheit das alles bestimmende Leitbild sein!

Die Störungen des Ordnungsgefüges, ihre Symptome und Behandlung

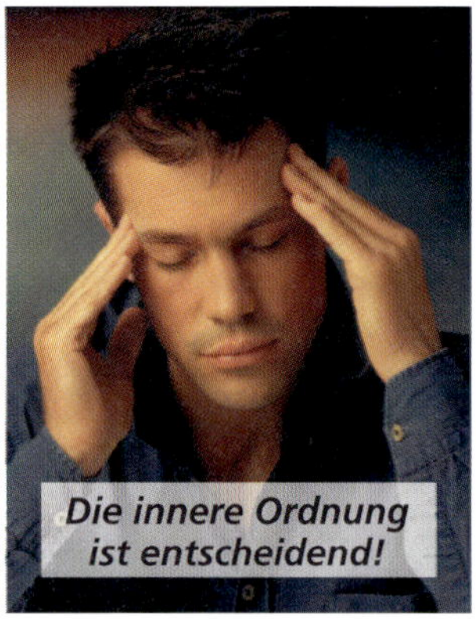

Die innere Ordnung ist entscheidend!

Näher definiert sind die Bemühungen nach der Erhaltung oder bestmöglichen Wiederherstellung geordneter, von der Natur vorgezeichneter Lebensvorgänge, zur Bewältigung aller von außen oder innen kommender Anforderungen und letztlich zur Erreichung eines erfüllten Lebens ausgerichtet. Die dafür erforderliche innere Ordnung ist ständig Belastungen ausgesetzt und soll es bis zu einem gewissen Grad auch sein. Abweichungen von individuell vorgegebenen Grenzen können kurzfristig bewältigt werden. Werden sie immer wieder über- oder auch unterschritten, kommt das Ordnungsgefüge in Unordnung.

Eine Störung wird sich vorerst in einer den Erfordernissen nicht entsprechenden oder unzweckmäßigen Reizantwort manifestieren. Vegetativ-hormonale Reflexionen ufern aus, Leistungserfordernisse können nicht mehr optimal erfüllt werden und endogene (seelische) Belastungen führen zu organischen Dysfunktionen.

Gleichzeitig kann es zu psychischen Alterationen (krankhaften Veränderungen) mit sozialen Schwierigkeiten kommen, während umgekehrt Störungen der inneren Ordnung häufig in zwischenmenschlichen Konflikten ihre Wurzel haben. Diese funktionellen Entgleisungen verschiedenster Organfunktionen durch gestörte Regelsysteme bedingen primär keine krankhaften Organveränderungen.

Wird gegen funktionelle Entgleisungen, die auf Grund ihrer vielfältigen Symptomatik mit verschiedenen Namen bedacht werden (»vegetative Dystonie«, »neurocirculatorische Dystonie«, »vegetative Fehlleistung« usw.) nichts unternommen, kann es zu krankhaften Organschäden kommen. Krankhafte Organveränderungen bedeuten für das Ordnungsgefüge eine zusätzliche Belastung, die die ursprüngliche Entgleisung noch weiter verstärkt.

Im psychischen Bereich können neurotische Verhaltensweisen manifest (offenbar) werden. Ein Teufelskreis, der zu seiner Unterbrechung einer möglichst frühzeitigen ganzheitsmedizinischen Behandlung bedarf.

In der Phase ausschließlich **funktioneller Entgleisungen** ohne krankhafte Organveränderungen können folgende Beschwerdebilder auftreten:

1. Allgemeinbeschwerden:

Verminderung der körperlichen und geistigen Leistungsfähigkeit durch frühzeitige Ermüdung und Mangel an Konzentrationsfähigkeit; ungenügende Erholung durch Ein- oder Durchschlafstörungen; emotionale Entgleisungen durch Überempfindlichkeit und leichte Erregbarkeit; Kommunikationsschwierigkeiten durch gestörtes Selbstbewusstsein und verminderte oder fehlende Kompromissbereitschaft; Unzufriedenheit durch Mangel an Anerkennung und Erfolg. Keine relevanten Organschäden.

Aus der Praxis:

55-jährige Patientin, im Lehrberuf bisher erfolgreich tätig, kommt wegen vordem nicht gekannter, beruflicher Schwierigkeiten. Bei der Verbesserung von Schul- und Hausaufgaben unterlaufen neuerdings gelegentlich Fehler. Der Schlaf ist sowohl bezüglich des Einschlafens, als auch des Durchschlafens gestört. Am Morgen besteht Müdigkeit und der früher bestandene Arbeitseifer ist durch Missmut verdrängt. Die Kontakte mit den Schülern, der Schulleitung und den Kollegen sind nicht mehr problemlos. Die Durchuntersuchung ergab keinerlei Anhaltspunkt für eine organische Ursache dieser Beschwerden. Wohl aber ist in der Familie der streng konservativ erzogenen und denkenden Lehrerin ein bedeutendes Ereignis eingetreten.

Der Schwiegersohn, dessen akademische Ausbildung von den Schwiegereltern zum Teil mitfinanziert wurde, hat die Tochter mit zwei Kindern im Alter von vier und sieben Jahren verlassen. Die Tochter muss trotz beruflicher Tätigkeit allein die Obsorge für die Kinder tragen.

Damit ist für die Patientin die heile Welt zusammengebrochen und führte offensichtlich zu obigen Beschwerden. Nach einem ausführlichen Gespräch versucht sie, mit dem Gatten und der Tochter die Situation zu meistern. Sie leistet bestmögliche Hilfestellung und berichtet mit einem gewissen Stolz von ihrem Einsatz. Die Schlafstörungen werden mit Kneipp´schen Wasseranwendungen, synchronen Verhaltensregeln und mit phytotherapeutischer Unterstützung allmählich besser.

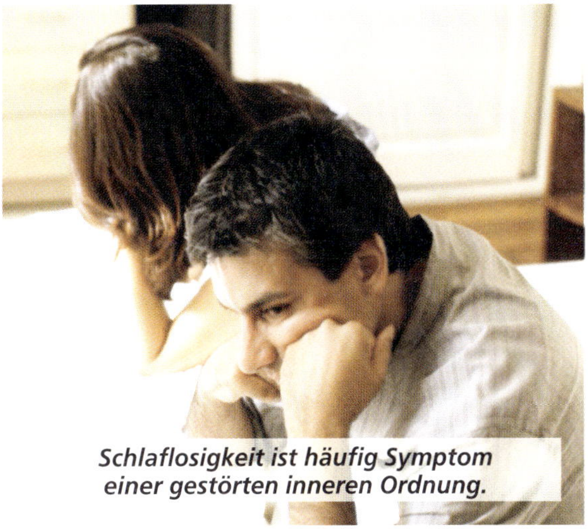

Schlaflosigkeit ist häufig Symptom einer gestörten inneren Ordnung.

Sebastian Kneipp über die Schlaflosigkeit:

»Die Schlaflosigkeit belästigt mit Vorzug solche Menschen, welche oft den lieben langen Tag mit angestrengter Kopfarbeit zubringen und hierin des Guten zuviel tun.«

THERAPIEPLAN, 1. WOCHE				
HYDROTHERAPIE				
	früh	vormittags	nachmittags	abends
Montag		Armbad (in der Waschmuschel im Lehrerzimmer)	Knieguss anschließend Warmlaufen	Wassertreten
Dienstag	Oberkörperwaschung		Halbbad mit Baldrian	Wassertreten
Mittwoch			Knieguss anschließend Warmlaufen	Wassertreten
Donnerstag	Oberkörperwaschung	Armbad	Halbbad mit Melisse	Wassertreten
Freitag			Schenkelguss mit Warmlaufen	Wassertreten
Samstag	Oberkörperwaschung		Halbbad mit Baldrian	Wassertreten
Sonntag		Vollbad mit Rosmarin		Wassertreten
PHYTOTHERAPIE Abends 1 Tasse Nerventee (Baldrian, Melisse, Hopfen).				
BEWEGUNG Der Weg von und zur Schule wird zu Fuß zurückgelegt. Abends vor dem Zu-Bett-Gehen Spaziergang. Wochenendwanderungen mit der Tochter und ihren Kindern.				
ERNÄHRUNG Vollwerternährung. Geregelte, sorgfältige Nahrungsaufnahme im Familienkreise. Kräftiges Vollwertfrühstück mit Müsli, Fruchtsaft und Früchtetee. Frühzeitiges kalorienarmes Abendessen, (während der gesamten Behandlung und auch danach).				
ORDNUNGSTHERAPIE Gespräch mit dem Arzt. Allmähliche Bewältigung der familiären Situation. Fernsehen mit strenger Selektion und insgesamt Reduktion. Beschäftigung mit guter, entspannender Literatur, (während der gesamten Behandlung und auch danach).				

THERAPIEPLAN, 2. WOCHE				
HYDROTHERAPIE				
	früh	vormittags	nachmittags	abends
Montag		Armbad	Schenkelguss	Wassertreten
Dienstag	Oberkörperwaschung		3/4-Bad mit Melisse	Wassertreten
Mittwoch		Armbad	Schenkelguss	Wassertreten
Donnerstag	Oberkörperwaschung		3/4-Bad mit Baldrian	Wassertreten
Freitag		Armbad	Schenkelguss	Wassertreten
Samstag	Oberkörperwaschung		Vollbad mit Melisse	Wassertreten
Sonntag		Vollbad mit Rosmarin		Wassertreten
PHYTOTHERAPIE Abends 1 Tasse Nerventee.				
BEWEGUNG Allmähliche Intensitätssteigerung, sonst prinzipiell wie erste Woche.				
3. und 4. Woche Steigerung auf Kräutervollbäder. Ab 5. Woche allmähliche Reduktion der Wasseranwendungen auf eine Anwendung morgens und eine abends unter Beibehaltung der sonstigen Maßnahmen.				

2. Störungen verschiedener Organfunktionen bei normalem Organbefund:

Vorrangig sind die funktionellen **Abweichungen der Herz- und Kreislauffunktion.** Am Herzen sind es vor allem Rhythmusstörungen in Form von unmotivierter, beschleunigter Herzfrequenz – »Herzklopfen« (normalerweise nur erforderlich, wenn dem Herzen eine größere Leistung abverlangt wird) und von außertourlichen Herzaktionen (Extrasystolen). Ferner treten auch brennende oder stechende Schmerzen in der Herzgegend auf, für die kein organischer Grund gefunden werden kann. Oder der ständig der Augenblicksituation angepasste Kreislauf kann durch unangebrachten Blutdruckanstieg (erhöhter Ruhe- oder überdurchschnittlich gesteigerter Belastungsdruck) und auch durch mangelhafte Blutdruckhöhe (Niederdruck) beziehungsweise gegensinnigen Abfall, bis zum Kollaps, entgleisen. Darüber hinaus können einzelne Körperregionen entgegen den Erfordernissen zu viel oder zu wenig durchblutet werden. Zum Beispiel: der Kaltfuß oder die Errötung bei emotionaler Erregung. Auch die gefäßbedingten Kopfschmerzen sind hier anzuführen.

Aus der Praxis:

In der Alltagspraxis des Internisten stellt sich immer wieder die Frage, ob den angeführten Beschwerden an Herz und Kreislauf organische Veränderungen zugrunde liegen. Die Angaben des Patienten lassen den Erfahrenen schon gewisse Schlüsse ziehen. So treten funktionelle Beschwerden, seien es Blutdruckabweichungen oder Empfindungen in der Herzgegend, eher in Ruhe auf und bessern sich bei Belastung oder fehlen überhaupt. Körperliche Leistung wird gut vertragen und provoziert keine Beschwerden.

Da es keinen Nachweis für gestörte Steuerungen gibt, müssen durch weiterführende Untersuchungen krankhafte Organveränderungen ausgeschlossen werden. Ist dies geschehen, wird dem Patienten die Ursache seiner Beschwerden erklärt. Ein Beginnen, das nicht immer leicht fällt, zumal es für den Laien schwer verständlich ist, dass ein Organschmerz bei völlig intaktem Organ auftreten kann. Nicht zuletzt neigt der von funktionellen Schmerzen betroffene Patient auf Grund seiner meist vorhandenen Persönlichkeitsstruktur zu einem gewissen Misstrauen und will die Erklärung nicht ohne Bedenken wahrhaben. Er wird nicht selten weitere Ärzte zu Rate ziehen, um eine eventuelle Fehldiagnose auszuschließen.

Um sich diesen Weg zu sparen, sollte sich der Patient primär einen Arzt seines Vertrauens suchen und von ihm entsprechende Aufklärung verlangen. So kann er frühzeitig mit der bei funktionellen Beschwerden zweifellos langwierigeren Therapie beginnen.

Im **Magen-Darm-Trakt** ist eine Verzögerung oder Beschleunigung der Passage (z. B. Durchfall bei psychischen Belastungen) möglich. Weiters können in einzelnen Abschnitten krampfartige Bewegungsabläufe mit entsprechenden Beschwerden auftreten. Bekannt sind die funktionellen Beschwerden der Gallenwege, die der Volksmund mit dem Spruch »Es kommt die Galle hoch« charakterisiert. Die funktionelle Ursache ist hier meist dadurch zu erkennen, dass die Beschwerden in keinem Zusammenhang mit der Nahrungsaufnahme und der Stuhlentleerung stehen.

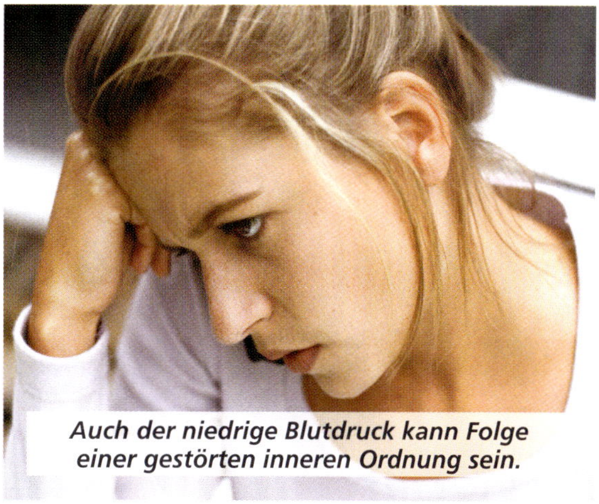

Auch der niedrige Blutdruck kann Folge einer gestörten inneren Ordnung sein.

Aus der Praxis:

Eine korpulente Patientin klagt über heftige Beschwerden in der Gallenblasenregion (rechter Oberbauch). Sie zeigen keinen eklatanten Zusammenhang mit der Nahrungsaufnahme. Entsprechende Untersuchungen (Ultraschall, Röntgen, Labor) lassen organische Veränderungen mit Sicherheit ausschließen. Die Patientin will diesen Befund nicht wahrhaben und sucht nach und nach zahlreiche Ärzte auf. Sie wird immer damit vertröstet, dass ihre Organe gesund seien und ihre Beschwerden lediglich »von den Nerven« ausgingen. Nach nochmaligem Ausschluss krankhafter Veränderungen des Organs wird mit ihr ein ausführliches Gespräch geführt. Es stellt sich heraus, dass sie seit Jahren auf sexuellem Gebiet partnerschaftliche Probleme hat und sie sich durch Flucht in die Krankheit den Kontakten entzog. Nach diesem klärenden Gespräch hat sie den Ursprung ihrer Beschwerden akzeptiert und ist seither zu einer Mitarbeit an einer gezielten Therapie bereit.

Ferner sind **Atembehinderungen** möglich. Sie werden jedoch nicht als länger anhaltende Atemnot geschildert, sondern als ein »Nicht-Durchatmen-Können«, das mit einem tiefen Atemzug durchbrochen wird. Charakteristisch ist das so genannte **Globusgefühl** (im österreichischen Sprachgebrauch »Es steckt ein Knödel im Hals«), die Empfindung, es wäre ein Fremdkörper im Kehlkopf, der »weder hinauf noch hinunter ginge«. Tatsächlich sind die Atemwege völlig frei.

Erwähnt seien noch die unmotivierten Schweißausbrüche – der Volksmund kennt den **Angstschweiß** – und die Störungen der **Blasenfunktion.** Prinzipiell sind in allen Körperbereichen Funktionsstörungen möglich und je nach Lokalisation ergeben sich die Beschwerdebilder.

Aus längerfristigen funktionellen Störungen können sich krankhafte Organveränderungen entwickeln und später als eigenständige Krankheiten, das heißt ohne weitere psychische Überforderung, fortbestehen. Es sind dies die psychosomatischen Erkrankungen, zu deren Prototypen die Magen- und Zwölffingerdarmgeschwüre zählen.

Aus der Praxis:

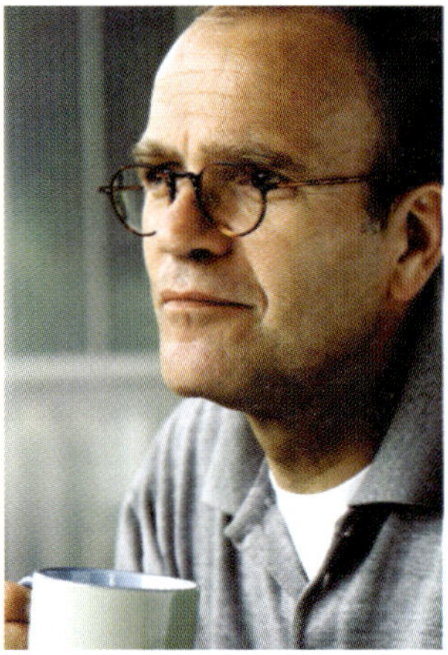

Ein leitender Beamter hatte lange Jahre seiner beruflichen Laufbahn an der Frustration durch seinen Vorgesetzten zu leiden. Er hatte ein gewaltiges Arbeitspensum zu bewältigen, während der Lohn des Erfolges vom Vorgesetzten in Anspruch genommen wurde. Unter diesen Schwierigkeiten entwickelte sich erstmals ein Zwölffingerdarmgeschwür ohne Helicobacter-Befall und regelmäßig traten im Frühjahr und Herbst Rezidive (Rückfälle) auf. Inzwischen hat der Patient auf Grund seiner erfolgreichen Arbeit volle Anerkennung gefunden. Trotzdem kommt es immer wieder zu neuerlichen Geschwüren, so dass man von einer eigenständigen Erkrankung sprechen kann.

Funktionelle Störungen und eventuelle bereits vorhandene Organerkrankungen sind nicht selten durch die Art der Beschwerden und den Entstehungsmechanismus auseinander zu halten. Trotzdem bleibt ein gewisser Unsicherheitsfaktor und deshalb wollen wir nochmals mit Nachdruck darauf hinweisen, dass man vor allem bei länger bestehenden Beschwerden eine umfassende Durchuntersuchung anstrengen muss. Leider erlebt man immer wieder Fälle, in denen hinter dem Bilde einer funktionellen Störung – »es sind nur die Nerven« – schwerwiegende Erkrankungen verborgen sind und übersehen wurden. Andererseits sollte aber auch bei einmal feststehender Diagnose »Störung des Ordnungsgefüges« nicht unentwegt weiter durchuntersucht, sondern eine sinnvolle Behandlung mit Beseitigung oder Kompensation aller Ursachen eingeleitet werden. Schließlich haben Beschwerden auch ohne organische Veränderungen Krankheitswert und mindern die Lebensqualität. Die Kneipp´sche Ordnungstherapie nimmt sich ihrer an.

Regelsysteme – die Hüter unserer Existenz

Regelsysteme sind für unsere innere Ordnung, für eine klaglose Kommunikation mit unserer Umgebung und letztlich zur Erhaltung unserer Existenz schlechthin, unumgänglich notwendig. Sie bestimmen Wohlbefinden und Belastungsfähigkeit und deshalb werden sie im Folgenden an Hand eines Beispiels näher erläutert. Damit kann man therapeutische Zugänge aufzeigen und beim Betroffenen jenes Verständnis wecken, das für ordnungstherapeutische Korrekturen und Maßnahmen unumgänglich ist. Es soll gezeigt werden, dass die Ursachen von Störungen des Steuerungssystems sehr komplex sein können und eine Erfolg versprechende Therapie alle Bereiche erfassen muss.

Das Prinzip eines Regelsystems, deren wir eine ganze Fülle haben und benötigen, lässt sich am Mechanismus zur Erhaltung der Körperkerntemperatur sehr gut erläutern. Es ist ein ständig gefordertes System, um Temperaturschwankungen der Umgebung oder veränderte innere Wärmeproduktion, zum Beispiel durch erhöhte Muskelaktivität, auszugleichen.

Von außen oder innen kommende Wärme- oder Kälteeinflüsse, die die Konstanz der Körperkerntemperatur stören (therapeutisch sind es die dosierten thermischen Reize der Kneipp´schen Hydrotherapie), werden durch Rezeptoren erfasst.

Es sind dies in der Haut gelegene Temperaturfühler, die für warm und kalt getrennt sind und deren Zahl an den einzelnen Körperregionen verschieden ist. Für die Hydrotherapie ist von Bedeutung, dass es weit mehr Registrierstellen für Kaltreize als für Warmreize gibt.

Sind Abweichungen wahrgenommen, werden Signale über Nervenbahnen vorerst zum Rückenmark geleitet. Dieses setzt sich entsprechend den zwischen den Wirbeln ein- und austretenden Nervenwurzeln aus verschiedenen Segmenten zusammen. Verbindungen der von der Peripherie kommenden und zur Peripherie führenden Nerven erlauben so genannte segmentale, in gleicher Höhe gelegene Reflexe. Das heißt, dass die ankommenden Signale eine unmittelbare, von unserem Willen unbeeinflusste, kurzwegige Reizantwort bewirken.

Außerdem werden Signale über im Rückenmark verlaufende aufsteigende Bahnen zum zuständigen Zentrum im Zwischenhirn, dem Hypothalamus, gesandt. Dort erfolgt die Verarbeitung des gemeldeten Reizes und die Veranlassung allenfalls erforderlicher Gegenmaßnahmen.

Unter Umständen erfolgt auch eine Weiterleitung an andere Gehirnregionen, wie der Hirnrinde (wodurch uns die Temperatureinwirkung bewusst wird).

Der Hypothalamus gehört entwicklungsgeschichtlich zu den ältesten Abschnitten des Gehirns. Er kann willentlich nicht beeinflusst werden und kann bei Funktionsstörungen nur durch systematisches Training (z. B. durch aufbauende Hydrotherapie, Bewegungstherapie, autogenes Training etc.) wieder zur Norm gebracht werden. Er hat zahlreiche Verbindungen zu anderen Zentren des Gehirns.

Unter anderem bestehen Bahnen zum Leistungszentrum (Formatio reticularis), von dem aus die augenblickliche Leistungsfähigkeit bestimmt wird. Vom so genannten limbischen System, in dem die Gefühlsregungen ihre Zentrale haben und vom Thalamus, der großen Schaltstelle für alle sensiblen und sensorischen Informationen, strömen emotionale Impulse ein.

Verbindungen zur Großhirnrinde informieren über gewollte Aktivitäten. Diese Vernetzungen sind nicht als Einbahnen zu verstehen, sondern Impulse verlaufen in der Regel in beiden Richtungen ab.

So können emotionale Erregungen bei gestörtem Ordnungsgefüge zu vegetativen Fehlleistungen und umgekehrt kann ein mobilisierter Hypothalamus zu emotionalen Entladungen führen. Aus der Hydrotherapie weiß man, dass die Reizantwort auf einen hydrotherapeutischen Reiz von der augenblicklichen Stimmungslage abhängig ist. Jeder Kneipp-Bademeister kennt dieses Phänomen und wird darauf Rücksicht nehmen. Der »hochrote Kopf« (durch keineswegs notwendige Erweiterung der Hautgefäße des Gesichtes) bei Ärger in Zwangssituationen ist ebenfalls bekannt!

Die Verbindung zur Großhirnrinde kommt dadurch zum Ausdruck, dass zum Beispiel hydrotherapeutische Reize, wenn sie einen gewissen Schwellenwert überschritten haben, auch zur Großhirnrinde gemeldet werden und damit zum Bewusstsein gelangen.

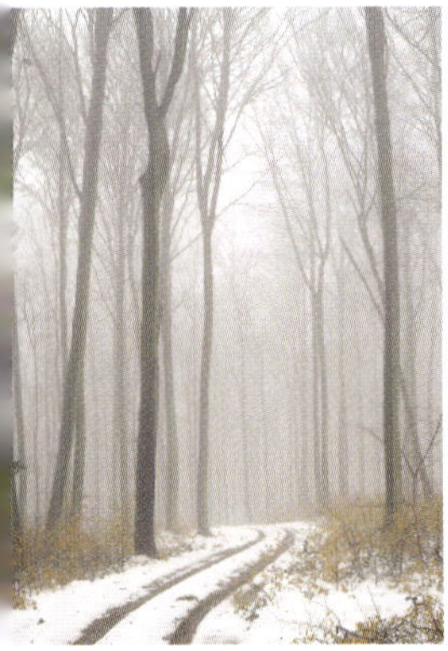

Wir empfinden Wärme oder Kälte an einer bestimmten Körperregion und können uns willensmäßig zu entsprechenden Gegenmaßnahmen entschließen. Zum Beispiel bei Kalteinwirkung Muskelaktivität, um die Temperatur durch erhöhte Wärmeproduktion auszugleichen. Im Gegensatz dazu wird uns der ständig ablaufende Ausgleich der Umgebungstemperatur nicht bewusst, das heißt, die Großhirnrinde wird nicht eingeschaltet.

Die Verbindung zum Leistungszentrum muss auch in der Hydrotherapie Berücksichtigung finden. Man kennt die Tagesleistungskurve mit einem Tief in der Ruhephase (siehe Chronobiologie) und einer Mittagssenke nach dem Mittagessen. Deshalb wird man die Behandlungszeiten danach ausrichten.

Zusammenfassend ist für die Ordnungstherapie die Erkenntnis wichtig, dass bei ordnenden Maßnahmen emotionale (gefühlsmäßige) Reflexionen, der Leistungspegel im Leistungszentrum, willensmäßige Einströmungen und Eindrücke, die durch die anderen Sinnesorgane aufgenommen werden, zu berücksichtigen sind.

Daraus ergibt sich zum Beispiel die Forderung, die Therapie zumindest einleitend im geänderten Milieu in entspannter Atmosphäre mit kontrollierbaren und dosierbaren Einwirkungen, wie sie Kneippkurhäuser bieten, zu betreiben.

Nach dieser sicherlich auch für den Laien verständlichen Schilderung der Funktion der Regelzentrale mit ihrer Abhängigkeit von anderen Zentren des Gehirns, zurück zum weiteren Ablauf in unserem Temperatur-Regelsystem, mit dem wir die Charakteristik eines physiologischen Regelkreises darlegen wollen.

Die **Aufnahmeorgane** sind die Temperaturfühler der Haut und auch im Körperinneren, da nicht nur Temperaturveränderungen von außen, sondern auch Schwankungen im Organismus, zum Beispiel durch erhöhte chemische Wärmeproduktion bei gesteigerten Stoffwechselvorgängen oder bei erhöhter Muskelaktivität, ausgeglichen werden müssen.

Regelzentrale ist der Hypothalamus mit seinen Einströmungen von anderen Gehirnzentren. Von ihm kommen die erforderlichen Regelimpulse zu den **Stellgliedern** in der Peripherie, die ihrerseits die registrierte Veränderung auszugleichen haben. Entgleisungen dieses Ordnungsgefüges können durch Störungen einer oder mehrerer Stationen und vor allem durch negative Einströmungen von zugeschalteten Zentren auftreten. Die Therapie wird nach entsprechender Klärung an der Störstelle anzusetzen haben.

Es bleibt noch zu erwähnen, dass der Hypothalamus eine enge Verbindung zur Hirnanhangdrüse – der Hypophyse – hat. Sie wiederum ist das Steuerungsorgan für alle im Körper befindlichen hormonbildenden Drüsen. Bei größeren Aktionen und Reaktionen kann auf diesem Wege auch das Hormonsystem zugeschaltet werden. Zum Temperaturausgleich der tageszeitlichen Schwankungen wird das vegetative Nervensystem mit dem Hypothalamus, das im Übrigen auch hormonartig wirkende Stoffe bildet, ausreichen. Bei einem intensiveren Kaltreiz wird auch die Nebenniere, die Adrenalin etc. ausschüttet, eingeschaltet.

Es müssen daher bei Erstellung der Diagnose eventuelle Funktionsstörungen der hormonbildenden Drüsen, zum Beispiel eine Über- oder Unterfunktion der Schilddrüse ins Auge gefasst werden.

Praktischer Ablauf:

Leitmotiv ist die Konstanterhaltung der Körperkerntemperatur. Die Stellglieder im Temperaturregelkreis sind die Hautgefäße und die Schweißdrüsen, das zirkulierende Blut ist der Wärmetransporter. Wärme wird physikalisch durch Muskelarbeit und chemisch durch Stoffwechselvorgänge produziert. So wird ein einströmender Kaltreiz vorerst durch eine Verengung der Hautgefäße abgewehrt. Nach Abklingen des Reizes muss die abgekühlte Körperregion wieder erwärmt werden und deshalb werden die Hautgefäße reaktiv von der Regelzentrale weit gestellt. So ergibt sich bei Kalteinwirkung eine Blässe und anschließend eine Rötung; vorausgesetzt, die Gefäße sind noch gut elastisch und nicht durch Abnützungserscheinungen starr.

Wenn die Wärmereserven des Körpers zum Kälteausgleich nicht ausreichen, wird zusätzlich Wärme gebildet. Andererseits wird bei übermäßiger Wärmezufuhr oder Wärmeproduktion, wenn der Temperaturausgleich über die Hautgefäße nicht ausreichend oder bei hohen Außentemperaturen nicht möglich ist, die Schweißproduktion zugeschaltet. Durch Verdunsten des Schweißes mit kräftigem Wärmeentzug wird dann die Hitzeeinwirkung ausgeglichen.

In Abb. 1 haben wir einen Regelkreis, wie er der Technik entlehnt ist, dargestellt. Abb. 2 zeigt speziell den Temperaturregelkreis.

Störungen des Regelsystems sind theoretisch an allen Stationen möglich, kommen aber praktisch vorwiegend von jenen Gehirnbereichen, die auf die Reaktion der vegetativen Zentren direkten Einfluss nehmen. Dies sind, wie im Text erwähnt, die Großhirnrinde, das Leistungszentrum, die emotionsbestimmenden Areale und jene Gebiete, die Sinnes-

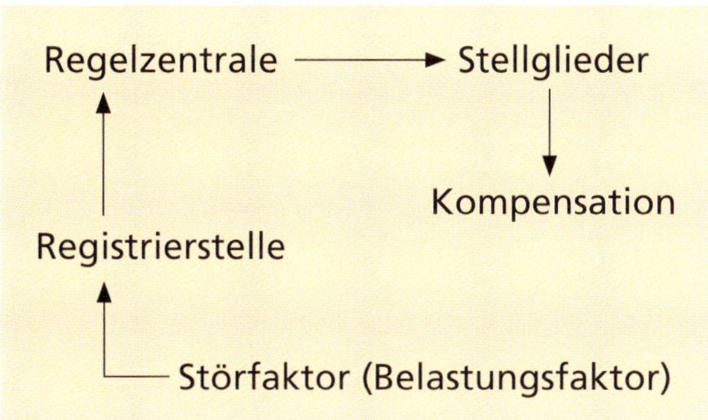

Abb. 1: Regelkreis, wie er aus der Technik geläufig ist.

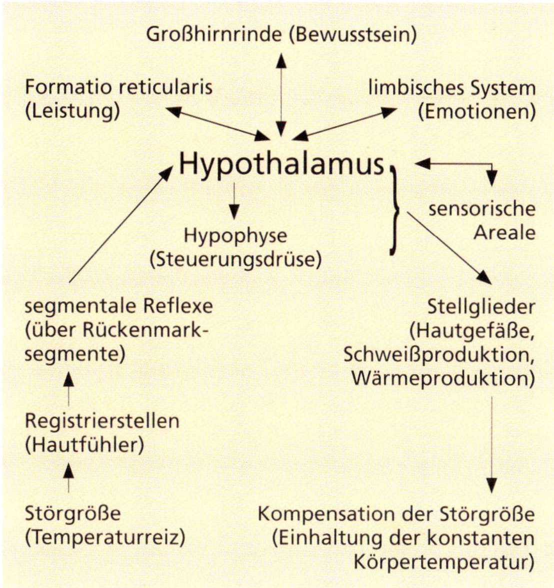

Abb. 2: Temperaturregelkreis

eindrücke verarbeiten. Zum Beispiel Fehlleistungen durch Erregung, Lärmüberlastungen, willentliche Überforderungen, Übermüdung usw.

Unser Körper verfügt über eine Fülle derartiger Regelkreise, die alle dem gleichen Prinzip folgen.

Herausgegriffen seien die Regelkreise zur Regulation des Blutdruckes, zur situationsgerechten Pumparbeit des Herzens und zur Erbringung gewollter Leistungen. Im letzteren Fall kommt der Impuls von außen in Form eines Auftrages oder eines eigenen Entschlusses, eine bestimmte Tätigkeit auszuführen. Der vegetativen Zentrale obliegt es, durch Mobilisation von Herz, Kreislauf, Atmung usw. die Voraussetzungen zur Erbringung einer Leistung zu veranlassen.

Diese Beispiele sollen zeigen, welch zentrale Bedeutung dem hypothalamisch-hypophysären System bei allen Lebensäußerungen und allen Aktivitäten zukommt. Sie erklären auch, wie vielfältig die Symptome bei Entgleisungen der vegetativen Steuerung sein können. Jede Organfunktion ist davon abhängig und dementsprechend können allerorts funktionelle Beschwerden auftreten.

Chronobiologie – der zeitliche Aspekt des Ordnungssystems

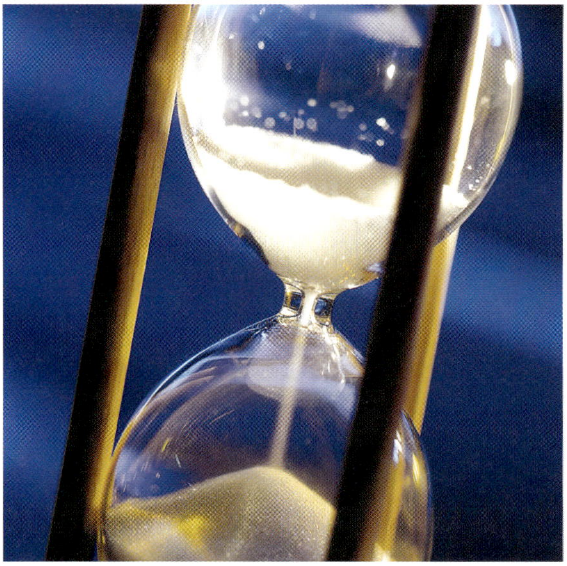

In unserer hektischen Zeit ist das Steuerungssystem (»vegetativ-hormonales« oder »hypothalamisch-hypophysäres« System) andauernd besonders intensiv belastet und deshalb nicht selten überlastet. Letztlich sind die Menschen allen Folgen des gestörten Ordnungsgefüges ausgesetzt. Um es gar nicht so weit kommen zu lassen, müssen Überforderungen vermieden, natürliche Forderungen geregelt und dem naturgegebenen Arbeits-Ruhe-Rhythmus Rechnung getragen werden. Im Nachfolgenden Einzelheiten der zeitlichen Ordnung, der eine zentrale Stellung zukommt.

Ordnung bedeutet die Bewahrung oder Wiederherstellung geordneter Funktionsabläufe und damit treten die zeitlichen Strukturen des Organismus in den Vordergrund. Sie sind Ausdruck des Lebens schlechthin.

Für ordnungstherapeutische Maßnahmen sind die **langwelligen Rhythmen** (Wechsel nach Stunden, Tagen, Wochen, Monaten) relevant, da sie den Wechsel von Leistung und Erholung, beziehungsweise Anpassungsprozesse beinhalten. Fortgesetzte gegensinnige Verhaltensweisen gegen vorgegebene Rhythmen bedeuten eine Überforderung mit negativen Folgen. Desgleichen führen willkürlich gehäuft ausgelöste exogene Rhythmen (siehe unten) zu Störungen der Regelsysteme. Ordnungstherapie ist das Einordnen in physiologische Zeitabläufe und auch die anderen therapeutischen Maßnahmen (Hydrotherapie, Bewegungstherapie) sind phasengerecht einzugliedern.

Kurzwellige Rhythmen (Bruchteil von Sekunden bis Minuten) betreffen Organfunktionen, wie Herztätigkeit, Atmung, Flimmerepithel usw., die normalerweise in die langwelligen Rhythmen eingefügt sind. Bei gestörtem Ordnungsgefüge sind sie durch inadäquate (nicht angemessene) Abweichungen Parameter zur Registrierung der Schwere der Störung und bringen die den Patienten irritierende Symptomatik, wie »Herzklopfen« usw.

Rhythmen sind also sowohl bezüglich der Ursache als auch zur Gestaltung zweckgerichteter Therapie von Bedeutung. Deshalb die ausführliche Darstellung.

Vordergründig steht der **Tag-Nacht-Rhythmus** oder besser der **Arbeit-Ruhe-Rhythmus,** da mit letzterer Bezeichnung bereits eine physiologische Notwendigkeit zum Ausdruck gebracht wird. Es handelt sich dabei um einen komplexen endogenen (inneren) Rhythmus, der von exogenen (äußeren)

Sebastian Kneipp über Tag und Nacht:

»Was ist doch für ein großer Unterschied zwischen Tag und Nacht! Vergleiche man eine schöne Mittagsstunde, wenn die Sonne recht hell scheint und keine Wolken am Firmamente sind, mit einer Mitternachtsstunde, wenn es bei der größten Finsternis ganz unheimlich ist und alle Gegenstände entweder gar nicht oder nur unklar geschaut werden können!«

Zeitgebern abhängig ist. Im Laufe des Tages unterliegen wir einer von außen diktierten **heteronomen Ordnung,** die auf Arbeit und Leistung im physischen und geistigen Bereich ausgerichtet ist. Die Regelsysteme sind auf einen hohen Empfindlichkeitspegel eingestellt. Herz – Kreislauf – Atmung werden über das vegetativ-hormonale System zur leistungsgerechten Mehrarbeit angeregt und auch der psychische Bereich wird auf kommunikative Erfordernisse eingestellt. Kurz gesagt, es geschieht all das, was zum Bestehen in der Umwelt erforderlich ist.

Im Gegensatz dazu ist die **autonome Ordnung** der Nacht, während der Schlafphase, nach innen gerichtet und dient der Erholung und Regeneration. Organfunktionen werden auf einen möglichst niedrigen Schongang zurückgenommen und die Ansprechbarkeit der Regelsysteme ist auf ein Minimum reduziert. Gleichzeitig wird durch biochemische Prozesse neue Leistungsbereitschaft vorbereitet.

Der Tag ist demnach ein **ergotrop** (leistungsorientierter), die Nacht ein **trophotrop** (erholungsorientierter) bestimmter Zeitraum. Im ausgewogenen rhythmischen Wechsel von Arbeit und Ruhe wird der Fortbestand allen Lebens gesichert.

Dieser Rhythmik folgen instinktiv alle Lebewesen unserer Erde, um ihren Bestand zu sichern und zu behaupten. Allein der Mensch hat Kraft seines Geistes mannigfaltige Variationen erdacht, die der natürlichen Ordnung unter Umständen zuwiderlaufen und dadurch gesundheitliche Gefahren bergen. Ein Extrembeispiel ist die Schichtarbeit mit wöchentlichem Schichtwechsel. Die Folgen sind vegetative Fehlsteuerungen, Leistungsminderung und Unbehagen bis zu psychosomatischen Erkrankungen.

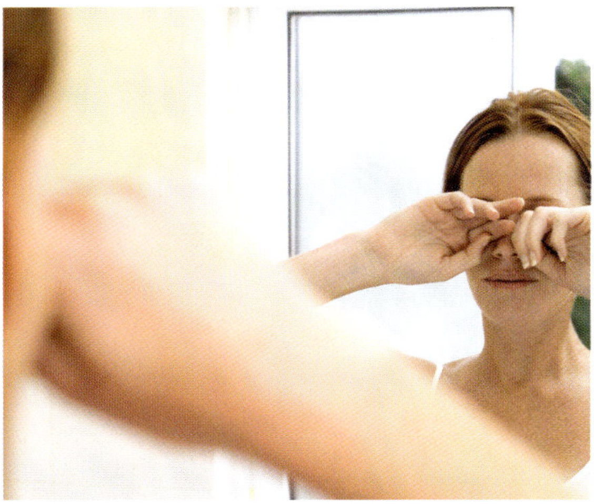

Im Übrigen sind die nachfolgenden Zeitabläufe Mittelwerte, die von Mensch zu Mensch Schwankungen unterliegen, ansonsten aber ein sehr beständiges Muster bieten. Die beiden Extreme sind die **Nacht- und Morgentypen.** Die einen, vom Volksmund als die **Eulen** bezeichnet, haben ihr Leistungsoptimum mit allen typischen Werten der einschlägigen Parameter in den Abendstunden, während die **Lerchen** zeitig am Morgen lebensfroh den Tag beginnen. Die Zahl dieser Extremtypen wird mit etwa 20 % der Gesamtbevölkerung beziffert. Die restlichen 80 % folgen der durchschnittlichen Spontanrhythmik mit einer leistungsorientierten **Aufheizphase** zwischen 3.00 und 15.00 Uhr, wobei die als messbare Größe verwendete Körperkerntemperatur durch gedrosselte Wärmeabgabe und eventuell vermehrte chemische Wärmeproduktion allmählich ansteigt. Von ca. 15.00 Uhr bis 3.00 Uhr folgt die erholungsorientierte **Abkühlphase,** in der die Umstellung gegensinnig erfolgt. Die Wärmeabgabe ist gesteigert, während der Energieumsatz gedrosselt wird. Diesem Rhythmus folgen auch die hormonbildenden Drüsen.

Ein Tausch der ergotropen und trophotropen Phase kann nicht abrupt erfolgen. Es bedarf eines Umstellungszeitraumes von ein bis zwei Wochen und darin liegt das Dilemma des Schichtarbeiters mit wöchentlichem Wechsel. Er kann seine innere Uhr nie richtig umstellen und wird dadurch gesundheitlich gefährdet. Andere Schichtwechselsysteme stehen in Diskussion, scheinen aber auch keine idealen Lösungen zu bringen.

Die Umstellung von Nacht- auf Morgentypen und umgekehrt scheint zumindest kurzfristig ohne nachteilige Folgen kaum möglich zu sein. Der normale **Wechsel von Aufheiz- und Abkühlphase** muss bei der Verabreichung temperaturmäßig abstufbarer hydrotherapeutischer Reize im Rahmen ordnungstherapeutischer Maßnahmen berücksichtigt werden. Gleichsinnig erfolgende

Anwendungen, also Wärmereize in der Aufwärmphase und Kaltreize in der Abkühlphase werden milder wirken und die Ausgeglichenheit fördern; zum Beispiel das abendliche Wassertreten und kalte Wadenwickel beim Zu-Bett-Gehen, um die Schlafbereitschaft zu verbessern. Gegensinnig verabreichte Reize zeigen wesentlich intensivere Wirkung und bringen eine allgemeine Tonisierung (Kräftigung), wie die kalte morgendliche Oberkörperwaschung. Im Rahmen der Kneipptherapie ist die zeitlich unterschiedliche Reizantwort seit langem empirisch bekannt und wird vor allem bei älteren oder labilen Patienten besonders berücksichtigt. Unter Bedachtnahme dieses tageszeitlichen Rhythmus können wir die Kneipp´sche Hydrotherapie besonders effektvoll gestalten.

Wir haben oben bereits erwähnt, dass durch rhythmischen Wechsel von Arbeit und Ruhe das Ordnungsgefüge aufrecht erhalten bleibt. Die ergotrope Belastungsphase kann nicht unbeschränkt ausgedehnt werden, da es sonst zu einem Zusammenbruch kommen würde. Alle Aufputschmittel können die vorgegebene Rhythmik nur in begrenzten Bereichen variieren und führen bei fortgesetzter Verwendung ohne kompensierende Ruhephasen zu funktionellen und später organischen Schäden. Frühzeitig führt die mangelnde Nützung der vorgegebenen Ruhephasen zu Schlafstörungen, damit zu mangelhafter Entmüdung und in weiterer Folge treten Leistungseinbußen auf. Nachfolgend der ganze Ablauf, wie er schon geschildert wurde.

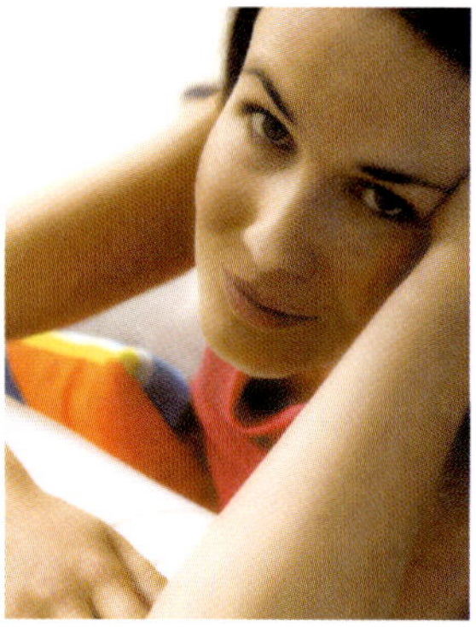

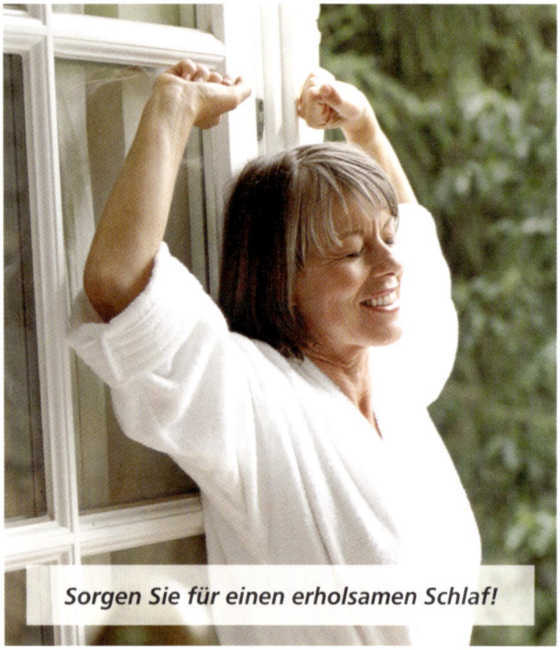

Sorgen Sie für einen erholsamen Schlaf!

Umgekehrt darf auch die trophotrope Phase nicht willkürlich überzogen werden. Leben bedarf der ständigen Forderung und wenn sie reduziert wird, sinkt die Aktivitätsbereitschaft. Körperliche und geistige Leistungsfähigkeit werden eingeschränkt, wie dies bei krankheitsbedingter längerer Rekonvaleszenz deutlich wird.

Weitere langwellige Rhythmen sind der **Menstruations- und der Jahresrhythmus.** Ersterer, als endogener Rhythmus durch die Zyklusphasen bestimmt, unterliegt starken individuellen Schwankungen und ist von der Zyklusdauer abhängig. Er wird außerdem durch hormonelle Kontrazeptiva (Empfängnisverhütungsmittel) beeinflusst. Ganz allgemein kann man sagen, dass während der Follikelphase (1. Zyklushälfte bis zum Eisprung), mit tieferen Temperaturen und geringerem Grundumsatz, experimentell bei einem kalten Armbad eine höhere Kälteempfindlichkeit zu registrieren und die Wiedererwärmungszeit der Hände verlängert ist. Umgekehrt besteht in der Corpus-luteum-Phase (2. Zyklushälfte) eine erhöhte Wärmeempfindlichkeit mit entsprechenden Auslenkungen bei warmen Anwendungen. Weiters ist eine gelegentlich auftretende Ödemneigung in der vormenstruellen Phase diätetisch zu berücksichtigen. Die vormenstruell nicht seltenen Stimmungsschwankungen, meist verbunden mit Kreislaufschwierigkeiten, sind beim Behandlungsplan mit einzukalkulieren. Unabhängig von diesem endogenen Rhythmus sollte eine Kurbehandlung nach Abklingen der Menstruation begonnen werden, um eine eventuelle Unterbrechung oder Einschränkung der Hydrotherapie zu vermeiden.

Der Jahresrhythmus ist aus dem Tierreich hinlänglich bekannt. Der Winterschlaf von Insekten, Reptilien und manchen Säugetieren bedeutet eine extrem trophotrop bestimmte Phase. Alle Lebensfunktionen werden auf ein Minimum reduziert und die von außen kommenden Reize durch »Verkriechen« weitgehend ausgeschaltet. Demgegenüber ist die warme Jahreszeit auf Belastung ausgerichtet, mit tageszeitlich trophotrop-ergotropem Wechsel.

Der Mensch hat durch zivilisatorische Errungenschaften die natürlichen Zeitgeberimpulse Licht und Temperatur großteils verdrängt und sich damit auch jahreszeitlich emanzipiert. Trotz allem kann man mit verschiedenen Modellen ein durchschnittliches Leistungsminimum im Feber und ein Maximum im August dokumentieren. Für die praktische Ordnungstherapie ist dieser Rhythmus von eher untergeordneter Bedeutung. Versuche, Kurerfolge jahresrhythmisch einzuordnen, haben keine signifikanten Ergebnisse gezeigt. Für die Kurerfolgsprognose sind sicherlich andere Faktoren, wie berufliche Verhältnisse, soziale Umwelt usw. viel entscheidender. Zum Beispiel wird ein Kaufmann in der winterlich ruhigen Jahreszeit nach der Inventur einen besseren Kurerfolg erzielen, als wenn er im Sommer bei intensivem Geschäftsgang sein Unternehmen für 3 bis 4 Wochen allein lässt.

Die langwelligen Rhythmen werden durch geophysikalisch vorgegebene Zeitgeberimpulse (Licht, Temperatur und die dadurch verursachten Umweltbedingungen) bestimmt.

Die kürzer- und kurzwelligen Rhythmen, deren Frequenz auf das Organ abgestimmt ist, gliedern sich, wie schon erwähnt, in die langwelligen Phasenverschiebungen ein. Für die Ordnungstherapie besonders relevant sind davon Puls und Atmung, beziehungsweise ihr ganzzahliges Verhältnis zueinander (4 : 1). Sie liefern unter anderem bevorzugte, leicht erhebbare Messdaten zur Erfassung von Augenblicksituationen und für Verlaufskontrollen bei Serienbelastungen im Rahmen einer Kur oder auch bei konsequenter Heimbehandlung. Abweichungen von der Norm sind nicht selten vorrangige Symptome von Fehlsteuerungen. Vor allem ist die schlechte Anpassung an dosierte Belastungen ergometrisch zur Beurteilung der Schwere der Störung nachvollziehbar. Andererseits signalisiert eine Normalisierung die Besserung der Erkrankung.

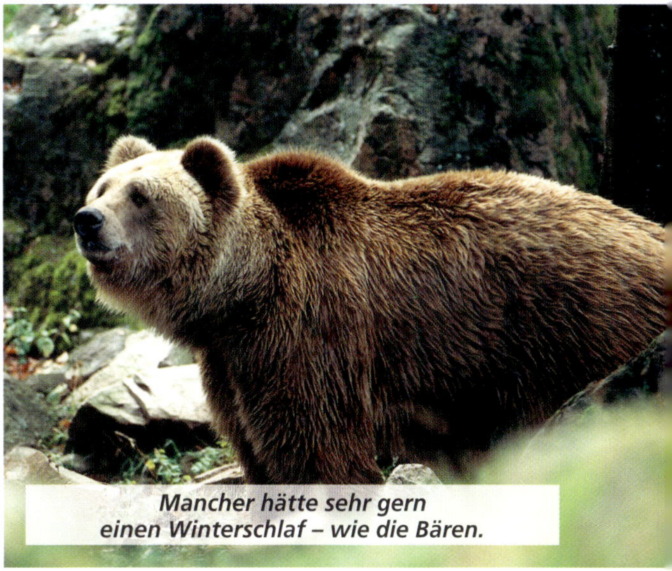

Mancher hätte sehr gern einen Winterschlaf – wie die Bären.

Aus der Praxis:

Eine 26-jährige Sekretärin sucht wegen zeitweilig heftigen Herzklopfens und stechender Schmerzen unabhängig von Belastung zur Abklärung die Ordination auf. Anamnetisch gibt Patientin an, abends spät schlafen zu gehen und morgens kaum aus dem Bett zu kommen. Um ihren Kreislauf einigermaßen anzukurbeln, trinkt sie morgens einige Tassen Kaffee. Damit kann sie in den Vormittagsstunden ihren beruflichen Pflichten nachkommen. Bei reichlicherem Arbeitsanfall verspürt sie die beschriebenen Herzbeschwerden und nimmt dagegen Beruhigungsmittel. Schwindelgefühl wurde kaum bemerkt.

Obwohl sie spätabends nach Versorgung der Kinder und des Haushalts todmüde ins Bett fällt, kann sie schwer einschlafen, zumal sie heftiges Herzklopfen bekommt. Diese Beschwerden kann sie tagsüber kaum registrieren.

Die klinische Untersuchung des Herzens und das Ruhe-EKG ergeben keine krankhafte Organveränderung. Auch der Blutdruck ist in Ruhe mit 130/80 normal, desgleichen die Laborwerte. Bei der stufenweisen Belastung mit dem Fahrradergometer kann die volle Belastung erbracht werden. Es kommt allerdings zu einer überdurchschnittlichen Steigerung der Herzfrequenz und auch des Blutdruckes. Nach Beendigung der Belastung in der anschließenden Ruhepause geht wohl der Blutdruck rasch wieder zur Norm zurück, jedoch die Frequenzbeschleunigung bleibt längere Zeit bestehen. – Die so genannte Rückkehrzeit ist verlängert. Es ist damit die Diagnose eines hyperkinetischen Herzsyndroms bei normalem Organbefund geklärt. Eine typische funktionelle Störung. Eine umfassende Kneipptherapie kann Erfolg versprechend eingeleitet werden.

THERAPIEPLAN, 1. WOCHE (Während des Krankenstandes)

HYDROTHERAPIE

	früh	vormittags	nachmittags	abends
Montag	Oberkörperwaschung	Knieguss zum Abschluss der Morgentoilette	Armbad mit Baldrian	Wadenwickel
Dienstag	Oberkörperwaschung	Armbad mit Fichtenzusatz	Herzkompresse mit Essigwasser	Wadenwickel
Mittwoch	Oberkörperwaschung	Knieguss	Armbad mit Baldrian	Wadenwickel
Donnerstag	Oberkörperwaschung	Armbad mit Fichtenzusatz	Herzkompresse mit Essigwasser	Wadenwickel
Freitag	Oberkörperwaschung	Knieguss	Armbad mit Baldrian	Wadenwickel
Samstag	Oberkörperwaschung	Armbad mit Fichtenzusatz	Herzkompresse mit Essigwasser	Wadenwickel
Sonntag	Oberkörperwaschung	Knieguss	Armbad mit Baldrian	Wadenwickel

PHYTOTHERAPIE Vormittags und nachmittags 1 Tasse Herztee aus Crataegusblüten (Weißdorn), Convallariakraut (Maiglöckchen), zu gleichen Teilen 30,0; Melissenblätter, Baldrianwurzel, zu gleichen Teilen 20,0; 2 Teelöffel auf 1 Tasse als Aufguss

BEWEGUNG Tagsüber und abends zügige Spaziergänge. Zum Wochenende Wanderungen und Radfahren mit der ganzen Familie. Autofahren auf notwendiges Minimum beschränken.

ERNÄHRUNG Vollwerternährung mit kräftigem Frühstück und sehr bescheidenem Abendessen. Zum Frühstück Malventee (besteht aus Nubienblüten = Flores Hibisci, ein Malvengewächs). 1 Esslöffel Droge auf 1 l Wasser. Frühstück und Abendessen in Ruhe mit Gatten und Kindern. Auch Zeit zu Gesprächen ohne Spannung. Vollwerternährung für die ganze Familie. Kaffee auf eine Tasse am Vormittag und eine Tasse nach dem Essen einschränken.

ORDNUNGSTHERAPIE Nach klärendem Gespräch Einbindung des Gatten und der Kinder in die Hausarbeit, dadurch mehr Zeit für die eigene Person. Urlaub im Mittelgebirge mit Wandermöglichkeiten, Beerensuchen und Naturerlebnissen. Zeit für die Kinder. Erbauliche Literatur in den wenigen Mußestunden. Zum Wassertreten ganze Familie einladen.

THERAPIEPLAN, 2. WOCHE				
HYDROTHERAPIE				
	früh	vormittags	nachmittags	abends
Montag	Oberkörperwaschung	Armbad im Büro	Halbbad mit Baldrian	Wassertreten
Dienstag	Oberkörperwaschung	Knieguss zu Hause	Herzkompresse mit Essigwasser	Wadenwickel
Mittwoch	Oberkörperwaschung	Armbad	Halbbad mit Baldrian	Wassertreten
Donnerstag	Oberkörperwaschung	Knieguss	Herzkompresse mit Essigwasser	Wadenwickel
Freitag	Oberkörperwaschung	Armbad	Halbbad mit Baldrian	Wassertreten
Samstag	Oberkörperwaschung	Knieguss	Herzkompresse mit Essigwasser	Wadenwickel
Sonntag	Oberkörperwaschung	Schenkelguss	Halbbad mit Baldrian	Wassertreten
PHYTOTHERAPIE Wie erste Woche.				
BEWEGUNG Wie erste Woche. Intensität etwas steigern. Wanderungen und Radfahren ausdehnen.				
ERNÄHRUNG Wie erste Woche. Eventuell gelegentlich eine Tasse Kaffee. Vollwerternährung auf Dauer einhalten.				
ORDNUNGSTHERAPIE Beibehaltung der Prinzipien wie für die erste Woche angegeben und Versuch, das Leben auf Dauer danach auszurichten.				
In der dritten Woche gleiche Hydrotherapie und Phytotherapie. Ab der vierten Woche bei Besserung allmählich die Anwendungen reduzieren. Herztee nur mehr morgens 1 Tasse. Oberkörperwaschung und Wassertreten durch längere Zeit.				

Für die Wirkung der komplexen Kneipptherapie im Sinne der Ordnungstherapie sind neben den angeführten Rhythmen die durch willkürliche Reizeinströmungen (Anwendungen) ausgelösten **reaktiven Perioden** nach einmaliger Behandlung und nach Serienbehandlungen im Rahmen des Kurgeschehens von Bedeutung. Der unmittelbare Effekt nach einer Anwendung verläuft entsprechend der Reizstärke, der endogenen Rhythmusphase und dem individuellen Reizantwortmuster nach konstantem Schema. Reiz und Reizantwort bedingen einen funktionalen Ablauf von ca. 2 Stunden Dauer, dessen Systematik nicht durch einen neuerlichen Reiz gestört werden soll. Eine Bestätigung, dass die schon seit langem empirisch gefundene Notwendigkeit, nach jeder hydrotherapeutischen Anwendung eine Ruhepause einzuschalten, und zwei Anwendungen durch ein entsprechendes Intervall zu trennen, wohl begründet ist.

Eine Distanzierung, die bei reaktiven Perioden im Sinne des ungestörten Ablaufes notwendig ist, fehlt bei nicht dosierbaren Belastungen im Alltag.

In unserer hektischen Zeit mobilisieren bewusste Aktivitäten, aber auch unbewusste Einströmungen (Lärm, Licht, Geruch, Temperatur, Druckwellen) fast pausenlos das hypothalamisch-hypophysäre System. Die notwendigen Erholungsphasen, wie sie alles Lebende benötigt, werden verdrängt. Das geht eine Weile, deren Dauer von individuellen

Komponenten abhängig ist, gut. Schließlich kommt es aber doch zum Versagen mit allen möglichen Symptomen, wie wir es schon geschildert haben. So sind die reaktiven Perioden jener Angelpunkt, der Überforderungen zu Störungen mit Krankheitswert werden lässt und worauf wir bei der Therapie besonders Bedacht nehmen müssen.

Abschließend muss man nochmals festhalten, dass der Rhythmologie in der Ordnungstherapie ein besonderer Stellenwert zukommt. Verhaltensweisen, die gegen physiologische Rhythmen gerichtet sind, führen allmählich zu funktionellen Störungen, während andererseits ihre sachgerechte Einbeziehung in ein Behandlungskonzept ein wirksames Prinzip bildet.

Die Selbsthilfe

Der Mensch am Beginn des 21. Jahrhunderts hat es verlernt, sich hinzusetzen und über sein Leben nachzudenken. Jeder glaubt ohne Besinnung auszukommen und nur mit den Zwängen der Zeit leben zu müssen. Man stöhnt unter »Stress«, dem beliebten Modebegriff, und ist trotzdem bemüht, möglichst viele Spannungssituationen zur Aufwertung in der Leistungsgesellschaft anzuhäufen. Selbst erste Alarmzeichen in Form der bereits aufgelisteten Allgemein- oder funktionellen Organsymptome werden verdrängt. Meist werden erst gröbere Störungen in Form von Leistungseinbrüchen usw. ernst genommen.

Dann kommt der Gang zum Arzt, von dem eine prompte Heilung durch einige Tabletten oder Injektionen erwartet wird. Wenn dann die Beschwerden

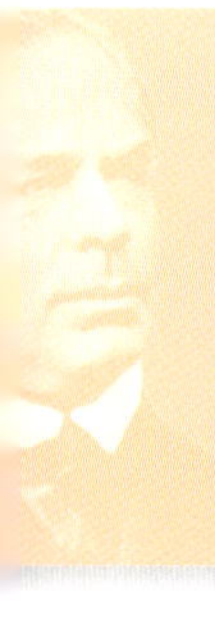

Sebastian Kneipp über Zufriedenheit:

»Nicht Reichtümer, nicht Besitz, nicht Ehre machen glücklich, sondern allein die Zufriedenheit; diese aber wird nur dann erreicht, wenn man zu seinem wahren Berufe gekommen ist und die Pflichten desselben treu erfüllt!«

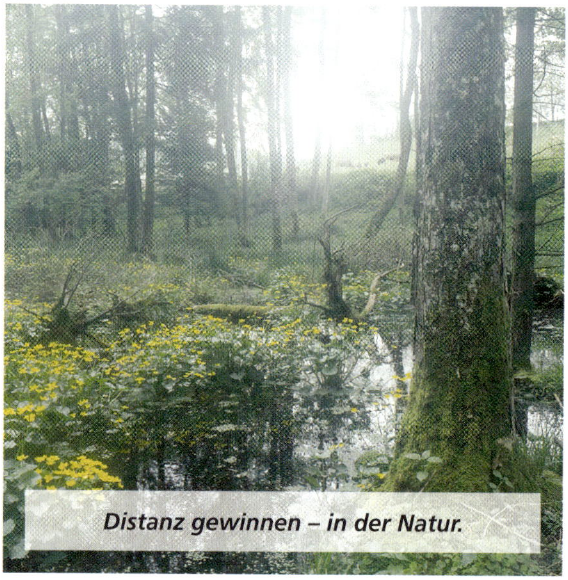

Distanz gewinnen – in der Natur.

trotzdem hartnäckig weiter bestehen, wird die Schuld dem behandelnden Arzt angelastet und nicht im eigenen Fehlverhalten gesucht.

Doch Störungen des Ordnungsgefüges mit Beeinträchtigung der Lebensqualität bis hin zur vielfältigen Symptomatik können nur **vom Patienten selbst** bewältigt werden. Er muss den mitunter schwierigen Weg, den wir mit diesen Ausführungen aufzeigen wollen oder der ihm vom Arzt gewiesen wird, selbst gehen. Schließlich müssen die Ursachen beseitigt werden, da eine symptomatische Behandlung nur momentane Besserung, aber nie eine Beseitigung der Übel bringen kann.

Wenn man also merkt, dass nicht alles so läuft, wie es laufen soll und sich Schwierigkeiten da oder dort auftürmen, soll man versuchen, für einige Stunden Distanz zu gewinnen. Man muss heraus aus dem Alltagstrubel, um herausgelöst von bedrängenden Augenblicksituationen mit einiger Objektivität seine eigene Lage analysieren zu können. Dieses Loslösen wird jeder auf seine Weise bewerkstelligen.

Auf jeden Fall bedarf es einer gewissen Einstimmung, die man durch eine spannungsfreie Tätigkeit, durch Literatur, Musik oder durch ein Naturerlebnis erreichen kann. Auf einem einsamen Spaziergang durch einen ruhigen Wald oder an einem Waldrand sitzend, kann man sich den beeindruckenden Erlebnissen der Natur hingeben und alle Last aus der Ferne betrachten. Zuerst die Augen öffnen und suchen, was es alles an Schönem zu sehen gibt und die Ohren öffnen, um zu hören, was sich alles in der Natur durch Laute zu erkennen gibt.

Man fühlt sich dann nicht mehr unmittelbar bedrängt und genötigt und das, was im Alltag als unüberwindlicher Berg erschienen ist, wird plötzlich zum durchaus überwindbaren Hügel.

Idealerweise wird dieses **Milieu zum »Selbstfinden«** in der Regel in Orten mit Kneippkuranstalten geboten. Es kann aber auch am Wochenende bei einer Fahrt ins Grüne gesucht und gefunden werden. Voraussetzung ist Zeit und der Wille, die Lebensführung gesundheitsgerecht zu gestalten. Als Motivation mögen die zu beseitigenden Beeinträchtigungen und das Ziel, lebensfroh die gestellten Aufgaben bewältigen zu können, dienen.

In der losgelösten Umgebung müssen alle Lebenskreise, wie wir sie auf dieser Seite schematisch dargestellt haben, durchforstet werden. Bei genügender Sachlichkeit werden sich da oder dort im privaten oder beruflichen Bereich zu ändernde Verhaltensweisen erkennen lassen. Überforderungen müssen erfasst und ein Weg zu ihrer Beseitigung gesucht werden. Unvermeidliche Überlastungen müssen durch ausreichende Entspannungsphasen kompensiert werden.

Eingeschliffene Verhaltensmuster zu verlassen, ist kein leichtes Beginnen, aber die Chance, lebensfroh und erfolgreich durchs Leben gehen zu können, sollte alle Schwierigkeiten überwinden helfen!

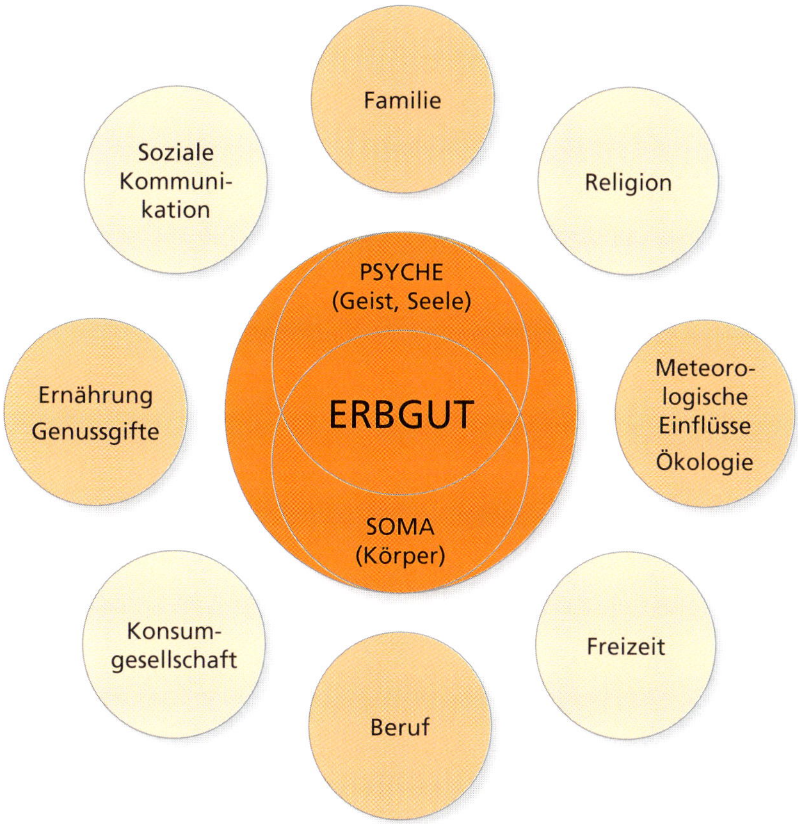

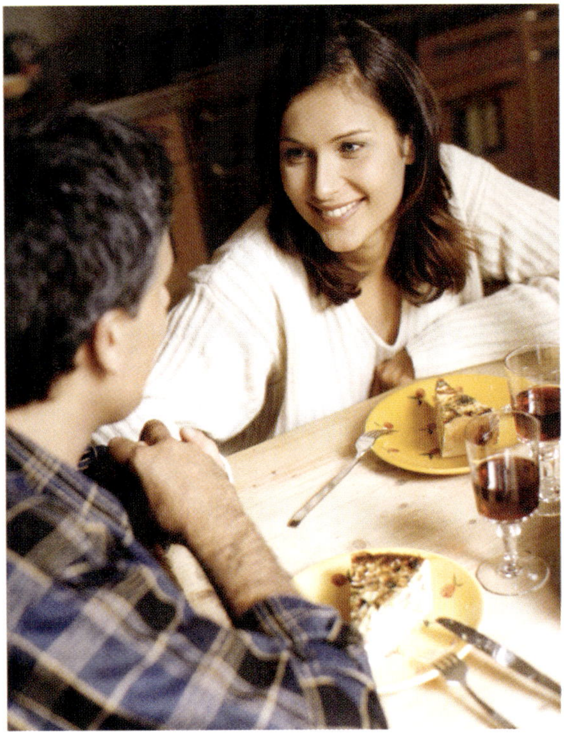

Das klärende, entlastende Gespräch

Man kann sicherlich versuchen, quasi im Alleingang, sein gestörtes Ordnungsgefüge wieder in Ordnung zu bringen. Die aufgegliederten Behelfe sollen das erleichtern. Trotzdem kann es oft schwierig sein, und es bedarf fremder Hilfe. Es wird notwendig, sich jemand anzuvertrauen – »geteiltes Leid ist halbes Leid« – um mit der misslichen Situation besser fertig zu werden. Der Arzt, im Besonderen der psychiatrisch geschulte Arzt, aber auch der ordnungstherapeutisch tätige Kneipparzt und Psychologen sind die professionellen Ansprechpartner. Hilfe können aber auch Gesprächspartner aus dem Kreise der Angehörigen oder aus dem Freundeskreis bringen. Als Gesprächsbasis müssen bestimmte Voraussetzungen erfüllt sein. Es müssen Menschen sein, die dem Hilfesuchenden eine bestmögliche zwischenmenschliche Beziehung entgegenbringen. Dies in aufrichtiger Form zu finden ist gar nicht so einfach, denn unsere Zeitgenossen haben es großteils verlernt, dem Nächsten die Hand entgegenzustrecken. Jeder ist mit seinen Alltagsproblemen so sehr beschäftigt, dass er die Not des anderen weder sieht noch sehen will.

Die Zeiten der Großfamilie, in denen Schwierigkeiten im Familienverband gemeistert wurden, sind leider vorbei. Auch der Beichtvater, der ein williges Ohr zu geben bereit ist, wird nur mehr von einem kleinen Teil der Bevölkerung in Anspruch genommen.

Allzu oft erlebt man es als Arzt, dass sich Hilfesuchende eher einem Bekannten anvertrauen als einem Angehörigen. Die nicht seltene Partnerschaft auf Zeit macht eine Hilfestellung durch den Partner vielleicht überhaupt unmöglich. Nicht zuletzt sind häufig partnerschaftliche Probleme an der Störung des Ordnungsgefüges zumindest mitbeteiligt, sodass aus dieser Richtung keine Hilfe erwartet werden kann.

Ist einmal ein offenes, nicht professionelles Ohr, mit dem es sich auch leichter spricht als mit einem auf Distanz vermuteten Arzt, gefunden, dann muss der Helfende entsprechend viel Zeit aufbringen. Zeitdruck würde jedes entlastende Gespräch von vornherein zur Erfolglosigkeit verdammen.

Echte Zuwendung muss mit Gelassenheit gepaart sein, damit der Patient seine Schwierigkeiten ohne Hektik und mit Überlegung vorbringen kann. Ungezwungen soll er all das abladen, was ihn bedrückt und es ist Sache des Patienten, alle Einzelheiten ungeschminkt darzulegen.

Es darf keine Schönfärberei betrieben werden, auch wenn der Betroffene einmal das Gefühl hat, selbst nicht gut dazustehen. Ein erleichterndes Gespräch erfüllt nur dann seinen Zweck, wenn alle Schwierigkeiten schrankenlos aufgezeigt werden.

Der Gesprächspartner soll in erster Linie zuhören und keine großen Fragen stellen. Die Eröffnung soll von sich aus erfolgen und die Hilfe muss sich in der Ermunterung dazu beschränken. Auch mit guten Ratschlägen soll sehr sparsam umgegangen werden.

Das therapeutische Gespräch

Für ein klärendes, entlastendes Gespräch im Freundeskreis sind also eine Reihe von Voraussetzungen erforderlich, die nicht immer leicht zu finden sind. Halbheiten sind aber zwecklos und dann sollte doch eher der Gang zum Fachmann vorgezogen werden. Dies wird zur zwingenden Notwendigkeit, wenn organische Beschwerden bestehen, die einer Abklärung bedürfen.

Wir haben bereits darauf hingewiesen, dass kein Schmerz und keine Organstörung von vornherein vom Patienten als »funktionell« oder »nervlich bedingt« eingestuft werden darf.

Für den zu Rate gezogenen Arzt oder Psychologen gibt es bestimmte erfolgsnotwendige Verhaltensweisen. Sie entspringen der Erfahrung und werden entsprechend gelehrt.

Kann eine organische oder auch psychiatrische Erkrankung ausgeschlossen werden, beginnt die Suche nach den Wurzeln der Störung des Ordnungsgefüges. Das wird dem Patienten vom Erfahrenen nie als Examination (Prüfung) angeboten. Der nicht selten Verunsicherte und Isolierte wird nicht mit einem »Gott im weißen Kittel« konfrontiert, sondern sitzt einem verständigen, gleichrangigen Gesprächspartner gegenüber.

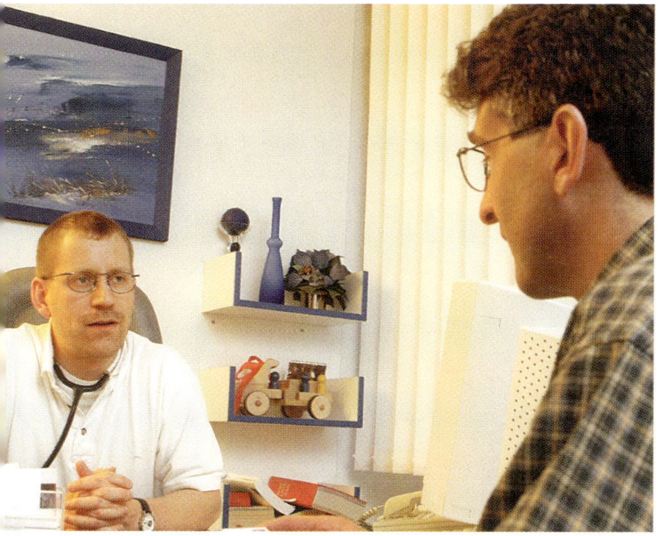

Offenheit ist oberstes Gebot eines therapeutischen Gespräches und Voraussetzung für den Erfolg. Der Arzt wird nur gelegentlich ein Fenster öffnen und der Patient muss dann den Blick dorthin wenden und aus diesem Bereich seines Lebens berichten. Beruf, Familie, soziales Umfeld, schulische Entwicklung, frühkindliche Erlebnisse, all das muss einer Analyse unterzogen werden. Dabei darf sich der Patient nie auf bestimmte, aus seiner Sicht ursächliche Dinge festlegen. Diese Fixation auf dramatische Ereignisse verschleiern den Blick auf vorangegangene missliche Umstände oder Entwicklungen, die als Ursache in Frage kommen und beseitigt werden müssen. Im Gespräch muss immer der Kernpunkt gefunden werden.

Aus der Praxis:

Ein 53-jähriger Mann aus der Werbebranche kommt mit vielseitigen funktionellen Störungen. Der Schlaf ist gestört, beim Essen tritt sehr rasch ein Völlegefühl auf, bei unbedeutenden Ereignissen erregt er sich und bekommt Durchfall usw. Die körperliche Durchuntersuchung ergab einen normalen altersgemäßen Organbefund.

Der Patient hat vor fünf Monaten seine Stellung verloren und spricht vorerst nur vom Verlust des Jobs, von der Ungerechtigkeit seines Dienstgebers, dem er lange Jahre gute Leistungen erbracht hätte und von den finanziellen Nachteilen im Ruhestand.

Als er zur Analyse seines beruflichen Milieus in den Monaten und Jahren vor seiner Entlassung geführt wird, deckt er von sich aus die Wurzeln seines Übels auf. Er hatte jüngere Arbeitskollegen, die unkonventionelle Ideen entwickelten und die er gerne als »Erfahrener« negativ beurteilte. Er selbst glaubte in früher erfolgreichen Bahnen bleiben zu können. So hat er sich mit einer intransigenten (unnachgiebig, starr) Haltung selbst ins Out gedrängt. Im Gespräch erkennt er dann selbst seine Fehler, die zu den üblen Folgen führten. Allmählich versucht er seinen Standpunkt zu ändern. Gleichzeitig wurden seine körperlichen, nicht organisch verursachten Beschwerden mit den weiteren Möglichkeiten der Kneipptherapie bekämpft. So gelang es mit einiger Konsequenz, den sich selbst bemitleidenden, in seinem Wohlbefinden stark gestörten Patienten allmählich wieder zu Aktivität und positiver Lebenseinstellung zurückzuführen.

(Ein Nachsatz des Arztes: Nicht immer liegen die Dinge so einfach und sind so gut lösbar!)

An dieser Stelle wollen wir realitätsbezogen einige Feststellungen treffen. Die technisierte Medizin hat mit ihren apparativen und chemischen, diagnostischen und therapeutischen Möglichkeiten das ärztliche Gespräch in den Hintergrund gedrängt. Hinzu kommt die sozialversicherungsmäßige Unterbewertung des in der Regel längere Zeit in Anspruch nehmenden Gespräches.

Von kneippärztlicher Seite dürfen wir festhalten, dass wir um eine humane Ganzheitsmedizin mit unbelasteter Patienten-Arzt-Beziehung bemüht sind. Die in die Ordnungstherapie integrierte Gesprächstherapie ist mit allen Attributen Teil unseres Angebotes.

Entspannende Verfahren

Eine große Hilfe, um Störungen des Ordnungsgefüges vorzubeugen oder um bereits manifeste Probleme wieder in den Griff zu bekommen, sind bestimmte Entspannungstechniken, denen wir uns nun zum Abschluss dieses Kapitels zuwenden wollen.

Darunter verstehen wir Verfahren, mit denen man funktionelle Störungen möglichst rasch abbauen kann, um wieder eine optimale Leistungsfähigkeit zu erreichen. Spannungen werden durch Entspannung ausgeglichen und neue Belastungen dadurch ermöglicht. Ein an sich natürlicher Mechanismus, der allerdings, wie schon wiederholt angeführt, in unserer hektischen Zivilisation übermäßig gefordert wird. Es bedarf daher zur Erhaltung der Ordnung bei Überforderung unterstützender Maß-

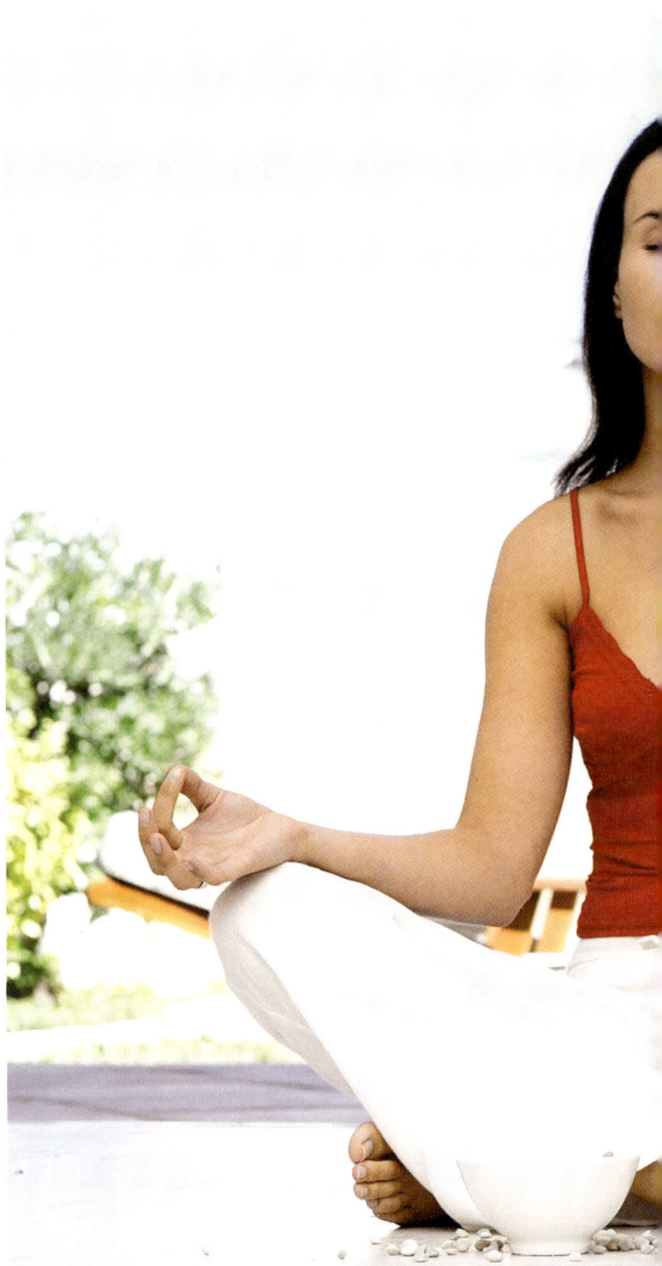

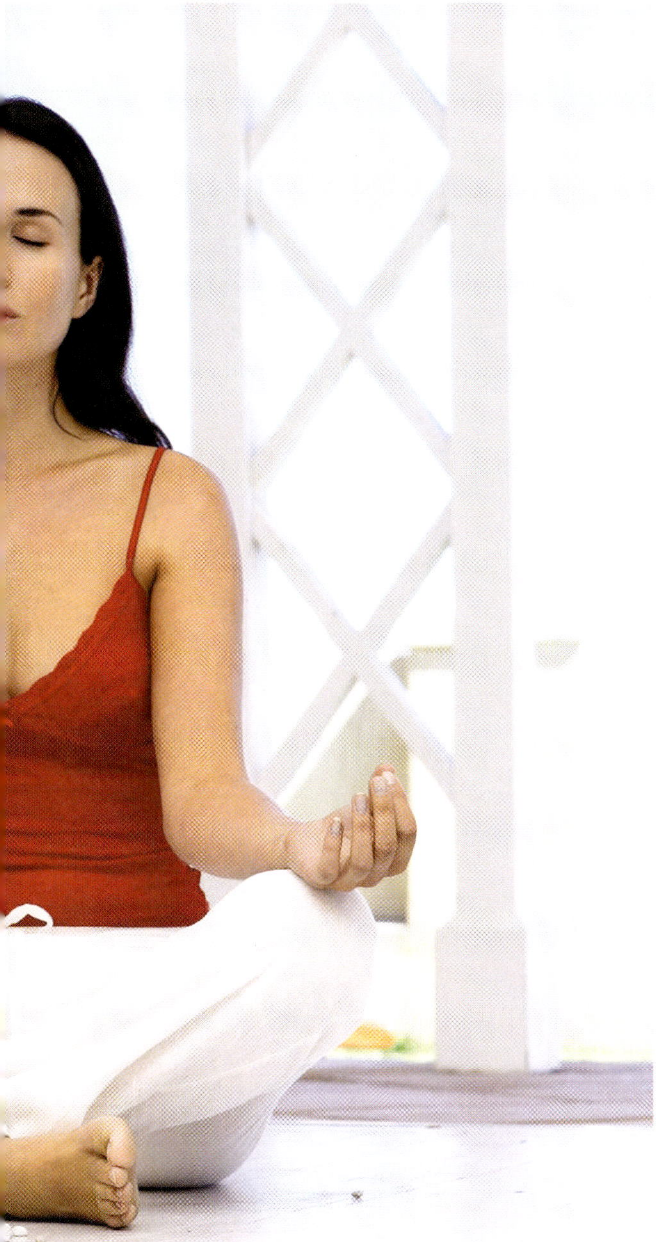

nahmen, um die rhythmologisch vorgegebenen Entspannungsphasen intensiv zu nutzen. Darüber hinaus dienen Entspannungsmethoden im Speziellen der Bewahrung oder Normalisierung der Funktion der Regelzentrale, der vegetativen Zentren des Zwischenhirns.

Mit entspannenden Verfahren erhält man Zugang zu ihnen und kann sie bei Entgleisung zur Normalfunktion zurückführen. Das ordnungstherapeutische Behandlungsinstrumentarium erhält somit durch entspannende Verfahren neben den angeführten therapeutischen Gesprächen eine wirksame Ergänzung. Die Zahl der Methoden ist beträchtlich und allmählich haben sich einige als gut brauchbar herauskristallisiert.

Sie sind nach der praktischen Eignung, der Akzeptanz durch die Patienten und der erzielbaren Wirkung einzustufen. Die nachfolgende Auflistung soll aber keine Wertigkeitsskala darstellen.

- Autogenes Training nach J. H. Schultz
- Yoga
- Progressive Relaxation nach Jacobson
- Atemtherapie
- Ärztliche Hypnose
- Biofeedback
- Das Gebet

Im Anschluss werden die Methoden vorgestellt. Zu ihrer praktischen Verwertung ist jedoch weiterführende Information erforderlich.

Hier, an dieser Stelle, soll lediglich eine gewisse Entscheidungshilfe zur Auswahl der individuell bestgeeigneten Methode gegeben werden, wobei örtliche Angebote miteinzubeziehen sind.

Wir wollen vorweg nicht verhehlen, dass wir dem autogenen Training den Vorrang einräumen und damit dem profunden Kenner und Kritiker der Entspannungsmethoden, dem Rehabilitationsmediziner MENSEN folgen.

Das autogene Training (AT)

Der Schöpfer des autogenen Trainings, der spät zu Professorenehren gekommene Dr. Dr. h. c. J. H. Schultz, hat sehr früh auf die sinnvolle und ergiebige Kombination der Kneipptherapie mit der von ihm erdachten Methode zum möglichst raschen Abbau von psychovegetativen Spannungen hingewiesen. Selbst profunder Kenner des Kneippprogramms (aus einem Erlebnis heraus) hat er wiederholt vor Kneippärzten und anderen Vertretern der Kurortemedizin gesprochen. Damit war ein sehr früher Brückenschlag getan.

Die moderne Kneipptherapie hat das fundierte autogene Training als sinngemäße Erweiterung der Ordnungstherapie in das therapeutische Rüstzeug eingegliedert. Es unterstützt die sonstigen Bemühungen zur Behebung von Störungen im Ordnungsgefüge und zur Bewahrung von Wohlbefinden und Leistungsfähigkeit.

Wie der Name schon sagt, handelt es sich um ein erlernbares, von Eigenaktivität abhängiges Trainingssystem. Es bedient sich naturgegebener Möglichkeiten, ist durch den ordnenden Einfluss auf die Zentrale der Regelsysteme im besten Sinne ganzheitsorientiert und betont die Mitverantwortung des Menschen.

Zu ihren Vorteilen zählt, dass es keine altersmäßige Begrenzung gibt und die Methode auch von Kindern erlernt werden kann. Der Intelligenzgrad spielt keine wesentliche Rolle, wie es in einer Studie aus einem Rehabilitationszentrum für koronare Herzkrankheiten nachgewiesen werden konnte. Entscheidend ist das kursmäßige Erlernen (ob einzeln oder in der Gruppe ist weniger ausschlaggebend) unter einem qualifizierten, selbst die Methode beherrschenden und mit den Schwierigkeiten vertrauten Lehrer. Ein Buch kann Hilfe sein, kann aber nie den Lehrer ersetzen!

Das autogene Training wurde aus der Hypnose entwickelt. Durch bewusste geistige Schulung wird eine Beeinflussung aus dem Inneren heraus ermöglicht. Dies geschieht durch ein Versenken in das eigene Ich unter Ausschaltung aller Umwelteinflüsse. Man bedient sich dazu der **Ruhetönung,** die wir weiter unten erklären werden. Das eigentliche Üben beinhaltet die zwei **Grundübungen,** nämlich die Schwere- und die Wärmeübung.

In logischer und physiologischer weiterer Folge schließen die **Organübungen** an: zuerst die Beeinflussung der Herzfunktion, dann der Atmung und der Bauchorgane. Den Abschluss bildet die Kühle der Stirn. Diese Übungen folgen vorgegebenen, aus der Erfahrung stammenden **Formeln** und können

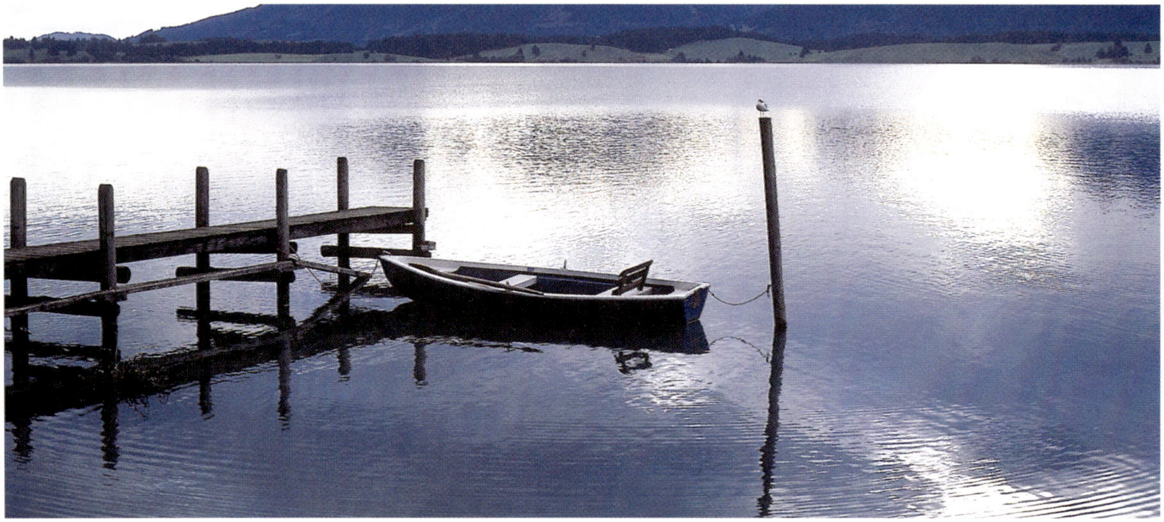

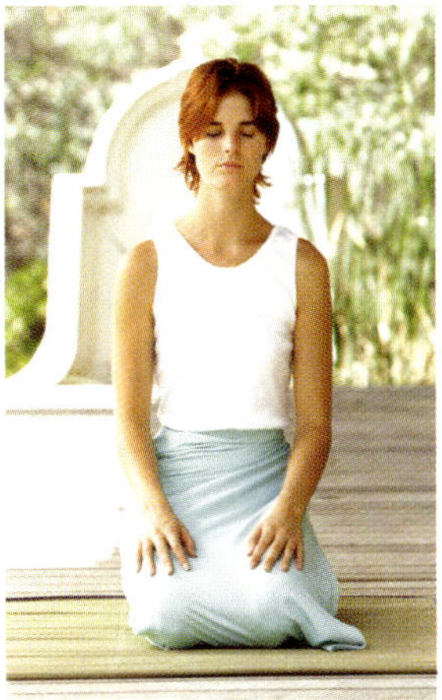

später, nach Gelingen, durch individuell gestaltete **formelhafte Vorsätze** ergänzt werden. Letztere werden nach den persönlichen Bedürfnissen ausgewählt und dienen der Bewältigung spezieller Anforderungen. Nach dem Üben muss **zurückgenommen** werden, was heißt, man taucht aus der Versenkung wieder in die Realität auf.

Um einen ausreichenden Erfolg zu erzielen, sind einige Grundvoraussetzungen unabdingbar. Erstens muss sich der Übende über die Methode informiert haben und muss von der Wirksamkeit überzeugt sein.

Zweitens muss von vorneherein ein gewisser täglicher, eher bescheidener Zeitaufwand und ein gewisser Zeitraum bis zum sichtbaren Erfolg einkalkuliert werden. Die bewusste geistige Schulung »zur Beeinflussung aus dem eigenen Ich«, wie man den Trainingsvorgang zu charakterisieren pflegt, erfordert Zeit und Geduld. Kleine Rückschläge oder ein vorübergehender Stillstand dürfen nicht entmutigen, sondern liegen in der Natur der Sache. Schließlich eröffnet man den Zugang in Bereiche, die nicht willensmäßig aktiv zu lenken sind.

Die dritte Grundvoraussetzung ist ein erfahrener Lehrer. Er erleichtert den Start, hilft bei Schwierigkeiten und garantiert bei entsprechender Kooperation des Trainierenden den Erfolg.

Die Kurse werden in zwei Varianten gehalten. Sie ergeben sich aus dem zur Verfügung stehenden Zeitraum. Die Kurzform ist ein **Informationskurs,** in dem die Methode vorgestellt und die Technik erklärt wird. Eventuelle Probleme werden besprochen. Das eigentliche Training beschränkt sich auf die einleitenden Grundübungen. Diese Form wird vor allem in Kurorten, wo sich die Kurgäste drei, maximal vier Wochen aufhalten, angeboten. In dieser Zeit kann das endgültige Ziel, das mindestens 6 Wochen erfordert, nicht erreicht werden. Lediglich vereinzelt gelingt es bereits bei den Grundübungen, positive Organeffekte zu erzielen und gewissermaßen der logischen Folge vorauszueilen. Der durchschnittliche Kursteilnehmer wird so wie jeder Schüler in der Schule mit Wissen versorgt, das er dann nach und nach selbst in die Praxis umsetzen muss. Diese Kurzkurse folgen dem vorgegebenen begrenzten Zeitraum.

Besser ist naturgemäß die zweite Variante. Ein **Übungslehrgang,** der mit wöchentlich einem Übungsabend über mindestens sechs Wochen geführt wird. Hier werden neben der einleitenden Information Schwierigkeiten diskutiert und auch logisch aufbauend alle Übungen trainiert. In diesem Zeitraum ist die Masse der Teilnehmer so weit, dass sie allein fortsetzen können und keine behindernden Probleme mehr auftreten. Vor allem können sie dann noch ihrem individuellen Bedürfnis entsprechende formelhafte Vorsätze (siehe Seite 171 ff.) einbauen. Derartige komplette Kurse werden in der Regel in den Kneipp-Aktiv-Clubs, in Volkshochschulen und ähnlichen Institutionen angeboten.

Zum Gelingen sind auch entsprechende **räumliche Verhältnisse,** die optische, akustische und geruchsmäßige Einflüsse zumindest weitgehend reduzieren, erforderlich. Das an sich schwierige Ignorieren dieser Reize muss sowohl im Kursraum als auch beim häuslichen Übungsprogramm durch entsprechende Abschirmung unterstützt werden. Das Licht soll durch dichtere Vorhänge oder Jalousien gedämpft und die Fenster gegen Lärm und Geruch geschlossen werden.

Außerdem müssen eventuell störende temperaturmäßige Reize durch ausgeglichene Raumtemperatur, das heißt nicht zu warm und nicht zu kalt, vermieden werden. Diese vorbeugenden Maßnahmen sind natürlich nur für die Lernphase notwendig oder zweckmäßig. Ist die »Beeinflussung aus dem eigenen Ich« zum eingefahrenen Ritual geworden, kann die »konzentrative Selbstsenkung« in jeder Umgebung eingeleitet werden.

Auch der Tast- und Schmerzsinn soll weitgehend ausgeschaltet werden. Neben einer der auf Seite 170 angeführten Haltungen, bzw. Lagerung,

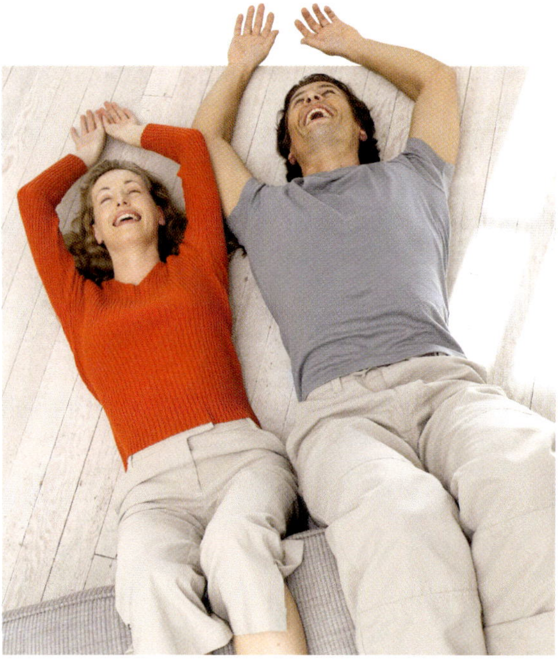

ist lockere, **nicht beengende Kleidung** zu empfehlen. Kragen und Hosenbund sind zu lockern und Frauen dürfen keine beengende Unterwäsche tragen.

Das autogene Training muss natürlich nicht unbedingt in der Gruppe erarbeitet werden. Es kann auch eine Einzelanweisung durch einen Fachmann erfolgen. Im Gegensatz zu sonstigen Lernvorgängen bietet das allerdings keinen Vorteil und sollte nur bei terminlichen Schwierigkeiten zum Einsatz kommen. Ein weiterer Grund ist eventuell, wenn die Gruppe zu heterogen zusammengesetzt ist und gesellschaftliche Hemmungen die erforderliche Ungezwungenheit verhindern. Derartigen Fällen begegnen wir immer wieder und wählen dann den Alleingang. Ansonsten empfehlen wir die Gruppe, da sie einige positive Elemente der ihr eigenen Dynamik einbringt. Die Teilnehmerzahl wird im Allgemeinen mit 25 begrenzt, da bei größeren Gruppen die Beobachtung des einzelnen Teilnehmers durch den Lehrer leidet.

Der **Körperhaltung** kommt beim Üben große Bedeutung zu. Wenn die Voraussetzungen es einigermaßen gestatten, soll am Beginn dem Liegen der Vorzug gegeben werden.

Es ist die beste Form der muskulären Entspannung, nur muss für körpergerechte Lagerung gesorgt werden. Besondere Beachtung verdienen Kniegelenke, Lenden- und Halswirbelsäule. Sie sind vor allem bei Formabweichungen, wie Rundhohlrücken oder degenerativen Veränderungen entsprechend mit Kissen abzustützen. Man liegt also ausgestreckt am Rücken und wählt jene Stellung der Gelenke, die eine optimale Gesamtentspannung des Körpers erlaubt. Die Beine werden in den Kniegelenken leicht angewinkelt nebeneinander gelagert, ohne sich zu berühren. Sie dürfen auch nicht zu weit gegrätscht werden. Der Abstand soll etwa 5 bis 15 cm, je nach individuellem Empfinden, beziehungsweise Verlangen, betragen. Die von den Schuhen entblößten Füße werden mit den Zehenspitzen leicht nach außen geneigt.

Die Arme liegen im Ellenbogen leicht abgewinkelt neben dem Körper. Die Handflächen, mit völlig gelockerter, leichter Hohlhand, sind zum Boden gekehrt. Die Finger dürfen nicht verkrampft und die Hände nicht auf den Boden gepresst werden. Einige Beachtung sollte der Mimik geschenkt werden. Auch die Muskulatur des Gesichtsschädels soll gelockert werden mit einem Gesichtsausdruck, der behaglicher Zufriedenheit entspricht. Im Kreis kontrolliert der Lehrer die richtige Lagerung, doch sollte vor Beginn des Übens auch eine Selbstkontrolle des Entspannungsgrades der Muskulatur erfolgen.

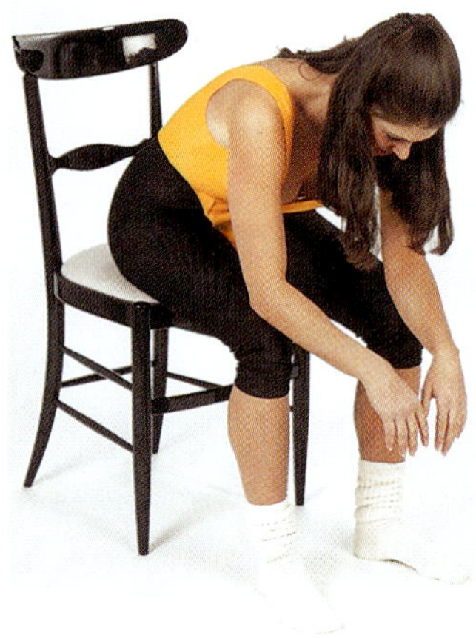

Die zweite Möglichkeit ist die Droschkenkutscherhaltung, wie sie J. H. Schultz den am Kutschbock schlafenden Männern abgeschaut hat. Es ist jene Haltung, bei der sitzend, ohne Rückenlehne, eine optimale muskuläre Entspannung erreicht wird. Ausgang ist ein aufrechter Oberkörper, der durch Entspannung in sich hinein sinkt ohne einen Rundrücken zu bilden. Der Kopf sinkt dorthin, wo er hinfällt. Die Beine stehen abgewinkelt entspannt am Boden mit einem Abstand, dass beide leicht abgewinkelten Arme zwischen den Oberschenkeln mit den Handflächen nach unten zu liegen kommen. Die Finger sind locker und eventuell beengendes Schuhwerk soll ausgezogen werden. Ansonsten gilt wie beim Liegen das Lockern beengender Kleidungsstücke.

Wenn ein Lehnstuhl mit Nackenstütze und Armlehnen zur Verfügung steht, kann die Haltung entsprechend angeglichen werden.

Der Kopf wird auf die Nackenrundung gelegt und die entspannten abgewinkelten Arme ruhen auf den Seitenstützen. Die Beine sind wie bei der Droschkenkutscherhaltung.

Die Auswahl folgt den örtlichen Gegebenheiten, doch sollte anfangs und beim abendlichen Üben, wie erwähnt, dem Liegen der Vorzug gegeben werden.

Beim Üben tagsüber sollte man sich nur für eine der beiden sitzenden Haltungen entscheiden und dann dabei bleiben. Ein Wechsel kann beim Einüben Schwierigkeiten bereiten und ist auch dem Geübten nicht gerade förderlich.

Die zeitmäßige Begrenzung der Übungsfolgen wird im Kurs vom Kursleiter vorgegeben. Beim häuslichen Üben, das zumindest anfangs 3-mal täglich erfolgen soll, muss ein gewisses Zeitgefühl mobilisiert werden. Man soll die »innere Uhr« auf etwa 1 1/2 Minuten programmieren. Dies gelingt in der Regel recht gut und kleine Abweichungen spielen keine Rolle. Auf keinen Fall darf während des Übens eine Uhr benützt werden oder gar ein gestellter Wecker die Beendigung ankündigen.

Wenn die vorerwähnten Bedingungen erfüllt sind, gilt es die für das Üben erforderliche Ausgeglichenheit als **»Ruhetönung«** herbeizuführen. Dies ist für den Neuling wohl die größte Hürde. Er muss alle nachhaltigen Erlebnisse, Empfindungen und Gedanken von sich weisen und nur mehr sich selbst zu spüren und zu erleben versuchen. Die meist verwendete Formel dazu lautet: «Ich bin ganz ruhig.«

Damit allein ist es in der Regel nicht getan. Es fällt vielen Übenden anfangs schwer, die trotz eines weitgehend abgeschirmten Raumes verbleibenden Geräusche oder auch Gerüche völlig zu ignorieren, während die optischen Eindrücke durch Schließen der Augen auszuschalten sind. Vor allem drängen sich bei vielen »Schülern« Gedanken auf, die dem Selbstversenken hinderlich sind. Wir verwenden dann gerne die Vorstellung des Eintretens in einen großen leeren Raum, wo nichts hineindringen kann und wo man sich völlig unbeeinflusst dem eigenen Ich hingeben kann. Ist die nötige Ruhetönung eingetreten, kann mit dem eigentlichen Üben begonnen werden. Die Übungsformeln stellt sich der Übende vor, sie werden aber nicht vorgesprochen. Dies würde die passive Konzentration behindern.

Die erste Übung ist die **Schwereübung,** die bei Rechtshändern auf den rechten, bei Linkshändern auf den linken Arm konzentriert ist.

Unter der Formel

»Der rechte Arm ist ganz schwer«

wird versucht, die Schwere des rechten Armes zu erleben. Es darf jedoch keineswegs durch aktiven Einfluss mit Druck auf die Unterfläche der Eindruck ausgelöst werden. Völlig passiv wird durch Abbau der Grundspannung der Muskulatur die Schwere empfunden. Dabei gibt es in der Regel keine Schwierigkeiten und es kann, wenn es am Bezugsarm gelungen ist, der andere Arm mit eingeschlossen werden, die Formel lautet dann

»Beide Arme sind ganz schwer«.

Selbst eine Generalisierung auf Arme und Beine ist möglich, muss aber anfangs nicht sein. Nach etwa 1 1/2 Minuten, bei schlechtem Gelingen eher früher, wird zurückgenommen. Darunter versteht man quasi die Rückkehr aus dem eigenen Ich in die Realität. Als Formel verwendet man

»Augen auf, tief atmen, Arme kräftig«.

Es soll gewissermaßen ein freudiges Erwachen mit neuem Tatendrang sein. Wenn man am Anfang steht, wird beim häuslichen Üben nach dem Zurücknehmen eine zweiminütige Pause eingeschaltet und dann neuerlich geübt. Eingangs wieder mit der

Ruhetönung, dann der eigentlichen Schwereübung und schließlich dem Zurücknehmen. Daraus ergibt sich ein Zeitaufwand von etwa fünf Minuten + Zurücknahmezeit und das sollte man 3-mal täglich durchführen. Am besten am Morgen, wenn der Schlaf ordentlich aus den Augen gewischt ist, nach dem Mittagessen und am Abend in aller Muße.

Die zweite Grundübung ist die **»Wärmeübung«,** die ebenfalls am Bezugsarm begonnen wird. Als Formel dient

»Der rechte (linke) Arm ist ganz warm«.

Wenn die Schwereübung gelingt, kann bereits ein Wärmegefühl eintreten. Die Wärmeübungsformel wird unmittelbar nach der ersten angeschlossen. Die Empfindungen beinhalten Wärme und Gefühl des Fließens im rechten Arm. Nach Gelingen kann wieder eine Übertragung auf den linken Arm und später eine Generalisierung auf Arme und Beine erfolgen.

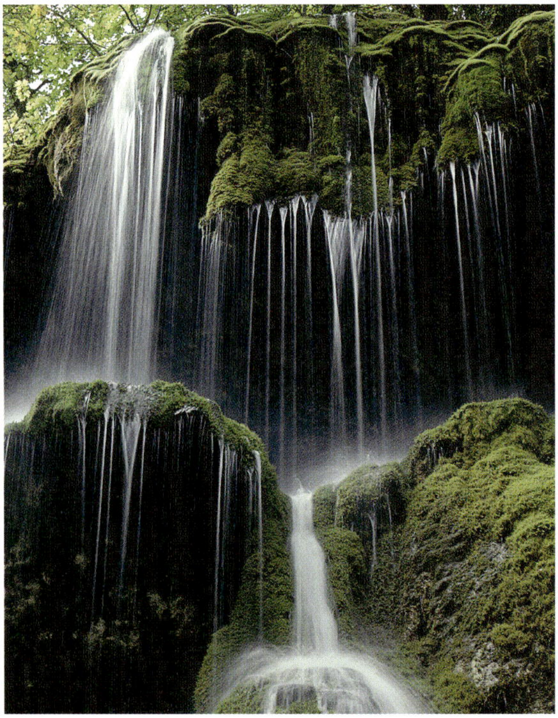

Die beiden Grundübungen sollen gut eingeübt sein, ehe man mit den Organübungen beginnt.

Nicht selten wird bei der Wärmeübung bereits der Herzschlag verspürt und es ist daher logisch, die Herzübung anzuschließen. Als ergänzungsfähige Formel verwendet man

»Mein Herz schlägt ganz ruhig«.

Darauf soll man sich vor allem beschränken, wenn man den Herzschlag als unangenehme Pulswelle empfindet.

Soll die Leistungsfähigkeit des Herzens hervorgehoben werden, verwendet man

»Mein Herz schlägt ganz ruhig und kräftig«.

Bei Herzrhythmusstörungen, wo der Patient das Gefühl hat, dass das Herz nach einem kräftigen Schlag kurz aussetzt, wählt man die Formel

»Mein Herz schlägt ganz ruhig und gleichmäßig«.

Ein großer Teil dieser Rhythmusstörungen (funktionellen Ursprungs ohne Organveränderung) ist übrigens ein sehr dankbares Einsatzgebiet des AT (unter Einschluss von Kneippanwendungen). Allerdings muss der Übende vorher über die Natur der abnormen Schlagfolge aufgeklärt und ihm die Furcht, es könnte bei dieser Pause das Herz völlig stehen bleiben, genommen werden. Bei sehr nervösen Typen wird man allerdings eventuell die Herzübung überspringen.

Zur Ergänzung des Organempfindens ist es zweckmäßig, wenn der Neuling den rechten Arm locker in der Herzgegend auflegt. Er kann damit den Herzschlag erfühlen. Wenn dies gut eingeübt ist, kann man auf den unterstützenden Arm wieder verzichten.

Nach dem Herzen folgt die Atmung. Seitens der Atemfachleute wird immer wieder betont, wie schlecht viele Menschen atmen und damit dem Körper unzureichend Sauerstoff zur Verfügung stellen oder das Organ durch Unregelmäßigkeiten überfordern. Mit dem AT wird die Atmung richtig eingestellt und beruhigt. Sie wird allerdings nicht bewusst gestaltet, sondern wird mit Hinwendung erfühlt. Dies kommt auch in der Übungsformel

»Es atmet mich«

zum Ausdruck. Zum besseren Gelingen wird der Atmungsmechanismus vorher vom Lehrer erklärt.

Die fünfte Übung betrifft den Bauchraum, wo das vegetative System die gesamte Nahrungsaufnahme und die Abgabe von Stoffwechselendprodukten steuert. Der komplizierte Verdauungstrakt mit seinen weit gefächerten, ineinander greifenden Systemen ist häufig der Ort, wo sich psychovegetative Störungen manifestieren.

Vor allem bereiten krampfartige Bewegungen der Hohlorgane (Magenkrämpfe, Darmkrämpfe, Krämpfe der Gallenwege) sehr unangenehme Schmerzen. Sie sind dem AT zugängig und lassen sich über das Sonnengeflecht, den vegetativen Nerven im Oberbauch, dämpfen oder beseitigen. Als Formel dazu dient

»Sonnengeflecht strömend warm«.

Darin kommt die ausgeglichene, nicht verkrampfte Transportarbeit der Hohlorgane zum Ausdruck. Alle Bauchorgane sind dabei eingeschlossen.

Die sechste und letzte Übung befasst sich mit dem »kühlen Kopf«. Sie dient als Schlusspunkt der Bemühungen um Ausgeglichenheit und wird durch das Empfinden angenehmer Kühle (keinesfalls Kälte) an der Stirn vermittelt. Als Formel dient

»Stirn angenehm kühl«.

Wenn das Ziel erreicht ist und die Übungen den gewünschten Effekt zeigen, werden sie in der angeführten Reihenfolge durchexerziert. Es ist dann der Zeitpunkt, formelhafte Vorsätze und plakative Leitsätze einzufügen. Es handelt sich dabei um Vorsätze, die der Bewältigung persönlicher Schwierigkeiten dienen oder zum Gelingen anstehender Aufgaben beitragen. Diese Vorsätze sollen kurz und prägnant sein, dürfen keinen negativen Inhalt haben und sollen die Eigenaktivität betonen.

Dazu zwei Beispiele:

Eine Patientin litt unter quälenden Ohrgeräuschen, die weder durch Kneipptherapie noch durch allopathische Behandlung zu bekämpfen waren. Sie beschäftigte sich seit langer Zeit mit dem AT und formte sich über Empfehlung den Vorsatz

»Das Ohr rauscht, ich höre es nicht«.

Einige Monate später berichtete sie bei der nächsten Konsultation, dass sie von ihrer Qual befreit sei. Die Geräusche sind nach wie vor vorhanden, sie beachte sie aber nicht mehr und lasse sich ihr Leben dadurch nicht mehr verderben!

Das zweite Beispiel betrifft einen jungen Mann, der beruflich vor der Konfrontation mit seinem Vorgesetzten immer panische Angst hatte. Sie war völlig unbegründet, da er seinen beruflichen Pflichten durchaus gerecht wurde. Die Behandlung wurde mit komplexer Kneipptherapie eingeleitet, um seine vegetativen Beschwerden und Schlafstörungen zu bekämpfen. Schließlich hat er sich auch das AT angeeignet und mit dem formelhaften Vorsatz

»Meine Arbeit stimmt, der Chef weiß es«

seine Ängste überwunden.

In gleicher Weise können Vorsätze zur Raucherentwöhnung und zur Alkoholabstinenz zurechtgelegt werden. Die plakativen Leitsprüche sind mehr allgemeiner Natur und können alten Weisheiten entsprechen oder der Literatur entnommen werden. Sie sollten dem eigenen Sprachgebrauch entsprechen und mit ihrem Inhalt das Selbstbewusstsein stärken oder Leistungen erbringen helfen. Die sechs Grund- und Organübungen reichen durchaus, um das autogene Training zu einer wertvollen Hilfe der Ordnungstherapie im Ringen um ein erfülltes Leben werden zu lassen.

Yoga

Wir sind uns bewusst, dass es im Grunde falsch ist, Yoga den entspannenden Verfahren zuzuzählen. Es handelt sich dabei um uralte religiöse Riten mit typisch indischer Gestaltung. Bereits die ersten Stufen des achtstufigen Yoga sind religiös ausgerichtet und enthalten Verbote und Gebote, wie sie großteils auch in den monotheistischen Religionen des Abendlandes zu finden sind.

Es ließe sich diskutieren, wie weit sie zur Gänze in den Westen zu transferieren sind; ob unsere Welt alle Wertvorstellungen und Verhaltensweisen übernehmen kann oder als erstrebenswert übernehmen soll. Fest steht, dass eine Reihe von Grundsätzen enthalten sind, wie wir sie unter Berücksichtigung westlicher Lebensform auch in der Kneipp'schen Ordnungstherapie finden. Die dritte Stufe des Yoga lehrt die Körperhaltung, die »Asanas«, wie sie in den mitteleuropäischen Yogakursen vornehmlich das Angebot beherrschen. Über sie soll gleich anschließend noch etwas ausführlicher gesprochen werden. Die vierte Stufe beinhaltet die Beherrschung der Atmung. »Prana« (der Atem) soll durch die »Pranayamas« möglichst weit gedrosselt werden. »Prana« möglichst sparsam einzusetzen, verlängert nach Meinung der Yogis das Leben und damit kann er sein »Karma« möglichst positiv gestalten. So kann man schwer von Atemübungen im Sinne der Ordnungstherapie sprechen, wo eine ganz andere Zielsetzung gegeben ist. Bei Kneipp geht es darum, eine möglichst ausgeglichene Atmung zu erreichen und den Organismus in jeder Lebenslage optimal mit Sauerstoff zu versorgen.

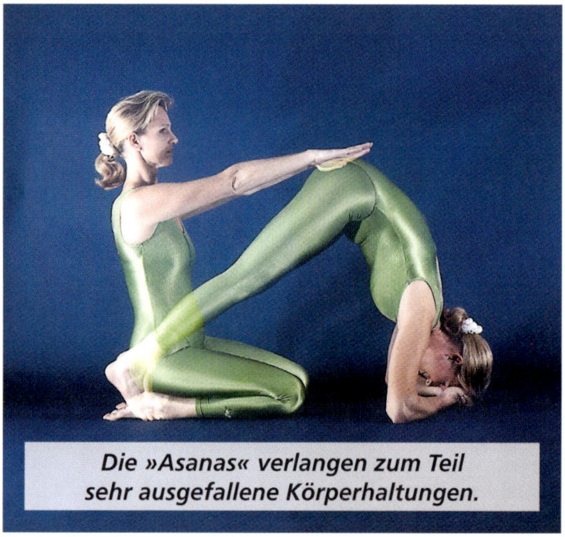

Die »Asanas« verlangen zum Teil sehr ausgefallene Körperhaltungen.

Vor allem soll bei Leistungsforderung genügend zur Verfügung stehen, um die erwünschte Arbeit bewältigen zu können und in Ruhe eine zweckentsprechende Drosselung erfolgen.

Die vier Hauptatemübungen des Yoga, die Bauch- und Brustatmung optimieren sollen, folgen atemphysiologischen Grundsätzen und sind geeignet, bei vielen Menschen zu beobachtende falsche Atmung zu regulieren. Die weiterführenden Modifizierungen mit Pause zwischen Ein- und Ausatmung usw. folgen religiösen Vorstellungen und Zielsetzungen und sind kaum auf optimale Lebensbewältigung im westlichen Sinne ausgerichtet.

Die »Asanas« sind Haltungsübungen, von denen es in dem aus dem 15. Jahrhundert überlieferten »Hatha-Yoga« 84.000(!) geben soll. Mit ihnen steuert der Yogi nach seinen Vorstellungen innere Körperströme und Schnittpunkte, die Gottheiten zugeordnet und mit mystischen Vorstellungen verbunden werden. Aus der Sicht des Arztes kann durch die einzelnen Haltungen ein gewisser (positiver oder negativer) Einfluss auf Herz-Kreislauf und innere Organe erwartet werden. Von einem ordnenden Element wird man aber kaum sprechen können. Die Anforderungen an den Bewegungs- und Stützapparat bei den zum Teil sehr ausgefallenen, im normalen Leben überhaupt nicht vorkommenden

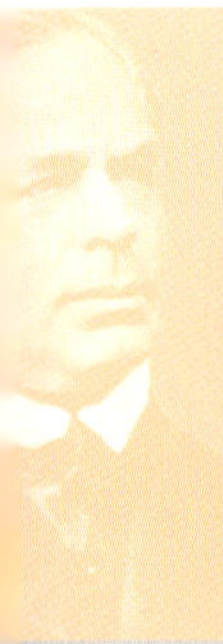

Sebastian Kneipp über das Leben:

»Es lehren mich auch die Ankunft des Menschen auf Erden, seine Wanderung hienieden sowie sein Weggang aus dieser Welt, daß der Mensch seinen unsterblichen Geist in einem zwar wunderbar gebauten, aber sehr gebrechlichen Gefäße trägt.«

Haltungen, sind beträchtlich und bringen kaum gesundheitlichen Gewinn. Im Gegenteil können bestehende chronische Schädigungen weiter verschlechtert werden. Gerechterweise muss man feststellen, dass gewissenhafte Yogalehrer darauf Rücksicht nehmen und vor dem »Erzwingen« gewisser Haltungen warnen.

Ausgangsposition ist für alle Asanas eine Entspannungshaltung im Liegen, die auf Sanskrit » Sehabasansa«, was »Toter Mann« heißt, bezeichnet wird. Diese Grundhaltung entspricht jener Position, wie wir sie beim autogenen Training im Liegen angegeben haben. Yogis pflegen nur ihre Handflächen nach oben zu kehren. Die »Bauchsehabasana« ist eine Variante, bei der der Yogi mit seitgedrehtem Kopf auf dem Bauch liegt. Sie dürfte für Wohlstandsbürger weniger geeignet sein.

Aus «Sehabasana« heraus werden dann nach bestimmter Reihenfolge die »Asanas« eingenommen. Die Haltung wird jeweils für 10 – 15 Sekunden und, wenn eingeübt, auch länger eingenommen. Dabei erfolgt ein der Übung entsprechender Atemtyp.

Nachher wird für mindestens 15 Sekunden wieder die »Toter Mann«-Haltung eingenommen und dann eventuell die Haltung wiederholt oder eine andere angeschlossen.

Nähere Informationen über »Asanas« müssen der einschlägigen Literatur entnommen werden. Haltungen und Atmung sind gewissermaßen die Voraussetzung für die weiteren Stufen des Yoga, die in den meditativen Bereich führen.

Sie sind von religiös-mystischen Vorstellungen durchdrungen und gipfeln in der achten Stufe, den »Samadhi«, in tiefster Versenkung und Vereinigung mit dem göttlichen Geist. Ein Ziel, das nur von »Auserwählten«, den »Gurus« erreicht werden kann.

Mit dieser sehr vereinfachten Vorstellung glauben wir zum Ausdruck gebracht zu haben, dass ihm eine Reihe ordnender Elemente innewohnen, die Zielsetzung aber doch eine ganz andere ist. Daher die eingangs erwähnte Bemerkung, dass man Yoga nicht zu den Entspannungsmethoden zählen kann, sondern besser von Entspannung mit dem Yoga entlehnten Riten sprechen sollte.

Die progressive Relaxation (»Tiefenmuskelentspannung«) nach Jacobson

Diese Methode wurde von dem amerikanischen Nichtarzt Jacobson etwa zur gleichen Zeit entwickelt wie das autogene Training von J. H. Schultz. Die Methode kann heute nicht mehr als einheitliches Verfahren angesprochen werden, da es einen Wildwuchs an Abwandlungen gibt. Jeder Übungsleiter versucht noch eine persönliche Variante einzubringen und so sollen hier lediglich die Grundzüge dargelegt werden. Es handelt sich um eine Entspannungstechnik auf der Basis physiologischer Muskelarbeit ohne den Versenkungszustand, wie er dem AT eigen ist. Sie macht sich den innigen Zusammenhang von psychischer und muskulärer Entspannung zunutze.

Die psychische Vorbereitung, das heißt das allmähliche Zurückziehen in das eigene Ich ist nur kurz gehalten. Die Übungen sollen im Liegen erfolgen und beanspruchen relativ viel Zeit. Ursprünglich als Einzelunterweisung konzipiert, wird es heute, vor allem in Kurorten, in gemeinsamen Übungssitzungen gelehrt. Diese finden in der Regel 3-mal wöchentlich statt mit etwa 1 Stunde Dauer. Außerdem soll zuhause täglich 1 – 2 Stunden geübt werden und dies Wochen und Monate, bis zu Jahren. Für den gehetzten Zeitgenossen wohl ein abschreckender Aspekt.

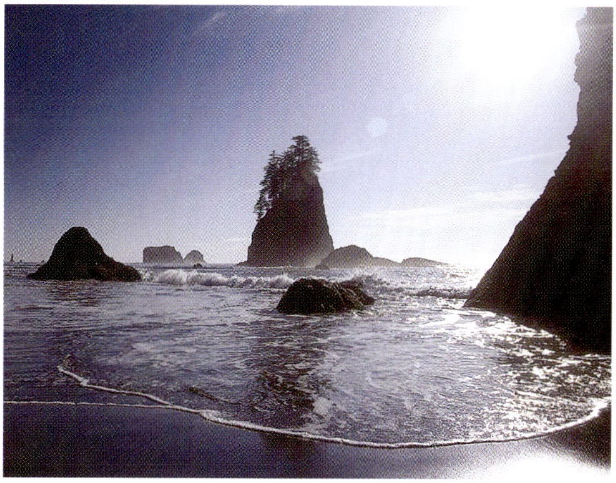

Der Übende liegt mit geschlossenen Augen und gelockerter Aufmerksamkeit. Die Übungen beginnen mit kurzfristigem Anspannen der Strecker und Beuger der linken Hand und des linken Armes (etwa 1 Minute) und anschließend langfristiger Entspannung von etwa 10 Minuten Dauer. Später kommen die Strecker und Beuger der rechten oberen und dann der unteren Extremitäten hinzu. Erst nach mehreren Wochen oder Monaten werden die Übungen der Muskulatur des Stammes begonnen. Zum Abschluss folgt die Muskulatur im Hals-Nacken-Bereich und die mimische Muskulatur.

Besonders hoch eingeschätzt wird die Entspannung der Augenbrauen und Lider, die überleiten zur Schlafbereitschaft und den Wert bei Schlafstörungen bedingen. Varianten bestehen darin, dass eine Einschränkung auf bestimmte Muskelgruppen erfolgt und das Üben zeitlich gerafft wird. Als Minimalangebot bleibt die Entspannung besonders verkrampfter Muskelpartien, wie man es zur Einleitung anderer entspannender Verfahren verwenden kann.

Weitere Abwandlungen betreffen die Bemühungen zur Überleitung auf »geistige« Entspannung. Dies geschieht über die Kontraktionserlebnisse ausdrucksintensiver Systeme, wie der Augen, des Sprechapparates usw. So wird versucht, den Mangel an Versenkung in das eigene Ich etwas auszugleichen.

Kritisch betrachtet kann man der progressiven Relaxation nach Jacobson und zumindest einem Teil der davon abgeleiteten Methoden durchaus einen ordnungstherapeutischen Wert zuerkennen. Zu bedenken bleibt nur der große tägliche Zeitaufwand und der lange Zeitraum bis zum Eintritt eines nachhaltigen Effektes. Schließlich führt sie nur über die progressive Muskelrelaxation zur psychischen Entspannung.

Die ärztliche Hypnose

Sie beruht auf suggestiven Einflüssen des Hypnotiseurs auf den Hypnotisierten. Es ist demnach im Gegensatz zu dem daraus entwickelten autogenen Training ein von außen eingeleiteter Vorgang,

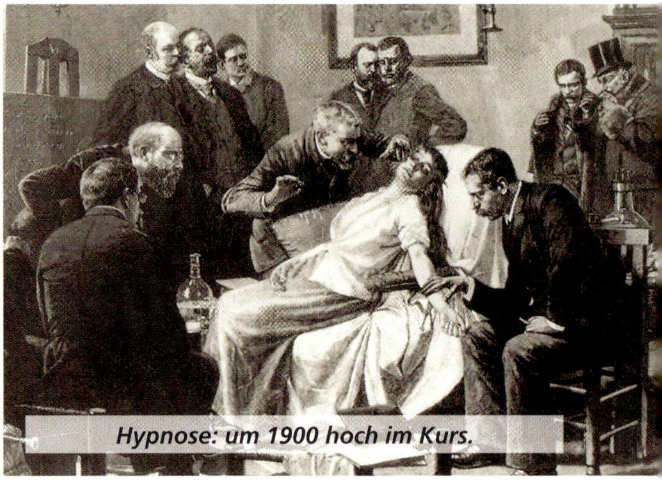

Hypnose: um 1900 hoch im Kurs.

dessen Erfolg von verschiedenen Voraussetzungen abhängig ist. Vor allem bedarf es eines psychotherapeutisch geschulten Arztes oder ausgebildeten (nicht selbst ernannten) Psychotherapeuten, der den Patienten über den Ablauf des Hypnosevorganges vorinformiert. Vom Patienten muss erwartet werden, dass er die Methode akzeptiert und zur Kooperation bereit ist.

Die Wirkung tritt rascher ein als beim AT, doch muss immer berücksichtigt werden, dass es sich häufig um Augenblickserfolge handelt, die rasch wieder verloren gehen können. Daher muss in der Regel eine Langzeitbehandlung als »große hypnotische Kur« über 30 und mehr Sitzungen von jeweils 15 – 30 Minuten Dauer geführt werden. Die Behandlung kann zudem nicht in der Gruppe, sondern muss einzeln erfolgen und bedeutet daher einen großen Aufwand. Störende Einflüsse von außen können gut ausgeschaltet werden und zum Suggerieren individuell adaptierter formelhafter Vorsätze, beziehungsweise plakativer Leitsätze, wie sie in der Ordnungstherapie erwünscht sind, genügt eine oberflächliche bis mittlere Hypnoseintensität.

Die Hypnose ist daher aber nicht ohne Risken. Abgesehen von missbräuchlichen Einsätzen vor Schaulustigen oder kriminellen Missbräuchen, kann es zur Aktivierung verdrängter Wahnvorstellungen und damit verbundenen Ängsten kommen. Sie bedarf daher einer genauen Indikationsstellung.

Biofeedback

Es ist dies eine durchaus praktikable und akzeptable Entspannungsmethode, die man allerdings nicht von der Ausnützung gewisser Modetrends und geschäftlicher Möglichkeiten freisprechen kann. Feedback kann als Regelmechanismus durch Rückmeldung verstanden werden und ist der Technik entnommen. Erfassbare Lebensvorgänge werden durch Geräte laufend erfasst, in optische und/oder akustische Signale umgesetzt und dem Patienten rückvermittelt. Damit kann er an sich autonome Vorgänge bewusst erleben und sich in sein Inneres vertiefen.

Grundsätzlich wären alle Lebensäußerungen zu verwenden. Am meisten verwendet wird neben dem Muskel-Feedback das **»Respiratorische (Atmungs-) Feedback nach Leuner«.** Der Patient liegt in einem optisch und akustisch abgeschirmten Raum locker mit geschlossenen Augen auf einer weicheren Liege. Die Atembewegungen werden ohne den Körper zu berühren durch ein Aufnahmeelement an ein Steuergerät vermittelt, das sie in optische und akustische Signale umsetzt. Die Intensität der an- und abschwellenden Licht- und Toneinwirkungen (man verwendet Dreiklang-Orgelton oder Meeresrauschen) kann nach individuellen Empfindungen und Reflexionen variiert werden. In völliger Entspannung mit der dem AT entliehenen Übungsformel wird der eigene Atemvorgang erlebt und damit der Weg in das eigene Ich eröffnet.

Eine Behandlung wird mit 30 – 60 Minuten angesetzt und wird im Allgemeinen 3-mal wöchentlich wiederholt. Insgesamt sind durchschnittlich 15 – 25 Behandlungen erforderlich. Meist werden sie in psychotherapeutische Gespräche eingebunden und damit wird die alleinige Wirkung des Biofeedback von manchen Autoren in Frage gestellt.

Sebastian Kneipp über Menschenschicksale:

»Kein Blatt am Baume ist dem anderen absolut oder vollkommen gleich, viel weniger ein Menschenschicksal dem anderen. Könnte ein jeder vor seinem Sterben sein Leben schreiben, es wären so viele verschiedene Lebensbilder als Menschen selbst.«

Das Biofeedback ist seiner Art entsprechend an einen relativ großen Aufwand gebunden. Es sind Sensoren erforderlich, die ihre Signale einem Computer übermitteln, der sie entsprechend umsetzt. Der Raum soll optisch und akustisch etwas abgeschirmt sein. Straßenlärm, Telefonsignale oder WC-Spülungen in Nachbarräumen und dergleichen stören das Selbsterlebnis und stellen den Erfolg in Frage. Es wird nur wenigen Behandlungsbedürftigen möglich sein, zuhause, in den eigenen vier Wänden, Übungsmöglichkeiten zu schaffen. Die Masse muss wohl das professionelle Angebot in Anspruch nehmen und sich nach den Übungszeiten beim Therapeuten orientieren, das heißt, mit dem Tagewerk in Einklang bringen.

Die positive Seite ist die durchaus brauchbare maschinelle Unterstützung, die von den technisch ambitionierten Zeitgenossen gerne in Anspruch

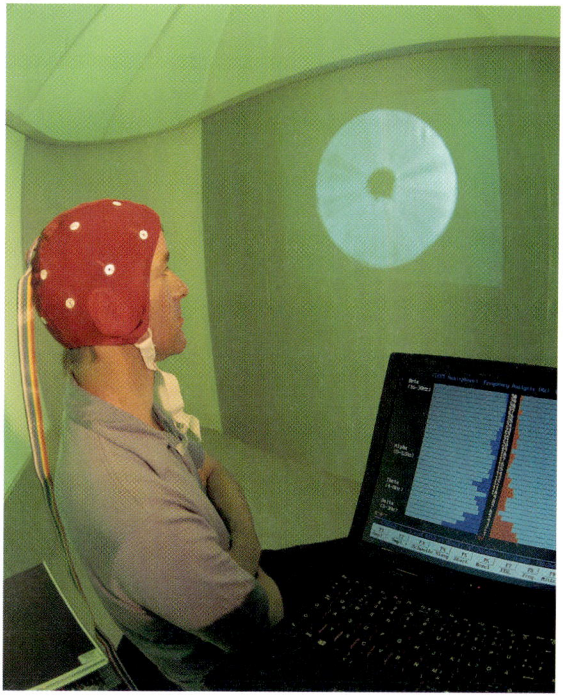

genommen wird. Die anforderungsgemäß etwas mystische Ausgestaltung des Übungslabors trägt ein Übriges dazu bei, um die Bereitschaft zum Üben einzuleiten. Nicht zuletzt kann auch dem »Bio« vor dem »Feedback« eine beeindruckende, suggestive Wirkung zugeordnet werden. Deshalb ist die Beurteilung der Methode aus der Sicht der Übenden in der Regel durchaus positiv, wenngleich finanzieller Aufwand, zeitliche Ungebundenheit und Universalität dem autogenen Training einen Vorsprung sichern.

Die mit dem Biofeedback optisch und akustisch darstellbaren Lebensfunktionen sind sehr gut geeignet um Behandlungserfolge zu dokumentieren. Ein Einsatzgebiet, das in der Psychosomatik zunehmend in Anspruch genommen wird.

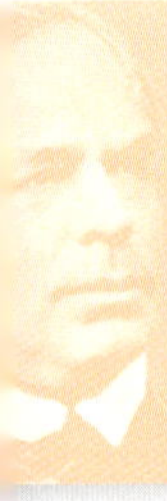

Sebastian Kneipp über Not und Elend:

»Wer selbst in Not und Elend saß, der weiß Not und Elend des Nächsten zu würdigen.«

Das Gebet

Es ist wohl völlig unkonventionell, das Gebet den ordnungstherapeutisch relevanten Entspannungsmethoden zuzuzählen. Man kann es in keiner einschlägigen Literatur aufgelistet finden, wenngleich die Rolle der Religiosität sehr wohl diskutiert wird. Es scheint uns jedoch nicht deplatziert zu sein, da es irgendwie die Wurzel aller Psychotherapie ist. Als es diese Fachmedizin noch nicht gab, ist der bedrängte, in Not befindliche Mensch zum Priester gegangen und hat mit seiner Hilfe im Gebet wieder zu sich selbst gefunden. Dies war keine Trivialisierung des Glaubens, sondern praktizierte Religion als Lebenshilfe. Erst mit Abnahme der Religiosität und vielleicht auch durch Versagen der Interpreten und dem Zeitgeist folgend, mussten neue Wege gefunden werden.

Der moderne Mensch verlangt in jeder Lebenslage nach Methoden, die möglichst wissenschaftlich abgesichert und mit Akribie gestaltet sind. Biofeedback zu betreiben wirkt augenscheinlich eindrucksvoller als die Hände zu falten und sich im Gebet zu vertiefen! Selbst als Mediziner muss man hier aus den praktischen Erlebnissen lernen.

Aus der Praxis:

Zum Beispiel jene junge Frau, die ihren Mann durch einen Verkehrsunfall plötzlich verlor und mit drei kleinen Kindern allein gelassen war. Es fehlt an jeglicher familiärer Unterstützung und beim ersten Kontakt in der Sprechstunde war die sehr gewissenhafte Mutter dem psychophysischen Zusammenbruch nahe. Sie klagte über Schlafstörungen, über morgendliche Kreislaufschwierigkeiten und völlige Appetitlosigkeit. Sie vermeinte, ihrer Sorgepflicht gegenüber den Kindern nicht mehr nachkommen zu können und befürchtete, die Kinder zu verlieren. Die organischen Untersuchungen ergaben keinerlei Abnormität und das anschließende ausführliche

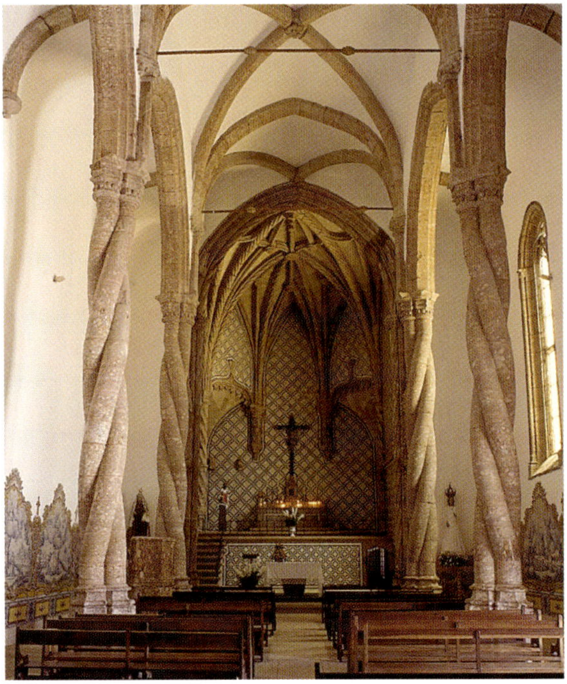

Gespräch brachte offensichtlich eine erste Hilfe. Die Mahnung zur Bewahrung der Leistungsbereitschaft etwas Zeit für sich selbst zu finden und Kneipp'sche Anwendungen mit phytotherapeutischer Unterstützung zu machen, hat sie zu befolgen versucht. Nach anfänglich regelmäßigen Besuchen in der Sprechstunde, blieb sie dann längere Zeit fern und kam erst nach einem längeren Intervall wieder. Sie machte einen deutlich gelösteren Eindruck und meine erste Frage war, ob sie einen neuen Partner gefunden hätte. Sie lehnte dies sehr entschieden ab, da sie ihre Kinder nicht einem ihnen unter Umständen wenig zugetanen Menschen aussetzen möchte. Ihre Erklärung war schlicht und einfach: «Herr Doktor, ich habe wieder beten gelernt! Jetzt habe ich wieder mein Selbstvertrauen, mein Selbstbewusstsein, damit ich meinen Kindern eine gute Mutter sein und auch den Vater ersetzen kann!«

Oder der Landwirt, der nach der Geburt des vierten Kindes seine Frau durch eine Embolie verlor und mit dem Hof und den Kindern allein dastand. Der an sich religiöse Mensch hat sich in dieser schwierigen Situation durch das Gebet seine psychische Leistungsfähigkeit bewahrt. Heute, lange Jahre danach, erinnert er sich an diese »schwierigsten Jahre seines Lebens« mit echter Befriedigung des erfüllten Lebens. Immer wenn er an den Alltagssorgen und Mühen zu zerbrechen drohte, zog er sich zum Gebet zurück und nachher war »zumindest in der Ferne immer ein Lichtschimmer zu sehen«.

Diese beiden Beispiele mögen den Wert des Gebetes unterstreichen und seine ordnungstherapeutische Integration rechtfertigen. Selbstverständlich ist die Brauchbarkeit von der persönlichen Einstellung abhängig; wobei man bedenken sollte, dass das Bedürfnis nach Religiosität und Spiritualität ein urmenschliches Anliegen ist, das gerne aus gesellschaftlichen Gründen oder warum immer, verdrängt wird. Erst in Extremsituationen wird sich ihrer wieder besonnen, wie der allein gelassene schwerverletzte junge Soldat im Feindesland, der im Gebet die letzte Überlebenschance suchte. Heute, viele Jahre danach, spricht er distanziert von

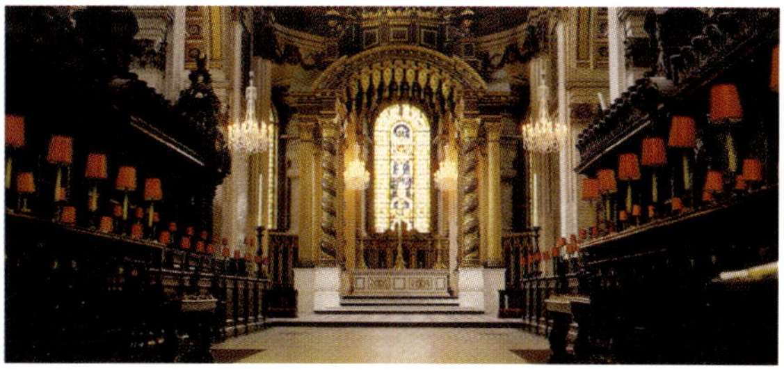

»dieser größten Klippe« seines Lebens und sieht weniger die damalige existentielle Not, als vielmehr den Wendepunkt, wo er, bis dahin nicht sehr gläubig, den Wert des Gebetes schätzen lernte. So konnte er in seinem weiteren Leben viele schwierige Situationen dank Vertiefung mit gefalteten Händen meistern.

Wenn also die einstellungsmäßigen Voraussetzungen gegeben sind, kann mit dem rituellen Falten oder Verschränken der Hände und Arme ein Vertiefungsprozess eingeleitet werden. Dies kann in einer Kirche genauso gut erfolgen wie in einer Moschee oder in einem Tempel.

Die Glaubensrichtung ist völlig sekundär. Das Bethaus schließt nach außen ab und öffnet durch seinen Gesamtheitseindruck das Tor in tiefere Bereiche. Die »Mystik« des Biofeedback-Raumes scheint hier entnommen zu sein oder hat zumindest ähnlichen Effekt.

Die Vertiefung, die der Gläubige auch in anderer Umgebung praktizieren kann und das hingebungsvolle »Zwiegespräch« mit einer höheren Macht befreien von Ängsten und Zwängen und tragen zur Selbstfindung bei. Losgelöst von den Fesseln des Alltags wird an die Hilfe des großen Lenkers appelliert und wie beim autogenen Training werden formelhafte Vorsätze oder plakative Leitsätze deponiert. Der Glaube als mächtiger Wegbereiter führt sie zum Erfolg, zum Erreichen des gesetzten Zieles.

In diesem Sinne wollen wir das Gebet, neben seinem weitreichenden religiösen Inhalt, auch als ordnungstherapeutisches Instrumentarium betrachten. Es ist ein Bindeglied zwischen Arzt und Priester, Berufe die Sebastian Kneipp beide in sich vereinigte.

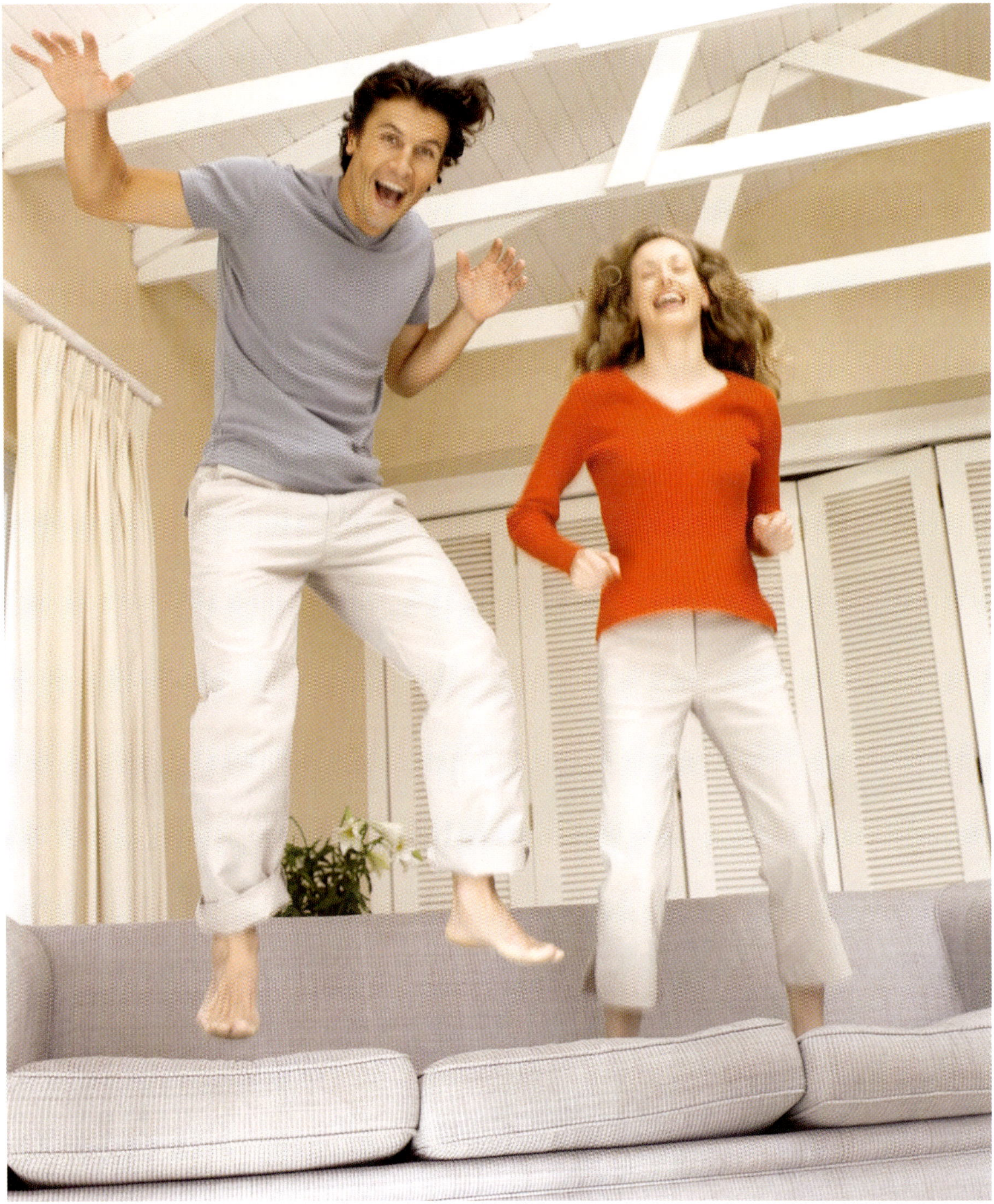